Inhaltsverzeichnis

Vorwort

Die Entwicklung von Betrachtungsweisen und Konstrukten in der Geschichte von Psychiatrie und Psychotherapie hat oft Umwege und Rückschritte hinter schon erreichte Positionen gemacht. Häufig wurden Phänomene, die nachträglich als selbstverständliche Grundlagen wahrgenommen werden, erstaunlich lange übersehen und andere Konstrukte in den Vordergrund gerückt, die nachträglich als trivial und falsch erscheinen. Der einzige Trost für Psychotherapeuten und Psychiater besteht darin, dass es selbst in der Geschichte der Naturwissenschaften nicht völlig anders gegangen ist, wie Thomas Kuhn in seiner klassischen Monografie „Zur Struktur wissenschaftlicher Revolutionen" hinreichend beschrieben hat.

So ist es auch mit der Thematik „Kinder kranker Eltern" gegangen. Liest man die Fallgeschichten in dem frühen Werk von Breuer und Freud „Studien zur Hysterie" aus dem Abstand von über einem Jahrhundert nochmals durch, entdeckt man neu, dass die dort beschriebenen Patientinnen, am meisten bekannt wurde Anna O., Kinder von schwer kranken Eltern sind, die diese Konstellation nicht bewältigen konnten und gravierende „hysterische" Symptome entwickelten. Sogar die erste Trauma-Theorie entwickelte Freud am Beispiel dieser klinischen Fälle. Freud hatte also schon vor hundert Jahren alle wesentlichen Bausteine in der Hand, um die Bedeutung von schwerer elterlicher Erkrankung für die Entwicklung von Kindern zu beschreiben. Dass es so viele Jahrzehnte gedauert hat, bis diese Querschnittsthematik von der gesamten Medizin wieder aufgegriffen und ausgearbeitet worden ist, hat mit vielen Faktoren zu tun: der langen Vernachlässigung von realen traumatisierenden Ereignissen zugunsten der Konzentration auf die Welt der Fantasien, das Fehlen einer konsequent systemtheoretischen Betrachtungsweise, die meist „stumme" Reaktion der vordergründig ja gesunden Kinder auf die Krankheit der Eltern, der chronische Empathiestress von Ärzten und Pflegepersonal gegenüber dem kranken Patienten, die angesichts einer täglichen Berufsüberforderung nicht noch weitere „Baustellen" für Empathie und Intervention eröffnen wollten, ganz abgesehen von der mangelnden Ausbildung auf diesem Gebiet, die auch dadurch nicht verwunderlich war, weil wir Professionelle selbst (Kinderpsychiater, Kinderanalytiker, Familientherapeuten) ebenfalls einen ziemlich ausgedehnten weißen Fleck auf diesem Gebiet hatten und haben, einschließlich dem Verfasser dieses Vorwortes, dem diese Problematik als übergreifende „Gestalt" erst Ende der 80er Jahre deutlich wurde. Die Autoren dieses Buches legen nun erstmals für das deutsche Sprachgebiet eine Zusammenfassung des bisherigen Wissenstandes vor, die nicht nur ein theoretisches Trockenschwimmen darstellt, sondern auf der Basis von vieljähriger intensiver klinischer Arbeit beruht, die ich in meiner Klinik in vielen Fallbesprechungen und theoretischen Diskussionen begleiten

konnte. Die hier auf das Gebiet „Kinder körperlich kranker Eltern" angewandte kluge Integration von entwicklungspsychologischem Wissen, Empathie in die innere Erlebenswelt von Kindern verschiedener Altersstufen,
mit einer konsequent familiendynamischen Sichtweise ist spannend, fruchtbar und verdient, in unserem medizinischen und psychosozialen Versorgungssystem rezipiert und kreativ weiterentwickelt zu werden. Eine solche
integrierte Sichtweise, verbunden mit Hartnäckigkeit in der Durchsetzung
im klinischen Alltag von Kliniken, Beratungsstellen und Praxen wird hoffentlich dazu führen, dass in wenigen Jahren eine solche Form der medizinischen
Behandlung von Eltern und betroffenen Kindern eine schiere Selbstverständ-
lichkeit sein wird, festgelegt in den Leitlinien aller Fachgesellschaften und als
Regelleistung von den Krankenkassen finanziert.

Hamburg, im Herbst 2006   *Peter Riedesser*

Danksagung

Wir danken all den Familien, die sich in den vergangenen Jahren an unserer Beratungsstelle „Kinder körperlich kranker Eltern" am Universitätsklinikum Hamburg-Eppendorf Rat und Hilfe holten, für das uns entgegengebrachte Vertrauen.

Wertvolle klinisch-theoretische Anregungen aus zahlreichen Fallsupervisionen verdanken wir insbesondere unseren SupervisorInnen Claudia Wlczek, Almuth Massing, Angelika Holderberg, Ilany Kogan, Manfred Cierpka und Peter Riedesser. Wir sind ferner Herrn Rolf Zuckowski, Frau Annemarie Renner sowie der Hosie-Stiftung zu tiefem Dank verpflichtet, ohne deren großzügige finanzielle Unterstützung der Aufbau und die Weiterführung unserer Beratungsstelle nicht möglich gewesen wäre.

Frau Corinna Herrmann gebührt unser besonderer Dank für ihre unermüdliche Schreibarbeit am Buchmanuskript. Nicht zuletzt danken wir dem Hogrefe Verlag und den Herausgebern für ihre Geduld mit uns.

Hamburg, im November 2006   *Georg Romer und Miriam Haagen*

1 Einleitung: „Wenn Papa oder Mama krank ist"

Wird eine Mutter oder ein Vater schwer krank, ist nicht nur ihre oder seine körperliche Integrität bedroht oder beschädigt. Im mittleren Erwachsenenalter wirkt sich eine ernsthafte Krankheit oft tiefgreifend auf das bisherige Selbst- und Weltverständnis Betroffener aus. Die Gefährdung und Begrenztheit der eigenen körperlichen Existenz wird oft erstmals „am eigenen Leib" erfahren. Sinnfragen werden neu gestellt oder gewichtet. Bisherige Lebensentwürfe und Zukunftsträume müssen zurückgestellt oder revidiert werden. Zudem sind häufige medizinische Eingriffe, Krankenhausaufenthalte, Veränderungen des körperlichen Erscheinungsbildes und, bei ernster Prognose, die Auseinandersetzung mit der Bedrohung des eigenen Lebens nicht nur für den Patienten selbst belastend, sondern werden von allen Familienangehörigen miterlebt. Anders als im höheren Alter, in dem Erfahrungen mit körperlichen Krankheiten von vielen geteilt werden, sind Eltern minderjähriger Kindern soziokulturell und psychisch oftmals wenig auf diese Situation vorbereitet. Die Krankheit fällt in einen Lebensabschnitt, der in der Regel von maximaler Übernahme von Verantwortung in Familie, Partnerschaft und Beruf geprägt ist. Dies kann zu ausgeprägten Verunsicherungen im mütterlichen oder väterlichen Selbstverständnis und damit in der Wahrnehmung der Elternrolle führen. Wie kann und soll der kranke Elternteil sein Kind durch die auch für ihn belastende Lebenssituation begleiten? Wie kann er Halt und Orientierung vermitteln, wenn er sich vielleicht selbst oft haltlos oder orientierungslos fühlt? Wie können sich betroffene Patienten sowohl den eigenen seelischen Nöten und Bedürfnissen in hinreichend guter Selbstfürsorge widmen und gleichzeitig seelische Belastungen ihrer Kinder einfühlsam im Blick behalten?

Tatsächlich reagieren viele Kinder auf die von ihnen erfühlten Belastungen der Eltern, indem sie sich von ihrer stabilsten Seite zeigen und eigene Ängste und Sorgen versuchen von diesen fernzuhalten. Dies trägt zu der bei kranken Eltern bekannten Tendenz bei, die seelische Belastung ihrer Kinder zu unterschätzen (Welch et al., 1996). Dies kann aus verhaltensbiologischer und psychologischer Sicht auch als sinnvolle Priorisierung der Bedrohung des eigenen Organismus verstanden werden, der seine Energien auf die eigene Restitution zu konzentrieren versucht. Die Ermutigung, die eigene psychische Stabilität in den Vordergrund zu stellen, ist demnach ein wohlbegründetes Element psychologischer Betreuungskonzepte für Schwerkranke.

Ist die Familie insgesamt psychisch sehr belastet, ist es Eltern und Kindern mitunter nicht möglich, miteinander über ihre Gefühle zu sprechen. So kann ein Bündnis des Schweigens entstehen, bei dem alle Beteiligten in der Fa-

4

milie gegenseitig ihre Ängste und Sorgen erahnen, jedoch miteinander keine Sprache dafür finden und fürchten, die Angehörigen zusätzlich zu belasten. Für durch die Krankheit eines Elternteils seelisch belastete Familien sind daher außenstehende Ansprechpartner oft hilfreich. Hier setzen die in diesem Buch beschriebenen Interventionen einer präventiv ausgerichteten kindzentrierten medizinischen Familienberatung und -therapie an. Deren vorrangiges Ziel ist es, dass kranke Eltern sich in der Verunsicherung ihrer Elternrolle verstanden fühlen, neuen Zugang zu ihren durch die Auseinandersetzung mit ihrer Krankheit oftmals blockierten intuitiven elterlichen Kompetenzen finden, um so wieder mehr Selbstsicherheit im Umgang mit ihren Kindern zu gewinnen und diesen die Verarbeitung der elterlichen Krankheit zu erleichtern. Kindern und Jugendlichen sollen durch die beschriebenen Interventionen ihrem Alter und Entwicklungsstand angemessene Verarbeitungshilfen angeboten werden, die ihnen ermöglichen, sich aktiv und bewusst mit der Situation auseinanderzusetzen, ohne sich Gefühlen von Hilflosigkeit und Ohnmacht gegenüber einer unkontrollierbaren Bedrohung ausgeliefert zu fühlen, was dem Wesen einer traumatischen Verarbeitung von belastenden Lebensereignissen (life stressors) entsprechen würde (Fischer & Riedesser, 1999). Die Familie als Ganzes soll insbesondere darin unterstützt werden, ihre Beziehungs- und Bindungsressourcen für die familiäre Bewältigung dieser Situation bestmöglich zu nutzen. Dies soll wiederum den Kindern durch offene Kommunikation sowie angemessene emotionale Bezogenheit zwischen den Familienmitgliedern Orientierung und Halt gebende sowie angstmindernde Beziehungserfahrungen im Umgang mit den krankheitsbezogenen Stressbelastungen vermitteln.

Seit den epidemiologischen Untersuchungen von Rutter (1966) ist belegt, dass Kinder schwerkranker Eltern eine Risikogruppe für die Entwicklung späterer kinder- und jugendpsychiatrischer Erkrankungen sind. Legt man die Daten des U. S.-amerikanischen National Center for Health Statistics zugrunde, sind etwa 5 bis 15 Prozent aller Kinder und Jugendlichen im Laufe ihrer Entwicklung von einer schwerwiegenden körperlichen Erkrankung eines Elternteils betroffen (Worsham et al., 1997). Insofern ist es für eine moderne Familienmedizin unerlässlich, fachgerechte Methoden und Angebote zur frühzeitigen seelischen Gesundheitsvorsorge für diese Risikopopulation zu entwickeln, ohne die betroffenen Familien dabei als „psychosoziale Problemfamilien" zu stigmatisieren. Nach unseren Erfahrungen entstehen behandlungsbedürftige Symptome bei Kindern und Jugendlichen infolge einer körperlichen Krankheit eines Elternteils oft nach einer mehrjährigen Latenz anscheinender „Symptomfreiheit", in der Kinder sich bei ihrer Bewältigung der Situation weitgehend auf sich allein gestellt fühlten.

Eine Indikationsstellung zu einer präventiv ausgerichteten psychosozialen Intervention bei Familien mit körperlich kranken Eltern sollte sich daher

Fallbeispiel

Der sechsjährige Dirk erlebt kurz vor seiner geplanten Einschulung, wie sein Vater wegen Bauchbeschwerden ins Krankenhaus eingeliefert wird. Dort wird ein inoperabler Bauchspeicheldrüsenkrebs diagnostiziert. Der Vater kann wegen seines Gesundheitszustandes nicht bei der Einschulung seines Sohnes dabei sein. Sechs Monate später verstirbt der Vater an seiner Krankheit. Die überlebende Familie besteht aus Dirk, seiner Mutter und seinem sieben Jahre älteren Bruder Frank. Dirk durchläuft in den Jahren danach seine Grundschulzeit und die fünfte Klasse einer Gesamtschule nach Eindruck der Lehrer sowie seiner Mutter völlig unauffällig. Als er zwölf Jahre alt ist, tritt sein Bruder nach Beendigung seiner Schulzeit seinen Zivildienst an und zieht von zuhause aus. Dirk entwickelt daraufhin eine schwere Schulphobie mit ausgeprägten Trennungsängsten, die eine sechsmonatige tagesklinische Behandlung in der Kinder- und Jugendpsychiatrie notwendig macht.

Im therapeutischen Prozess wird deutlich, dass er in den Jahren seiner bisherigen Schulzeit zwar scheinbar symptomfrei funktioniert hat, den Eintritt in die Schule im Alter von sechs Jahren, da dieser von der Angst und Trauer um den Vater überschattet war, selbst nicht als Schritt seiner eigenen Autonomieentwicklung erleben und besetzen konnte. In dem Gefühl, die trauernde Mutter nicht belasten zu wollen, hat er sich von seiner tapfersten und stärksten Seite gezeigt, ohne seine emotionale Überforderung deutlich zu machen. Die Ablösung des Bruders vom Elternhaus aktivierte offensichtlich als auslösende Situation seine unverarbeiteten Ängste vor Loslösung und Autonomie, was zum Einbruch seiner Fähigkeiten zur Alltagsbewältigung führte.

nicht allein über das Vorhandensein oder Nicht-Vorhandensein von psychischen Symptomen bei den Kindern definieren, sondern sich auf eine Einschätzung der aktuellen Belastung für das Kind und das Familiensystem sowie der vorhandenen individuellen und familiären Ressourcen stützen (vgl. Romer & Riedesser, 1999).

Das vorliegende Buch ist aus unserer mehrjährigen therapeutischen und wissenschaftlichen Arbeit in der von uns im Juli 1999 eröffneten Beratungsstelle „Kinder körperlich kranker Eltern" entstanden, die im Rahmen ihrer dreijährigen EU-Förderung in einem Projekt der Versorgungsforschung („Mental Health Prevention in a Target Group at Risk: Children of Somatically Ill Parents – COSIP", 2002–2004) überregional auch als „Hamburger COSIP-Beratungsstelle" bekannt wurde. Für die Entwicklung der beschriebenen therapeutischen und Beratungsmethoden war unsere berufliche Erfahrung als Ärzte, psychodynamisch orientierte Kinder- und Jugendlichenpsychotherapeuten und psychoanalytische Paar- und Familientherapeuten gleichermaßen maßgebend und wegweisend.

Im folgenden zweiten Kapitel werden wichtige theoretische Grundlagen der medizinischen Familienberatung und -therapie (Kap. 2.1), empirische Erkenntnisse zu familiären Reaktionen auf die Krankheit eines Elternteils (Kap. 2.2) sowie wichtige entwicklungspsychologische Grundlagen für das Verständnis kindlicher Belastungen und Coping-Bemühungen (Kap. 2.3) dargestellt. Im darauffolgenden dritten Kapitel werden Besonderheiten der psychosozialen und familiären Auswirkungen einiger im mittleren Erwachsenenalter epidemiologisch bedeutsamer Krankheitsgruppen dargestellt (Kap. 3.1 Krebserkrankungen, Kap. 3.2 Gehirnverletzungen und Hirntumoren, Kap. 3.3 Mutiple Sklerose, Kap. 3.4 AIDS). Das vierte Kapitel stellt wichtige Grundsätze und therapeutische Vorgehensweisen bei der Begleitung von Kindern sterbender Eltern vor. Das darauffolgende fünfte Kapitel widmet sich ausführlich den bekannten kindzentrierten Beratungskonzepten für Familien mit kranken Eltern. Nach einer orientierenden Übersicht über bislang publizierte Konzepte (Kap. 5.1) folgt eine theoretische Darstellung wichtiger Bestandteile von Interventionen in diesem Kontext (Kap. 5.2), wobei die spezielle Familiendiagnostik, bedeutsame psychoedukative Elemente sowie besondere Aspekte des psychotherapeutischen Beziehungsangebotes ausgeführt werden. Hieran schließt sich eine umfassende Darstellung des in unserer Beratungsstelle entwickelten und praktizierten Konzeptes kindzentrierter Familienberatung und -therapie an (Kap. 5.3). Das sechste Kapitel widmet sich einigen wichtigen therapeutischen Problemsituationen, die wir aus unserer Supervisonspraxis zusammengestellt haben. Im siebten Kapitel werden beispielhaft drei Beratungsverläufe ausführlicher dargestellt und diskutiert. Im achten und letzten Kapitel greifen wir zentrale Überlegungen dieses Buches nochmals zusammenfassend auf und versuchen, einige Zukunftsausblicke für die Familienmedizin, medizinische Familienberatung und -therapie zur Diskussion zu stellen.

2 Grundlagen

2.1 Familienberatung und -therapie bei körperlicher Krankheit

Eine gezielte Einbeziehung von Familienangehörigen in die ambulante primärärztliche Behandlung oder stationäre Behandlung in Krankenhäusern findet in Deutschland nur selten statt (Huyse, 1996 zitiert bei Cierpka, Krebeck & Retzlaff, 2001). Daran hat sich auch wenig geändert durch die Erkenntnis, dass insbesondere die Betreuung von chronisch Kranken erheblich durch die Einbeziehung von Familienangehörigen verbessert werden kann (Cierpka et al., 2001; Campbell, 2000). In verschiedenen Untersuchungen konnte gezeigt werden, dass familienorientierte Programme (Black et al., 1990; Campbell, 1995) erfolgreicher und kostengünstiger sind als Programme, die sich nur auf den einzelnen Patienten beziehen. Viele Hausärzte halten die Einbeziehung von Familienangehörigen für sehr wichtig, setzen dies aber nicht systematisch um (Cierpka & Bohlen, 1997). Nach Erfahrungen von Sandholzer (1999a) verbessert sich bei psychosomatischen Patienten die Krankheitseinsicht (Psychogenese der Symptomatik), wenn Familienangehörige in die Gespräche miteinbezogen werden. Gleichwohl wird die Arbeit mit Patientenangehörigen von vielen Ärzten als Belastung empfunden, was Levine und Zuckermann (1999) mit der Überbetonung des individuumzentrierten Ansatzes in der westlichen Medizin in Zusammenhang bringen.

Durch den medizinischen Fortschritt steigt die Lebenserwartung chronisch Kranker zunehmend und stationäre Behandlungszeiten verkürzen sich. Damit sind zunehmend Kompetenzen des Familiensystems zur Bewältigung der vielfältigen psychosozialen Belastungen der Patienten und ihrer Angehörigen gefordert. Viele Kranke werden überwiegend von ihren Familienmitgliedern versorgt. Der medizinische Fortschritt lässt eine Vielzahl neuer Belastungen für Familien entstehen, beispielsweise durch überwiegend ambulant durchgeführte Chemo- und Strahlentherapien, Lebendspenden zwischen Verwandten in der Transplantationsmedizin, aber auch durch die Möglichkeit trotz schwerer körperlicher Krankheiten Kinder zu bekommen und Familien zu gründen. Bisher erhalten Familien dabei wenig Unterstützung.

Familienorientierung in der ärztlichen Praxis ist als wesentliches Element einer biopsychosozialen Medizin in Deutschland in der so genannten Familienmedizin als Spezialisierung der Allgemeinmedizin verankert. Auch in der psychosomatischen Medizin wird der Patient vor dem Hintergrund seiner Lebensgeschichte in seinen familiären Bezügen wahrgenommen. Allerdings findet eine gemeinsame Beratung oder Behandlung mehrerer Mit-

gezielte Einbeziehung von Familienangehörigen in die medizinische Behandlung ist selten

Familien sind vermehrt durch chronische Krankheit betroffen

Biopsychosoziales Krankheitskonzept

glieder einer Familie bislang selten statt, obwohl umfangreiche Forschungsergebnisse zur Wirksamkeit familienmedizinischer Interventionen vorliegen (eine Übersicht bei Cierpka et al., 2001). In deutschen Krankenhäusern ist die Einbeziehung von Familienangehörigen in die Behandlung des Patienten viel seltener als in anderen europäischen Ländern (Cierpka et al., ebd.).

In der Geschichte der Psychotherapie, die das Individuum in den Mittelpunkt ihres Interesses stellt, gibt es auch eine traditionelle Zurückhaltung, was die Einbeziehung von Angehörigen betrifft. S. Freud sprach einmal von der „naturgemäßen, irgend einmal unvermeidlichen Gegnerschaft der Angehörigen" (1912, S. 386). In heutigen Weiterbildungscurricula der psychotherapeutischen Medizin nimmt die Frage der Patientenangehörigen oder Familien wenig Raum ein.

Traditionelle Zurückhaltung gegenüber Angehörigen auch in der Psychotherapie

Die Integration systemischer, familientherapeutischer Konzepte in die medizinische Behandlung wurde in den USA als systemische Familienmedizin entwickelt (McDaniel, Hepworth & Doherty, 1997). Die Theorie der Familienmedizin basiert auf dem biopsychosozialen Modell von Krankheit und Behandlung und sieht die Familie als wichtigen Faktor im Umgang mit körperlicher Krankheit. Familie wird sowohl als Unterstützungssystem, als auch als belastetes und potenziell gefährdetes System betrachtet, das in Abhängigkeit von den anderen Systemen steht. Ärzte müssen entscheiden, auf welcher Systemebene sie intervenieren wollen und sich als Teil des sozialen Umfelds verstehen. Sie sind damit nicht mehr unabhängige Beobachter und Behandler. Ihre Interaktionen werden von Familien ebenso beeinflusst, wie ärztliche Handlungen nicht nur den Patienten, sondern auch seine Familienangehörigen beeinflussen. Die systemische Familienmedizin stellt damit einen Meta-Rahmen (Breunlin, 1992) dar, in dem schulenübergreifend familientherapeutische Interventionen in die Behandlung körperlich Kranker integriert werden Das biopsychosoziale Modell soll auch durch Kooperation verschiedener Helfer im Gesundheitssystem umgesetzt werden. Dabei können von Familientherapeuten wichtige Lotsenfunktionen ausgehen.

Systemische, medizinische Familientherapie

Es gilt die individuelle Autonomie von Patienten im Beziehungskontext (McDaniel et al., 1997) zu fördern, denn die „chronische Krankheit wirkt wie ein Vergrößerungsglas auf Alltagsprobleme und Meinungsverschiedenheiten in der Familie, so dass sich Schuld- und Defizitgefühle zu den Belastungen durch die Erkrankung noch hinzu addieren" (Altmeyer, 2002 S. 303). Im angloamerikanischen Sprachraum gibt es ein mit eigenem Weiterbildungscurriculum etabliertes Gebiet der „family medicine", in dem systemische Ansätze sowie andere familientherapeutische Interventionstechniken in die Behandlung somatisch erkrankter Patienten integriert werden (McDaniel et al., 1997). Der systemischen Familienmedizin liegen drei Prinzipien zugrunde (Altmeyer et al., 2002):

Prinzipien der medizinischen Familientherapie

- die gleichwertige Berücksichtigung psychosozialer und somatischer Faktoren bei der Diagnostik und Behandlung von Patienten,
- die patientenbezogene Kooperation von Experten des medizinischen und psychosozialen Bereichs durch die Bildung von interdisziplinären Behandlungsteams, sowie
- die enge Kooperation mit den Familien und deren routinemäßige Einbeziehung in die Krankenversorgung.

Familienorientiertes Arbeiten in der Medizin bedeutet nicht, alle Patienten und ihre Familien familientherapeutisch zu behandeln. Im medizinischen Kontext orientiert sich die Kooperation mit Familien an den Behandlungserwartungen und Krankheitsvorstellungen der Patienten und ihrer Angehörigen. Anders als in der traditionellen Paar- und Familientherapie liegt der Fokus auf der Krankheit der Patienten und den damit verbundenen Verhaltens- und Erlebensweisen. Diese steht zunächst im Mittelpunkt, nicht etwaige Familienkonflikte. Dabei geht es im Gespräch mit der Familie oder dem Paar um ein gemeinsames Aushandeln der Bedeutung von Krankheitsphänomenen gemäß einem sozial-konstruktivistischen Ansatz (Geigges, 2003). Den Familienmitgliedern soll ebenso geholfen werden, wieder gemeinsame Wirklichkeiten zu entwickeln wie die behandelnden Ärzte dabei unterstützt werden, den psychosozialen Kontext ihrer Patienten wahrzunehmen und einzubeziehen. Wesentliche Unterschiede zwischen Familientherapie und systemischer Familienmedizin sind in Tabelle 1 aufgeführt.

Tabelle 1:
Wesentliche Unterschiede zwischen Familientherapie und systemischer Familienmedizin
(nach Kröger & Altmeyer, 2000)

Familientherapie	Systemische Familienmedizin
Arbeiten mit Familien, die mit einem Problem nicht oder nur unzureichend zurecht kommen.	Arbeiten mit Familien, die mit einer Krankheit nicht oder nur unzureichend zurechtkommen.
Im Mittelpunkt stehen die Beziehungen der Familienmitglieder untereinander.	Im Mittelpunkt steht die Erkrankung und ihre Auswirkung auf die Familienmitglieder.
Therapeutischer Fokus: Anregen von Veränderung von Interaktionsmustern.	Therapeutischer Fokus: Ressourcen und Kompetenzen zur Krankheitsverarbeitung.
Eher aufdeckend.	Eher supportiv.
Die Familie „bestimmt" den Auftrag.	Die Krankheit „bestimmt" den Auftrag.

Die Diskrepanz zwischen erkrankungsbedingten Anforderungen und verfügbaren Ressourcen bestimmt die Stärke des Bedarfs an psychosozialer oder familientherapeutischer Unterstützung.

Doherty und Baird (1987) haben ein fünfstufiges Modell zur Einbeziehung der Familie in den Behandlungsablauf entwickelt, das sich an den unterschiedlichen Kompetenzen von Hausärzten und Familientherapeuten orientiert und von „minimaler Einbeziehung" über „Beratung" bis zur „Familientherapie" reicht. Cierpka und Mitarbeiter haben daraus ein dreistufiges Modell für deutsche Verhältnisse adaptiert, das gleichwertige familienmedizinische Grundkenntnisse voraussetzt, die von Ärzten neben Erfahrungen in der psychosomatischen Grundversorgung in entsprechenden Weiterbildungen erworben werden können (Cierpka et al., 2001). Mit Hilfe des Konzeptes des „therapeutischen Dreiecks" Arzt-Patient-Familie können Ärzte in der Lage sein, ihre Rolle und deren Dynamik in diesem Beziehungsdreieck zu reflektieren. Das Erfassen triadischer Interaktionsprozesse ist der eigentliche Unterschied zur herkömmlichen Arzt-Patient-Beziehung.

Eine Sonderform familienzentrierter Ansätze bei chronisch körperlich Kranken stellt die Psychoonkologie dar. Sie will als interdisziplinäre Spezialdisziplin (Tschuschke, 2002) seit gut 30 Jahren eine ganzheitliche Versorgung von Krebspatienten gewährleisten und psychosoziale Auswirkungen einer Krebserkrankung auf den Patienten und seine Familienangehörigen empirisch untersuchen (z. B. Baider, 1996; Schulz, 1998). Die Diagnose einer Krebserkrankung mit ihrer „besonderen Unheimlichkeits-Aura" (von Uexküll 1993, zit. bei Geigges, 1996) bedeutet eine Todesdrohung, die für viele Patienten und ihre Familienangehörigen völlig unerwartet kommt. Die damit verbundene Erschütterung der Zukunftspläne einer Familie und damit des eigenen wie des familiären Kohärenz- und Autonomiegefühls schwächt das „Salutogenese-Potenzial" (ebd.) der Familie. Psychische Belastungen und Erkrankungen wurden bei Partnern und Kindern von Krebskranken immer wieder beschrieben (Lewis, 1986; Birenbaum, 1999), die Wirksamkeit psychoonkologischer Interventionen bisher allerdings wenig im Rahmen „einwandfreier Designs" (Tschuschke, 2002) untersucht.

Durch das Unvermögen einer Familie, sich strukturell unter den Belastungen einer lebensbedrohlichen Erkrankung zu verändern, können pathologische familiäre Organisationsformen eher entstehen als durch einen speziellen, aktuellen Bewältigungsstil. Allerdings lassen sich diese Veränderungen im Grunde nur durch Verlaufsbeobachtungen einschätzen (Rait & Lederberg, 1989).

Insbesondere in der pädiatrischen Onkologie ist die Integration psychosozialer Mitarbeiter in die Behandlungsteams weit fortgeschritten wie überhaupt in der Kinder- und Jugendmedizin Familienangehörige selbstverständlich in die Krankenbehandlung einbezogen sind. Psychosozialen Mitarbeitern ist der klinische Alltag einer pädiatrischen Klinik gut vertraut. Dies ist auch notwendig, denn die psychotherapeutische Arbeit mit körperlich Kranken erfordert ein hohes Maß an Flexibilität und Kooperationsbereitschaft, wenn eine angemessene Versorgung gelingen soll. Die Komplexität der Wissensbereiche ist für niemanden mehr hinreichend zu überschauen (v. Schlippe, 2002) und psychotherapeutische Schulen bieten nicht unbedingt ein klares Modell für den Umgang mit schwerer körperlicher Krankheit. Von Seiten der somatischen Medizin scheinen in der Pädiatrie und in der Palliativmedizin ganzheitliche, d.h. biopsychosoziale Behandlungsformen am ehesten selbstverständlich zu sein.

Minderjährige Kinder

Obwohl bei einigen Autoren (McDaniel et al., 1997; Cierpka et al., 2001) in den Falldarstellungen immer wieder auch minderjährige Kinder körperlich Kranker erwähnt werden, fehlen Darstellungen, die auf die besonderen Erlebensweisen der Kinder in verschiedenen Entwicklungsstufen eingehen. Auch mangelt es an Konzepten und Handlungsstrategien, die auf die besonderen Bedürfnisse von Familien mit minderjährigen Kindern eingehen. Die Einbeziehung von Familienangehörigen in somatische wie psychotherapeutische Behandlungen ermöglicht dem Behandler einen Einblick in die familiäre Wirklichkeit seines Patienten, der für die somatische wie die psychotherapeutische Therapie nutzbar gemacht werden kann. Kenntnisse über die Lebenswirklichkeiten von Kindern und ihren Eltern, erleichtern den Zugang zu den Familien. Eine Unterstützung der Familie eines Kranken hat auch einen präventiven Aspekt, denn Gesundheits- und Krankheitsverhalten werden in der Familie gelernt und von Familien geformt (Wirsching, 2002). Maladaptive Bewältigungsmuster bei Kindern und Partnern könnten aber durch rechtzeitige familienmedizinische Hilfen und Unterstützung vermieden werden.

(Marginalie:) **Lebenswirklichkeiten von Kindern und ihren Eltern**

2.2 Reaktionen der Familie auf die körperliche Erkrankung eines Elternteils

Erkrankt in einer Familie mit minderjährigen Kindern ein Elternteil an einer ernsthaften körperlichen Krankheit, können durch dieses Ereignis Selbst- und Weltverständnis aller Familienmitglieder auf mehreren Ebenen erschüttert oder zumindest nachhaltig in Frage gestellt werden. Um dies zu verdeutlichen, sollen einige der wichtigsten Rollenerwartungen und Entwicklungsaufgaben des mittleren Erwachsenenalters hervorgehoben werden, der Lebensphase, in die in westlichen Industrieländern in aller Regel der Großteil der aktiven Elternschaft fällt. Im Lebenszyklusmodell von Erikson (1983) wird das mittlere Erwachsenenalter als die Lebensspanne zwischen dem 30. und 50. Lebensjahr definiert, in die im Falle einer erfolgten Familiengründung u. a. folgende idealtypischen Entwicklungsaufgaben für die erwachsene Lebensgestaltung von vorrangiger Bedeutung sind (vgl. Kasten):

(Marginalie:) **Die Bedeutung von Krankheit im mittleren Erwachsenenalter**

Zentrale Entwicklungsaufgaben des mittleren Erwachsenenalters nach Erikson (1983)
1. Verantwortliches Führen eines eigenen Haushaltes
2. Verantwortung für die Versorgung und Erziehung eigener Kinder
3. Stabile und zufriedenstellende berufliche Etablierung
4. Wahrnehmen erwachsener sozialer Verantwortlichkeit
5. Einstellen auf eigene alternde Eltern

Demzufolge gehört es zum üblichen Selbstbild eines in die aktive Elternschaft eingetretenen Erwachsenen, sein Leben selbstbestimmt zu planen und zu führen sowie die eigene ökonomische Existenz nachhaltig sichern zu können. Im Hinblick auf die heranwachsenden Kinder geht es darum, diesen im Rahmen des geschaffenen familiären Lebensbezuges eine stabile Bindung anbieten zu können, sie zu versorgen, zu betreuen und ihnen auf dem Wege, selbst verantwortungsbewusste und glückliche Erwachsene zu werden, bestmöglich zur Seite zu stehen. In Bezug zu den mittlerweile zur Großelterngeneration gehörenden eigenen Eltern zielt das Bemühen darauf ab, in dem Maße, in dem diese aufgrund ihres fortgeschrittenen Alters Unterstützung benötigen, solidarisch zur Verfügung zu stehen sowie sich mit der Begrenztheit ihrer physischen Existenz zunehmend auseinander zu setzen. Aus der Erlebnisperspektive der heranwachsenden Kinder aller Altersstufen wird Eltern in dieser Lebensphase in aller Regel eine grenzenlose Robustheit zugeschrieben, eine Vorstellung, die der Bindungserfahrung der Säuglings- und Kleinkindzeit entwachsen ist, wenn Kinder in hinreichendem Maße die sicher wiederkehrende Erfahrung machen konnten, dass Eltern grundsätzlich die Affektstürme eines verzweifelt schreienden Säuglings oder wütend trotzenden Kleinkindes unbeschadet überstehen. Insbesondere in der Pubertät können die mitunter durchaus mit Kränkungen verbundenen Abgrenzungsversuche gegenüber den Eltern diesen im Grunde nur zugemutet werden, wenn heranwachsende Kinder aufgrund dieser sicheren frühen Erfahrungen zutiefst von der Standfestigkeit und Unverwüstlichkeit der Eltern überzeugt sind.

Eltern sind für Kinder immer „unverwüstlich"

In einer durch die Lebenszyklen der Generationen biologisch vorbestimmten Rollenverteilung wird im familiären Kontext heranwachsenden Kindern das kulturelle Wissen um Krankheit, Vergänglichkeit und Tod im idealtypischen Falle dadurch vermittelt, dass irgendwann die Zeit gekommen ist, in der Großeltern oder auch noch lebende Urgroßeltern krank werden und schließlich sterben. Die sich im mittleren Erwachsenenalter befindenden Eltern stehen dann üblicherweise mitten im Leben und sind somit den heranwachsenden Kindern als „noch unverwüstliche" Vertreter der Erwachsenenwelt verfügbar. Die eigene physische Unversehrtheit und damit verbundene Aussicht, das Leben weiterhin kompetent und zum Wohl der noch minderjährigen Kinder zu meistern, hilft die Trauer über den Verlust eines

Krankheit und Tod im idealtypischen Lebenszyklus der Generationen

13

zur Großelterngeneration gehörenden eigenen Elternteils zu verschmerzen. Die sichere Verfügbarkeit der Eltern wiederum hilft den minderjährigen Kindern, über den Verlust eines Großelternteils hinwegzukommen. Aller Erfahrung nach gelingt es Eltern minderjähriger Kinder im Falle des Todes eines Großelternteils das Thema Sterben und Tod ihren Kindern altersgerecht zu vermitteln und diese durch die anstehenden Trauerrituale hindurch zu begleiten. Hierzu ist professionelle Unterstützung oder Beratung in den seltensten Fällen erforderlich. Das kulturelle Wissen darum, was Kinder benötigen, um eine solche Situation zu begreifen, wird seit jeher dadurch tradiert, dass die meisten Familien diesen Generationenzyklus durchleben und somit heranwachsende Kinder üblicherweise die Erfahrung machen, dass ihre Eltern als gereifte und von den Großeltern existenziell unabhängige Erwachsene ihnen ein Modell für den Umgang mit Trauer und Verlust vorleben.

Erschütterung des Lebensplanes

Jede ernsthafte körperliche Erkrankung eines Elternteils im mittleren Erwachsenenalter erschüttert diesen beschriebenen, biologisch und kulturell vorgezeichneten familiären Lebensplan nachhaltig. Den betroffenen Elternteil und dessen Lebenspartner trifft dies besonders unvorbereitet, wenn die zur Großelterngeneration gehörenden Eltern und Schwiegereltern noch ein weitgehend gesundes und unbeeinträchtigtes Leben führen. Die andauernde Vitalität der eigenen Eltern wird als Versprechen des Schicksals verstanden, sich noch lange nicht mit der Begrenztheit der eigenen physischen Existenz auseinander setzen zu müssen. Die Erschütterung des Selbstbildes durch eine schicksalhaft auftretende schwere Erkrankung kann demzufolge sehr ausgeprägt sein und wie ein Erdbeben im eigenen Lebensplan erlebt werden. Die im Grunde vorhandenen Ressourcen für eine gelungene Lebensbewältigung, auch in Krisen, können dann vorübergehend verschüttet sein.

Verlust der unbeeinträchtigten Vitalität

Neben dem zu verarbeitenden Schock und der nachfolgenden Trauer über den Verlust des Selbstbildes eines unbeeinträchtigt vitalen Menschen gilt es auch, die spezifischen Einbrüche im Selbstbild als Vater oder Mutter, die durch die krankheitsbedingte Einschränkung der eigenen Lebenstüchtigkeit oder die drohende Begrenztheit der Lebenserwartung hervorgerufen werden, zu verschmerzen. Die Vorstellung, den eigenen Kindern, solange bis sie erwachsen sind, die eigene Lebenstüchtigkeit voll zur Verfügung stellen zu können, erleidet schmerzliche Einschränkungen. Kranke Eltern wünschen sich in der Regel, dass die Alltagsnormalität ihrer Kinder weitestgehend aufrechterhalten werden kann, schulische Entwicklungen ihren ungehinderten Lauf nehmen und ihre Kinder ihren sportlichen, musischen und sonstigen Freizeitaktivitäten „ohne Rücksicht" auf die elterliche Erkrankung weiterhin mit Freude nachgehen. Gelingt dies, kommt dies für betroffene Eltern einem lebendigem Beweis dafür gleich, dass die Krankheit nicht mächtig genug ist, um den eigenen Kindern die Kindheit oder Jugend zu rauben.

14

In der Erlebnisperspektive der Kinder dient die oben beschriebene, in der Fantasie meist überzeichnete feste Überzeugung, die Eltern seien als Bindungsobjekte im Grunde unzerstörbar, als Basis eines eigenen Konzeptes von Lebenskompetenz. Dieses wird im Laufe der Entwicklungsphasen durch immer wieder neue Teilidentifikationen schrittweise erworben und stattet den jung erwachsenen Menschen schließlich mit einer grundsätzlichen Zuversicht aus, dem Leben gewachsen zu sein.

Dies macht die tiefe existenzielle Verunsicherung bei Kindern und Jugendlichen verstehbar, deren Vater oder Mutter an einer ernsthaften Krankheit leiden. In mehrerlei Hinsicht werden Grundfesten der Eltern-Kind-Bindung erschüttert und Selbstbild sowie Weltbild beider Beziehungspartner müssen neu angepasst und umgestaltet werden. Dies verändert die bestehende Familienstruktur. Familien können an dieser Situation wachsen, wobei sich die Beziehungen der Familienmitglieder untereinander differenzieren, sie können vorübergehend zusammenbrechen und sich im Laufe der Zeit wieder erholen, sie können auch zerfallen, insbesondere dann, wenn sie den Anforderungen an die Umorganisation der Familienstruktur nicht gewachsen sind. Der Verlauf dieser Anpassung hängt in der Regel von den vorbestehenden Strukturen sowie den inneren Arbeitsmodellen von familiärer Krisenbewältigung ab, die in der transgenerational vermittelten Vergangenheit der Herkunftsfamilien verwurzelt sind (vgl. Anthony, 1970).

Existenzielle Verunsicherung

2.2.1 Empirische Befunde

Die gesundheits- und krankheitsbezogene Familienforschung hat in den letzten Jahrzehnten den Einfluss der Familie auf das Gesundheitsverhalten von Kranken sowie deren Anpassung an ihre Krankheit untersucht (für eine Übersicht s. Ell, 1996). Die meisten Studien wurden mit Familien von Krebspatienten durchgeführt. In einer früheren Übersichtsarbeit über Untersuchungen zum Einfluss einer Krebserkrankung auf das Familienleben hat Lewis (1986) folgende vorrangigen Sorgen beschrieben, die am häufigsten von Krebspatienten, ihren Lebenspartnern sowie deren Kindern berichtet wurden: 1. Die emotionale Belastung in Form von Angst, Hilflosigkeit oder Wut, die dadurch ausgelöst wird, dass man das kranke Familienmitglied leiden sieht; 2. die körperliche Erschöpfung durch die Beanspruchung in der Pflege des Kranken, sofern diese vom gesunden Elternteil übernommen wird; 3. die Unsicherheit über die Prognose der Erkrankung; 4. die Angst, das kranke Familienmitglied könne sterben; 5. die Veränderungen der familiären Lebensführung und der Rollenverteilung im Haushalt; 6. finanzielle Engpässe; 7. die Frage, wie man das erkrankte Familienmitglied am besten trösten könne; 8. existenzielle Fragen, die in dieser Situation bei Kindern mitunter altersuntypisch früh eine Rolle spielen können (z. B. können 8-Jährige plötzlich sehr mit dem Sinn des Lebens beschäftigt sein); 9. ein verstärktes Bedürfnis nach körperlicher Nähe bei gleichzeitig vermin-

Häufige Sorgen von Familienangehörigen

dertem Wunsch nach sexueller Intimität innerhalb der elterlichen Paarbeziehung; sowie 10. divergierende Bedürfnisse innerhalb der Familie, die wechselseitig nur unzureichend wahrgenommen werden, wie körperliche Erschöpfung beim Erkrankten, Rastlosigkeit durch Vielfachbeanspruchung bei dessen Ehepartner und die Beschäftigung mit existenziellen Fragen beim Kind.

Merkmale gelingender familiärer Bewältigung

Auf der Grundlage von Interviews mit 14 Familien, in denen ein Elternteil an Krebs erkrankt war, arbeitete Herriger (1983) folgende 5 wichtigen Bestandteile von familiärer Widerstandfähigkeit (Resilienz) im Umgang mit Krisen heraus: 1. Die Fähigkeit einer Familie, eine gemeinsame familiäre Problemsicht und Problemdefinition zu entwickeln; 2. starke und tragfähige emotionale Bindungen innerhalb der Familie; 3. ein grundsätzlich optimistisches Selbstbild der Familie, welches ein von Zuversicht geprägtes familiäres Arbeitsmodell von Bewältigungskompetenz impliziert („wir schaffen das schon …"); 4. in der Familie bewährte Prinzipien und Grundüberzeugungen für den Umgang mit Stressbelastungen; 5. die Bereitschaft, die Krankheit gegenüber der sozialen Umgebung offen zu legen und somit sowohl die offene Auseinandersetzung als auch die Suche nach Unterstützung außerhalb der Familie explizit zu legitimieren.

In einer Studie an 57 Familien, in denen die Mütter an Brustkrebs erkrankt waren, wurde der Einfluss der Familienstruktur auf die psychosoziale Anpassung der Patientinnen an ihre Erkrankung untersucht. Zugrundegelegt wurde das Circumplexmodell nach Olson (1996), welches die Struktur einer Familie anhand der beiden Dimensionen Zusammenhalt (Kohäsion) und Anpassungsfähigkeit (Adaptabilität) abzubilden versucht. Es konnte gezeigt werden, dass ein hoher familiärer Zusammenhalt mit einer guten psychosozialen Anpassung der Patientinnen an die Krebserkrankung korrelierte, wohingegen die Anpassungsfähigkeit auf der Ebene des Familiensystems keinerlei Einfluss auf die psychosoziale Anpassung der Patientinnen hatte (Friedman et al., 1988).

In einer Studie mit 49 Familien, in denen ein Elternteil an Multipler Sklerose erkrankt war, konnten diejenigen 23 Familien, die die Situation psychosozial gut bewältigen konnten, von den anderen 26 Familien differenziert werden, die in größerem Ausmaß Anpassungsprobleme hatten (Power, 1985). In den gut mit der Situation zurechtkommenden Familien betonten die Familienmitglieder, dass das Familienleben sich auf keinen Fall nur noch vollständig um den erkrankten Elternteil drehen sollte. Die einzelnen Familienmitglieder waren in der Lage, sich auch um ihre eigenen Bedürfnisse zu kümmern und waren verschiedentlich an Aktivitäten außerhalb der Familie beteiligt. In den schlechter angepassten Familien wurde die Erkrankung des Elternteils von den Familienmitgliedern als eine stetige Quelle von Stressbelastung wahrgenommen oder es schien, dass durch die Krankheit vormals bereits bestehende familiäre Beziehungskonflikte reaktualisiert wurden.

In einer eigenen Studie an 51 Familien mit einem ernsthaft erkrankten Elternteil (31 mit Krebs, 18 mit Multipler Sklerose und zwei mit anderen Erkrankungen) und mindestens einem Kind im Alter zwischen 11 und 17 Jahren untersuchten wir den Einfluss familiärer Bewältigungsstile (family coping) auf die familiären Beziehungsfunktionen (family functioning) sowie den Zusammenhang zwischen der Funktionalität von Familienbeziehungen auf eventuelle psychopathologische Symptome bei den Kindern (Romer et al., in Druck). Wir konnten zeigen, dass die Fähigkeit zur Umdefinition der Belastungssituation mit einer weniger ängstigenden Konnotierung (reframing) als vorherrschender Bewältigungsstil deutlich mit höherer Funktionalität der familiären Beziehungen korreliert war. Weiterhin konnten wir zeigen, dass eben diese Funktionalität der Familienbeziehungen deutlich höher mit Symptomfreiheit korreliert war als sämtliche Parameter der elterlichen Erkrankung, wie z. B. Schwere und Dauer der Erkrankung, Prognose, Grad der körperlichen Beeinträchtigung oder Einschränkung der subjektiven Lebensqualität. Demnach schienen insbesondere die familiären Beziehungsstrukturen darüber zu entscheiden, ob Kinder in Familien mit einem körperlich erkrankten Elternteil psychische Auffälligkeiten entwickelten oder nicht. Bei näherer Untersuchung fanden sich in der Differenzierung der familiären Beziehungsfunktionen nach dem McMasters-Modell (McMaster model of family functioning, Epstein et al., 1978) insbesondere zwei Beziehungsdimensionen, in denen eine dysfunktionale Beziehungsgestaltung in Familien mit psychopathologischen Symptomen der Kinder korreliert war.[1] Diese beiden Dimensionen, von deren gutem Funktionieren somit die psychosoziale Anpassung von Kindern in den Familien mit kranken Eltern besonders abzuhängen schien, betrafen zum einen die Emotionalität im Sinne der Fähigkeit der Familienmitglieder, im Umgang miteinander Gefühle wie Liebe und Zuneigung aber auch Angst und Traurigkeit offen auszudrücken. Die zweite für die psychosoziale Anpassung der Kinder besonders wichtig erscheinende Beziehungsdimension betraf die affektive Beziehungsaufnahme (affective involvement). Gemeint ist hier das Ausmaß des wechselseitigen Interesses, das Familienmitglieder gegenseitig an ihren Gefühlszuständen, Wertvorstellungen und Aktivitäten zeigen. Eine Beziehungspathologie in diesem Bereich meint insbesondere einen Mangel an individueller Abgrenzung an Gefühlszuständen einzelner Familienmitglieder, ähnlich wie sie im Konzept der Verstrickung (enmeshment) von Minuchin, für sogenannte „psychosomatische Familien" beschrieben wurde (Minuchin, Rosman & Baker, 1978). Einzelne Familienmitglieder machen sich bei diesem Muster das emotionale Erleben der anderen im Übermaß zu eigen. Zusammengefasst folgt hieraus, dass in Familien mit einem kranken Elternteil Kinder ein besonders hohes Risiko

---

1 Die familiären Beziehungsdimensionen wurden mit dem „Family Assessment Device" (FAD, Epstein et al., 1983) gemessen.

haben, psychische Symptome zu entwickeln, wenn in der Familie wenig offen Gefühle gezeigt werden und wenn die innerfamiliären Grenzen, die es einzelnen Familienmitgliedern erlauben, einfühlsam mit der Angst und Traurigkeit des anderen umzugehen, ohne automatisch alle negativen Gefühle sich zu eigen zu machen, wenig intakt oder brüchig sind. So gesehen scheint der innerfamiliäre Umgang mit Gefühlen für die kindliche Bewältigung einer elterlichen Erkrankung eine besonders zentrale Rolle zu spielen, wobei ein überdistanzierter Umgang („jeder macht seine Gefühle mit sich selbst ab") ebenso schädlich zu sein scheint wie ein unterdistanzierter Umgang („jeder macht sich die Gefühle des anderen zu eigen").

Die Bedeutung der emotionalen Beziehungsgestaltung *(Marginalie)*

2.2.2 Familiäre Beziehungsdynamik

Die Auseinandersetzung mit der ernsthaften Erkrankung eines Elternteils bedeutet eine schwerwiegende Belastung für das Familiensystem, die zu einer Zerreißprobe für die Familie und ihre Organisationsstruktur werden kann (Johnson, 1988). Die mit einer ernsthaften oder chronischen Erkrankung einhergehende körperliche Beeinträchtigung, Behinderung oder der drohende Tod eines Elternteils erschüttern nachhaltig die Zukunftsperspektive einer Familie, werden dadurch zu einer Bedrohung des familiären Kohärenzgefühls, das die Identität wesentlich ausmacht (Geigges, 1996). In der umfassenden Literaturübersicht von Rost (1992) findet sich u. a. eine zusammenfassende Diskussion bisheriger Studien über familiäre Anpassungsprozesse an eine Krebserkrankung eines erwachsenen Familienmitglieds. Sozusagen als „Extrakt" seiner kritischen Rezeption von Familienuntersuchungen in diesem Bereich formulierte Rost (ebd.) folgende 5 typische familiäre Reaktionsmuster auf eine schwere elterliche Erkrankung:

Typische Mechanismen familiärer Anpassung *(Marginalie)*

Starke Betonung des familiären Zusammenhalts (Kohäsion). Durch die existenzielle Bedrohung des kranken Elternteils wird das Bindungssystem innerhalb der Familie maximal aktiviert. In Gegenwart von Gefahr und entsprechend situationsangemessener Angst fordern Familienmitglieder voneinander Sicherheit, Halt, Trost und Orientierung ein. Emanzipatorische Bestrebungen einzelner Familienmitglieder werden im Zweifelsfall dem familiären Zusammenhalt untergeordnet.

Isolation gegenüber der sozialen Umwelt. Die Anforderungen der Erkrankung beanspruchen den Patienten und seinen Partner oft derart, dass die Pflege sozialer Außenkontakte darunter leidet. Zu dieser rein äußeren Erschwernis kommt oft hinzu, dass die Bewältigung von Krankheit und Krise als familieninterne Angelegenheit betrachtet wird, an der die soziale Umwelt möglichst wenig beteiligt wird. Während im Alter Krankheit eine sehr gängige Lebenserfahrung bedeutet und der Austausch über Krankheitserfahrungen im Rentenalter weit verbreitet ist, führt die Betroffenheit durch eine ernste Erkrankung im mittleren Erwachsenenalter regelhaft zu einer tiefen Verunsicherung sowohl beim Kranken selbst als auch in seiner sozialen Umgebung, was häufig zur Vermeidung von sozialen Außenkontakten beiträgt. Kinder registrieren, dass Freunde und Nachbarn weniger häufig zu Besuch kommen und nehmen dies als unausgesprochene Botschaft, dass die Realität der Krankheit von Vater oder Mutter nach Möglichkeit vor der Außenwelt zu verbergen ist. Nicht selten führt dies dazu, dass Kinder ebenso vermeiden, ihre Freunde nach Hause einzuladen sowie mit ihren Freunden über die Erkrankung ihrer Eltern zu sprechen. In der Beratung wundern sich Eltern nicht selten darüber, dass die Freunde der Kinder nicht mehr zu Besuch kommen und werden erst auf gezieltes Nachfragen hin gewahr, dass sie durch eigenen sozialen Rückzug hierfür das Modell geliefert haben.

Geringe Flexibilität. In der durch die Krankheit hervorgerufenen Krise greift das Familiensystem auf in der Vergangenheit bewährte Strategien zur Problembewältigung zurück. Hierzu gehört nicht selten der Rückgriff auf spezielle Formen des Umgangs mit Krisen, wie ihn die Großelterngeneration praktiziert hat. Für spielerische Experimentierfreudigkeit beim Finden neuer Lösungsstrategien fehlt der innere „Spielraum".

Konfliktvermeidung. Tendenziell versuchen Familienmitglieder Spannungen und Streit aus dem Wege zu gehen. Vorrangiges Motiv hierfür ist die soziale Rücksichtnahme auf den erkrankten Elternteil, dem innerfamiliäre Spannungen nicht zugemutet werden sollen. Jedoch ergeben sich auch im Vorfeld von potenziellen Streitsituationen dadurch weniger Interessenkonflikte, dass die einzelnen Familienmitglieder angesichts der existenziellen Bedrohung eines Elternteils sich schwer tun, ich-bezogenen Bedürfnisse als legitim zu erleben. Somit kommt es oft erst gar nicht zu einem wahrgenommenen Interessenkonflikt zwischen Familienmitgliedern, was wiederum den durch die Situation für erforderlich gehaltenen familiären Zusammenhalt stärkt.

Parentifizierung. Sowohl der kranke Elternteil als auch sein gesunder Lebenspartner werden durch die Erfordernisse von Krankheit und ihrer Behandlung stark in Anspruch genommen. Zwangsläufig können sie weniger für ihre Kinder präsent sein und müssen die Kinder mehr in alltägliche Aufgaben, die ansonsten von Eltern übernommen wurden, einbinden. Kinder übernehmen damit mehr Verantwortung für die anderen Familienmitglieder und nehmen Aufgaben in der Versorgung jüngerer Geschwister oder des kranken Elternteiles wahr. Wird ein kranker Elternteil zu Hause versorgt, sind Kinder aller Altersstufen häufig auch in die pflegerische Versorgung eingebunden, ein Phänomen, das bisher kaum gesellschaftliche Beachtung fand (Aldridge & Becker, 1993). Zu dieser Einbindung von Kindern in vermehrte „erwachsene" Aufgabenübernahme gesellt sich oft auch eine verstärkt emotionale Bedürftigkeit kranker Eltern, die bei ihren Kindern Halt, emotionale Nähe und Trost suchen. Insbesondere, wenn kranke Eltern alleinerziehend sind oder wenn der Lebenspartner emotional wenig zur Verfügung steht, können Kinder in eine Partnerersatz-Rolle hineingeraten, in der sie sich für die emotionalen Bedürfnisse des kranken Elternteils zuständig fühlen. Es ist an dieser Stelle anzumerken, dass die Parentifizierung von Kindern in dieser Situation keineswegs von vornherein schädlich oder pathologisch sein muss. Im Gegenteil, es kann für Kinder sehr hilfreich sein für die Bewältigung ihrer Ohnmachtsgefühle gegenüber dem Krankheitsverlauf, wenn sie innerhalb ihrer Handlungsmöglichkeiten etwas Konkretes tun können, das dazu beiträgt, dass es dem kranken Vater oder der kranken Mutter besser geht, und sei es auch nur für den Augenblick. In unserer Beratung ermuntern wir Eltern deshalb, ihren Kindern altersangemessene Aufgaben zuzuteilen, mit denen sie zur Entlastung der Eltern beitragen können. Die Erfahrung der Kinder, dass sie etwas Greifbares tun können, was im Moment den Eltern hilft, unterstützt ihre aktive Bewältigung der Situation und beugt einer diffusen, allgegenwärtigen und nicht bewältigbaren Verantwortlichkeit für die Situation der Eltern vor. Ein konkreter Auftrag ist beendet, wenn er ausgeführt ist und das Kind ist aus seiner Verantwortung für den kranken Elternteil entlassen und kann wieder altersgerechten eigenen Interessen ohne Schuldgefühle nachgehen.

Alle fünf genannten familiären Reaktionsmuster sind für sich betrachtet der Belastungssituation angemessen und können als adaptive Bewältigungsstrategien verstanden werden. Sie sind somit keineswegs pathologisch. Von den Entwicklungsbedürfnissen heranwachsender Kinder und Jugendlicher betrachtet, haben sie jedoch alle gemeinsam, dass sie tendenziell geeignet sind, Bestrebungen des Kindes nach Autonomie und Individuation gegenüber dem Familiensystem zu hemmen. Dies bedeutet, dass die Anpassungsmechanismen des Familiensystems auf die elterliche Erkrankung geeignet sind, spielerisches Explorationsverhalten, experimentelle Probehandlungen und entwicklungsgerechte Loslösungsversuche von Kindern gegenüber ihren Eltern zu erschweren. Sie stellen somit ein potenzielles Hemmnis für die kindliche Identitätsentwicklung dar (Romer et al., 2002a).

Insbesondere die beschriebene Parentifizierung des Kindes durch vermehrte Übertragung von Verantwortung für die Eltern oder für jüngere Geschwister kann, wie oben ausgeführt, wenn sie altersangemessen ist, die kindliche Bewältigung unterstützen. Wenn sie nicht altersangemessen ist, kann sie jedoch zu einer emotionalen Dauerüberforderung für betroffene Kinder werden. Für die Frage, ob Kinder an der Auseinandersetzung mit einer elterlichen Erkrankung reifen und vielleicht sogar gestärkt aus den mit ihr einhergehenden Anforderungen hervorgehen oder ob sie unter der Last einer emotionalen Überforderung irgendwann in ihrer Entwicklung gehemmt werden, hängt somit u. a. von der Altersangemessenheit von Parentifizierungen ab. Das gleiche gilt auch für zwei weitere reaktive Phänomene in der Eltern-Kind-Beziehung. So werden an Kinder kranker Eltern erhöhte Anforderun-

20

gen gestellt, ihre Alltagsprobleme eigenständig und ohne elterliche Unterstützung zu bewältigen. Des weiteren kommt es in der Eltern-Kind-Beziehung typischerweise zu *Delegationen* (Boszormenyi-Nagy & Sparke, 1981). Durch den krankheitsbedingten Einbruch eigener Lebensentwürfe müssen sich Eltern damit auseinandersetzen, dass eigene bedeutende Lebensziele unerfüllt bleiben. In den Wunschvorstellungen der Eltern bleiben diese Lebensziele bestehen und werden, bewusst oder unbewusst, an die Kinder weitergegeben, die stellvertretend diese Ziele erreichen und verwirklichen sollen (Romer et al., 2002). Hierzu ein prominentes Beispiel:

Delegation unerreichter Lebensziele

Prominentes Fallbeispiel

Im Alter von 11 Jahren erlebte der britische Premierminister Tony Blair wie sein Vater, der sich damals für die Konservative Partei für einen Sitz im Parlament bewarb, und dem auch gute Chancen eingeräumt wurden, in die Regierung einzutreten, mitten im Wahlkampf einen Schlaganfall erlitt. Aufgrund der bleibenden neurologischen Ausfallerscheinungen in Folge dieses Schlaganfalles musste Tony Blairs Vater seine politische Karriere endgültig aufgeben. Rückblickend sagte Tony Blair 1994 in einem Interview mit dem *Sunday Times Magazine*: „After his illness, my father transferred his ambitions onto his kids."

2.2.3 Die Bedeutung des familiären Lebenszyklus

Am Beispiel von Krebserkrankungen beschrieben Rait und Lederberg (1989) den Zusammenhang zwischen typischen Wachstums- und Reifungsprozessen innerhalb des familiären Lebenszyklus und der jeweils nötigen und möglichen Krankheitsverarbeitung. Wenn etwa eine Krebserkrankung bei einer jungen Familie mit kleinen Kindern diagnostiziert wird, befindet sich diese unter einem großen Aufgabendruck (Geigges, 1996). Partnerschaftliche und individuelle Bedürfnisse stehen neben den Aufgaben der Kindererziehung. Gleichzeitig wollen die äußeren Beziehungen zu den jeweiligen Herkunftsfamilien sowie zum sozialen Umfeld aufrechterhalten werden. In dieser Situation führt eine schwere Erkrankung dazu, dass deutlich weniger Energie für die Befriedigung dieser vielfältigen Bedürfnisse und multiplen Beziehungsgestaltungen zur Verfügung steht. Folge ist, dass sich soziale Isolationstendenzen und Abhängigkeiten verstärken (ebd.).

Krankheit in der „Nestbau"-Phase der Familie

Bei Familien mit Kindern im Jugendalter besteht die Hauptaufgabe in der allmählichen Ablösung der Kinder, die sich zunehmend gleichaltrigen Freunden zuwenden und auf der Suche nach einer eigenen Identität mit eigenen Lebenszielen sind (ebd.). In einer solchen Situation führt eine schwere Erkrankung eines Elternteils zu mehrfach determinierten Interferenzen mit diesen Ablösungsprozessen. Autonomieimpulse werden mitunter schuldhaft verarbeitet (Ausbruchsschuld). Andererseits werden Jugendliche von ihren Eltern forciert bereits als junge Erwachsene gesehen, die vermehrt Verantwortung in der Familie übernehmen können (s. o. Parentifizierung). Insbesondere jugendliche Töchter kranker Mütter übernehmen neben der Schule die Rolle der Mutter im Haushalt und bei der Versorgung der anderen Familienmitglieder. Dies führt einerseits zu einem starken Identifizierungssog mit der mütterlichen Rolle. Andererseits reagieren aber gerade Töchter in der Pubertätsentwicklung äußerst sensibel auf die körperliche Erkrankung einer Mutter, die sie als einen zerstörerischen Akt gegen die Weiblichkeit erleben. Auf der Ebene des körpernahen Erlebens muss sich eine jugendliche Tochter daher extrem von der kranken Mutter desindentifizieren, um die Bedrohung für die eigene Weiblichkeit möglichst von sich fernzuhalten. Diese psychosexuelle Desidentifizierung von der Leiblichkeit der Mutter ist besonders ausgeprägt, wenn diese an einer gynäkologischen Tumorerkrankung leidet und beispielsweise, wie im häufigsten Fall des Mamma-Karzinoms, das maligne Brustwachstum bei der Mutter mit dem eigenen physiologischen Brustwachstum zeitlich zusammenfällt. Diese intrapsychische Spannung zwischen sozialer Identifikation und psychosexueller Desidentifikation kann die weibliche Identitätsentwicklung nachhaltig irritieren, was sich in einer anhaltenden Negierung der eigenen Weiblichkeit sowie der dauerhaften Vermeidung sexueller Beziehungen äußern kann (Brech, 1996).

Jugendliche Ablösungsprozesse *(Marginalie)*

2.2.4 Die Bedeutung der Großelterngeneration

Wenn in Familien mit minderjährigen Kindern ein Elternteil schwer erkrankt und damit als präsente Bindungsperson beeinträchtigt oder sogar existenziell bedroht ist, gerät die idealtypische Rollenverteilung im erweiterten Mehrgenerationen-System aus den Fugen. Im Zuge der obig beschriebenen Aktivierung des Bindungssystems und damit der kohäsiven Kräfte im familiären Beziehungsgefüge kommt es meist auch zu einer vermehrten Annäherung zwischen Eltern und Großeltern. Oft werden die Großeltern zur Unterstützung im Alltag gebraucht, beispielsweise um die Enkelkinder während eines längeren Krankenhausaufenthaltes des kranken Elternteils zu Hause zu versorgen. Ist hierbei die Beziehung zwischen Eltern und Großeltern tragfähig, was meist eine in der Vergangenheit durchlebte gelungene Ablösung voraussetzt, kann diese Wiederannäherung eine wichtige Bereicherung für alle drei Generationen sein, die die Chance haben, sich in der Krise neu kennenzulernen. Hierbei können jedoch auch bislang ungelöste Ablösungskonflikte zwischen den erwachsenen Kindern und ihren zur Großelterngeneration gehörenden Eltern reaktiviert werden, ohne dass diese ausgetragen werden können. Ist die Beziehung dergestalt durch Konflikte der Vergangenheit belastet, kann die „Neuauflage" einer Abhängigkeitsbeziehung für die Familie auch zur Belastung werden.

Wiederannährung zwischen Großeltern und Eltern in der Krise *(Marginalie)*

Großeltern, die in der Krise gebraucht und gern gesehen werden, fühlen sich hierdurch in der Regel aufgewertet und stellen ihre Lebenserfahrung im Umgang mit belastenden Situationen der jungen Familie gerne zur Verfügung. Gleichzeitig sind sie selbst oft extrem seelisch belastet, insbesondere dann, wenn die Krankheit des eigenen erwachsenen Kindes lebensbedrohlich ist. Die Vorstellung, das eigene erwachsene Kind, welches selbst Elternverantwortung übernommen hat, überleben zu müssen, bedeutet für Großeltern eine schwere Bedrohung ihres Lebensentwurfes. Zum Schmerz des antizipierten Verlustes des eigenen erwachsenen Kindes, dessen Lebensblüte dem alten Menschen normalerweise hilft, die eigene physische Vergänglichkeit zu akzeptieren, gesellt sich die Angst, selbst nicht gut genug anstelle der jungen Eltern für die heranwachsenden Enkelkinder sorgen zu können.

Für minderjährige Kinder sind Großeltern in dieser Situation eine wichtige Verkörperung familiärer Unterstützung, generationenübergreifender Tragfähigkeit sowie nicht zuletzt ihrer eigenen biologischen und kulturellen Wurzeln, die im Erleben der Kinder durch ihre kranken Eltern alleine oft nicht mehr hinreichend in einer positiv identitätsstiftenden Weise verkörpert werden können. Wenn Kinder kranker Eltern erleben, dass sich Großeltern mit um die eigenen kranken Eltern kümmern, stellt dies zudem ein Modell dar, bei dem die ältere Generation für die jüngere sorgt. Dies mildert damit den Parentifizierungssog zur Rollenumkehr zwischen minderjährigen Kindern und ihren Eltern ab, weil diese gar nicht erst in eine Situation hineingeraten, in der sie sich allein für die kranken Eltern verantwortlich fühlen. Insbesondere die Vorstellung des Kindes, was passieren würde, wenn es selber ernsthaft krank würde, ist weniger ängstigend, wenn das Kind erlebt, dass die Großeltern noch in der Lage sind, sich aktiv an der Fürsorge für den kranken Elternteil zu beteiligen.

Unterstützende Großeltern als Modell

2.3 Entwicklungspsychologische Aspekte

Um die vielfältigen Reaktionen von Kindern und Jugendlichen auf die Erkrankung eines Elternteils verstehen und im Hinblick auf die Frage einer gelingenden oder misslingenden Bewältigung der Situation einordnen zu können, müssen sie in einen entwicklungspsychologischen Bezugsrahmen eingeordnet werden. Abhängig von ihrer kognitiven, emotionalen und sozialen Reifeentwicklung haben Kinder unterschiedliche Konzepte von Leben und Tod sowie von Krankheit und ihrer Entstehung. Auch die Vorstellungen darüber, was für einen Kranken beispielsweise die Behandlung in einem Krankenhaus bedeutet und was sonst für ihn hilfreich ist, variieren zwischen Kindern unterschiedlicher Altersstufen. Um einem Kind eine angemessene Hilfestellung bei seiner kognitiven Orientierung zur elterlichen Krankheit geben zu können, sind u. a. die beiden folgenden Themenbereiche aus einer entwicklungspsychologischen Betrachtungsweise zu differenzieren (Armsdon & Lewis, 1993):

Altersabhängiges Krankheitsverständnis

– *Krankheitskonzepte.* Während jüngere Kinder, insbesondere im Stadium des präoperativen Denkens, welches nach Piaget (1983) für Kinder zwischen zwei und sieben Jahren typisch ist, Kranksein in erster Linie mit konkret beobachtbaren Merkmalen wie „im Bett liegen" oder „Medizin nehmen müssen" verbinden, versuchen Jugendliche, entsprechend dem im zwölften Lebensjahr beginnenden Entwicklungsstadium des formal operativen Denkens (ebd.), eher Krankheiten nach ihrer Ätiologie und Prognose zu differenzieren. Dieser reflektierende Umgang mit Krankheit führt zwangsläufig dazu, dass Jugendliche mit Fragen nach einer möglichen infektiösen oder genetischen Übertragung einer elterlichen Erkrankung auf sie selbst beschäftigt sind und hierauf nach Antworten suchen (ebd.).

– *Verständnis von Intersubjektivität.* Kleine Kinder sind oft nicht in der Lage, Gefühlszustände von Mutter oder Vater von ihren eigenen zu unterscheiden. Sie neigen deshalb dazu, die Gefühlslage ihrer Eltern unmittelbar mit dem eigenen Verhalten in Verbindung zu bringen. Ältere Kinder und Jugendliche hingegen können eine schlechte Befindlichkeit ihres kranken Elternteils als zu diesem gehörig zuordnen und mit dessen Gesundheitszustand in Verbindung bringen. In der Beziehung zum kranken Elternteil können sie daher bewusst darüber reflektieren, wie sie die Situation für die kranke Mutter oder den kranken Vater erleichtern helfen können.

Darüber hinaus lassen sich in Anlehnung an die entwicklungspsychologischen Differenzierungen von Lewandowski (1992) für die unterschiedlichen Altersstufen die in Tabelle 2 dargestellten typischen Belastungs- und Konfliktkonstellationen beschreiben (Romer et al., 2002b).

Tabelle 2:
Altersbezogene seelische Belastungen am Beispiel tumorkranker Mütter
(aus Romer et al., 2002b)

Schwangerschaft	Zielkonflikt: Leben der Mutter vs. Leben des Kindes
Säuglingszeit	Trennung als existenzielle Bedrohung
Kleinkindalter	Trennung als Bestrafung; Verstümmelungsängste
Vorschulalter	Magische Idee, Krankheit verursacht zu haben
Schulalter	Körperbezogene Ängste; Angst, die Eltern zu belasten
Pubertät und Jugend	Angst vor Vererbbarkeit; Autonomie versus Verantwortung, „Ausbruchsschuld"; Identitätskonflikte

2.3.1 Schwangerschaft

Wird während einer *Schwangerschaft* eine ernsthafte Erkrankung diagnostiziert, wird die Entwicklung der pränatalen Bindung zwischen Mutter und Kind empfindlich gestört. Die libidinöse Besetzung des ungeborenen Kindes kann durch depressive Verstimmungen sowie durch existenzielle Zukunftsängste sehr erschwert werden. Kann im Falle einer Krebserkrankung eine notwendige Chemo- oder Strahlentherapie aus Rücksicht auf die Lebensinteressen des Föten nicht sofort erfolgen, entsteht ein tragischer Zielkonflikt zwischen dem Recht der Mutter auf Überleben und dem Recht des Ungeborenen auf körperliche Unversehrtheit. Dies kann verbunden sein mit latenten Vorwürfen der Mutter an ihr Kind. Auch wenn im günstigen Fall aus medizinischer Sicht alles gut geht, d. h. wenn sowohl das Kind gesund geboren wird, als auch die Krebstherapie nach der Entbindung zur Heilung führt, sind die seelischen Narben in der Mutter-Kind-Beziehung mitunter beträchtlich. In der Verarbeitung der lebensbedrohlichen Damokles-Situation, in der sich die Mutter über mehrere Jahre befindet, repräsentiert das Kind zwei extreme Pole: Zum einen steht es für den Ausbruch der lebensbedrohlichen Erkrankung im eigenen Körper, was in unbewusste Fantasien münden kann, die Krebserkrankung sei durch die Schwangerschaft und damit durch das Kind ausgelöst worden. Andererseits repräsentiert das Kind im Erleben der Mutter das Prinzip „Leben", mit dem es gelang, den Krebs zu besiegen. Auch wenn diese beiden symbolischen Bedeutungszuschreibungen inhaltlich inkompatibel scheinen, können sie im seelischen Erleben der Mutter beide präsent sein. Beiden Bedeutungszuschreibungen gemeinsam ist, dass sie für das Kind als Bedeutungsträger eine gewaltige seelische Bürde darstellen.

Existenzieller Zielkonflikt zwischen Mutter und Kind

Unter präventiven Gesichtspunkten scheint die Einsicht vordringlich, dass die in dem beschriebenen existenziellen Zielkonflikt zwischen Mutter und Kind innewohnende Ambivalenz im Grunde psychisch nicht integrierbar ist und dass deshalb die Bewältigung der Situation per se für die erkrankte Schwangere eine Überforderung darstellt. Die Indikation zur psychotherapeutischen Unterstützung bei der Verarbeitung dieser Situation ist daher unabhängig davon, ob bei der Mutter nach der Geburt Symptome einer Anpassungsstörung oder einer posttraumatischen Belastungsstörung vorliegen oder nicht, großzügig und präventiv begründet zu stellen.

2.3.2 Säuglingsalter (0 bis 12 Monate)

Der Säugling erlebt Trennungen von der Mutter, wenn diese beispielsweise durch Krankenhausaufenthalte notwendig werden, als existenzielle Bedrohung, da er ihr Wiederkommen nicht vorwegnehmen kann. Neben der faktischen Trennung von der Mutter kann der Aufbau der frühen Bindung zwischen Mutter und Säugling vor allem durch ihre depressive Krankheits-

Trennung als existenzielle Bedrohung

verarbeitung empfindlich gestört werden. Um die Auswirkungen einer elterlichen Erkrankung auf die Entwicklung der frühen Eltern-Kind-Bindung zu verstehen, seien in Kürze nur einige wichtige Bedürfnisse des Säuglings an ein „good enough parenting" genannt, die in Anlehnung an die Bindungstheorie und die neuere Kleinkindforschung zu einer sogenannten *sicheren Basis* (Bowlby, 1988), der Voraussetzung für das Entstehen einer sicheren Bindung, beitragen (Romer & Riedesser, 2004):

- Bindungspersonen müssen für den Säugling wiederkehrend und vorhersehbar physisch und emotional verfügbar sein.
- Die vom Säugling ausgesendeten Signale müssen feinfühlig beantwortet werden, damit er lernen kann, eigene Gefühle von denen anderer Menschen zu unterscheiden und ebenfalls Einfühlung in andere Menschen zu entwickeln.
- Insbesondere in Angst- und Stresssituationen, die ein Säugling noch nicht alleine bewältigen kann, benötigt er verlässlichen Halt, Trost und die sichere Orientierung durch die Bindungsperson.
- Durch körperliche Nähe und Zärtlichkeit werden die Spuren gelegt, auf denen sich ein Sinn für emotionale Nähe ausbilden kann.
- Der Säugling muss von klein auf immer wiederkehrend die Erfahrung machen, dass Interaktionen mit seinen Bindungspersonen wechselseitig regulierbar sind, vergleichbar einem Duett, bei dem beide Partner in vielen Spielvariationen immer wieder aufeinander eingehen.
- Schließlich müssen die spontanen Gesten des kindlichen Eigensinns durch die Bindungsperson auf eine Weise beantwortet werden, die zu eigenständiger Welterkundung ermutigt.

Säuglinge reagieren demnach bei Erkrankung eines Elternteils zum einen mit existenzieller Angst auf Trennungen von ihrer vertrauten Bindungsperson, insbesondere wenn diese, wie meist die Mutter, die primäre Bindungsperson ist. Jenseits von Trennungserlebnissen reagieren sie in erster Linie auf die veränderte Atmosphäre in ihrem Beziehungsumfeld, durch die die oben genannten, für die Bindungsentwicklung wichtigen Beziehungserfahrungen eingetrübt werden können.

Unter präventiven Gesichtspunkten folgt hieraus, dass, wenn die Mutter eines Säuglings ernsthaft erkrankt, Trennungen zwischen Mutter und Kind soweit wie möglich vermieden werden sollten, und wenn sie unabdingbar notwendig sind, auf eine minimale Dauer begrenzt werden sollten. Für die alltägliche Versorgung sollten weitestmöglich dem Säugling bereits vertraute Personen zur Verfügung stehen. Bei einem längerem Krankenhausaufenthalt der Mutter, bei dem der Säugling nicht mit aufgenommen werden kann, ist beispielsweise, wenn der Vater tagsüber berufstätig ist, die tägliche Versorgung durch eine stetig präsente Tagesmutter für den Säugling besser verarbeitbar als ein mehrfacher Wechsel durch vermeintlich vertraute Mitglieder der erweiterten Familie. Atmosphärische Irritationen im Beziehungsumfeld des Säuglings können, wenn Eltern unter Stressbelastung stehen, nicht gänzlich vermieden werden. Um das auf den Säugling wirkende Störpotenzial möglichst gering zu halten, ist jedoch darauf zu achten, dass alles was dem Kind im Tagesablauf vertraut ist (Rituale bei Mahlzeiten, beim Einschlafen, Spielrituale etc.), weitestmöglich aufrechterhalten wird. Insbesondere wenn die Mutter für Behandlungsmaßnahmen wiederkehrend abwesend ist oder zu Hause wegen Erschöpfungszuständen oder depressiven Stimmungstiefs wenig für den Säugling präsent sein kann, sollten Eltern miteinander Wege entwickeln, die der Mutter in regelmäßigen Abständen eine atmosphärisch entspannte und emotional positiv getönte Kontaktaufnahme mit ihrem Baby ermöglichen. Dies reicht, wenn die alltägliche Versorgung durch Ersatz-Bindungspersonen aufgefangen werden muss, gegebenenfalls aus, um das Kind daran zu erinnern, dass die zwischenzeitlich verloren geglaubte Mutter seiner Welt nie ganz entzogen wird.

2.3.3 Kleinkindalter (1 bis 3 Jahre)

Das Kleinkind versteht krankheitsbedingte Trennungen von einer Bindungsperson nicht mehr als existenzielle Bedrohung, da es bereits in der Lage ist, ihre Wiederkehr zu antizipieren. Im kleinkindlichen Interpretationsschema liegt es jedoch nahe, solche Trennungen subjektiv als Bestrafung durch Verlassenwerden zu deuten. Werden vertraute Alltagsrituale, die dem Kind Sicherheit und Orientierung vermittelt haben, unterbrochen oder abgeändert, kann es zu Entwicklungsrückschritten kommen. Das Kind scheint dann bereits entwickelte Fähigkeiten und Kompetenzen wieder zu verlieren. Neben der besonderen Empfindlichkeit gegenüber Abänderungen des ritualisierten Tagesablaufes sind Kleinkinder besonders sensibel für sichtbare oder greifbare körperliche Veränderungen bei der vertrauten Bindungsperson, insbesondere dann, wenn das Kind hierauf nicht vorbereitet ist. So kann der Anblick bestimmter Folgeerscheinungen von ernsten Erkrankungen oder deren Behandlungsmaßnahmen, wie beispielsweise Haarausfall, Abmagerung oder das Nicht-mehr-dasein von Gliedmaßen nach Amputationen zu archaischen Verstümmelungsängsten führen. Die Fantasien, die sich beim Kind in diesem Zusammenhang einstellen können, sind hierbei meist deutlich bedrohlicher als es der medizinischen Wirklichkeit entspricht (Lewandowski, 1992; Romer et al., 2002).

Trennung wird mitunter als Bestrafung erlebt

Unter präventiven Gesichtspunkten sind Eltern unbedingt zu ermutigen, besonderes Augenmerk und Extra-Zeit zu investieren, um dem Kleinkind eine altersgerechte kognitive Kontrolle über potenziell beunruhigende Situationen zu ermöglichen. Hierzu gehört, dass das Kind auf jede anstehende Veränderung alltäglicher Abläufe in mehreren Anläufen vorbereitet wird, damit es begreifen kann, was auf es zukommt. Das gleiche gilt für vorhersehbare körperliche Veränderungen, wie beispielsweise dem Haarausfall bei einer Chemotherapie. Da Kleinkinder die Tragweite einer ernsthaften körperlichen Erkrankung in der Regel nicht verstehen können, können sie

Die Mutter des 2-jährigen Jakob wurde mit einer lebensbedrohlichen Stoffwechselstörung akut für mehrere Wochen in ein Krankenhaus aufgenommen. Dem Sohn und der 2 Jahre älteren Tochter seien keine Erklärungen gegeben worden, weil die Eltern Angst vor den Fragen der Kinder gehabt hätten. 3 Jahre später suchen die Eltern die Beratung auf, weil sie den Eindruck haben, dass die Trennungsangst ihres inzwischen 5-jährigen Jungen mit den damaligen Ereignissen zu tun haben könnte. Bei der Therapeutin malt Jakob eine Bildergeschichte und kommentiert: „Es war einmal ein Junge, der wurde von seiner Mutter fortgejagt. Er hatte im schönen Garten einen Baum mit der Axt geschlagen. Er kam in einen dunklen Wald. Dann wurde die Mutter wieder lieb und der Junge langsam groß. Da tanzten sie und heirateten."

grundsätzlich sehr unbefangen mit solchen Situationen umgehen. Es hilft ihnen dabei, wenn sie beispielsweise mit einer Puppe mit Perücke, die auf- und abgesetzt werden kann, spielerisch auf den bevorstehenden Haarausfall bei der Mutter vorbereitet werden, diesen angstfrei zu verarbeiten. Wichtig bei der Vorbereitung von Kleinkindern auf für sie potenziell beunruhigende Situationen ist, dass diese mehrfach wiederholt werden und dass sprachliche Erklärungen in der Regel nicht ausreichen. Es bieten sich zur Veranschaulichung sowohl altersgerechte Bilderbücher (auch selbstgemalte!) als auch das Vorspielen von Abläufen mit Puppen oder Spielfiguren an. Um Fantasien des Kindes vorzubeugen, vorübergehende Trennungen von einer vertrauten Bindungsperson erfolgten als Bestrafung, sollten Eltern ermutigt werden, nach Trennungen ein besonderes Augenmerk auf die Gestaltung der Begrüßung bei der Wiederbegegnung zu legen. Auch kleine Abschiedsgeschenke, die die abwesende Bindungsperson symbolisieren, wie beispielsweise ein Foto, ein gemaltes Bild oder ein Stofftier, können als Übergangsobjekte genutzt werden, die dem Kind helfen, seine innere Repräsentanz der Bindungsperson aufrecht zu erhalten und die „nicht-feindliche" Motivation der elterlichen Abwesenheit zu verstehen. Bei Abwesenheiten der Bindungsperson über eine oder mehrere Nächte ist, soweit möglich, ein täglicher telefonischer Kontakt zu empfehlen, um den Trennungsstress abzumildern.

2.2.4 Kindergarten- und Vorschulalter (4 bis 5 Jahre)

Magische Fantasien

Das im magischen Denken verhaftete *Kindergarten- und Vorschulkind* kann schuldhafte Kausalitätsvorstellungen entwickeln, indem es beispielweise fantasiert, eigene „böse" Gedanken, die im Zusammenhang mit Gefühlen von Wut oder Rivalität gegenüber einem Elternteil entstehen können, hätten die Krankheit dieses Elternteils verursacht. Kinder dieser Altersstufe achten sehr auf den emotionalen Gehalt von Mitteilungen der Eltern. Sie können beispielsweise den ernsten Gesichtsausdruck beider Eltern als Mitteilung deuten, dass unbeschwertes Lachen oder Verspieltheit unerwünschte Verhaltensweisen seien. Wenn sie für die Veränderungen bei den Eltern oder in alltäglichen Abläufen keine altersgerechten Erklärungen erhalten, kann es zu beträchtlicher kognitiver Verwirrung kommen (Lewandowski, 1992). Der meist in diesem Alter erfolgte Schritt in den Kindergarten, der einen institutionellen Spielraum außerhalb des familiären Beziehungsumfeldes repräsentiert, kann in Verbindung mit einem kindlichen Krankheitsverständnis, das die Tragweite einer möglicherweise ernsten Prognose nicht in vollem Umfang erfasst, die Abhängigkeitsgefühle von den Eltern reduzieren und das Kind vor existenziellen Ängsten schützen.

Wenn eine vertraute Bindungsperson weniger verfügbar oder auch für längere Zeit abwesend ist, kreist die vorrangige kindliche Sorge darum, wer wie lange diese Person konkret vertritt. So können vorübergehende Trennungen vom kranken Elternteil wegen Krankenhausbehandlungen als Probelauf für die Erfahrung, dass immer jemand da ist, und das Kind nie alleine sein muss, genutzt werden. Kinder dieser Altersstufe profitieren sehr von konkreter Anschauung des Ortes, an dem sich der erkrankte Elternteil befindet und von der befriedigten Neugierde, was dort mit ihm gemacht wird. Unter präventiven Gesichtspunkten sind Eltern zu ermutigen, ein offenes Gesprächsklima in der Familie zu pflegen, das dem Kind signalisiert, dass seine Fragen stets Gehör finden. Darüberhinaus sollte die „Verschuldungsfrage" besser nicht abgewartet werden sondern bereits bei der Erklärung der Situation, dass Papa oder Mama krank ist, vorausschauend aufgegriffen werden („Das ist von selbst gekommen, so wie du manchmal einfach so plötzlich Bauchweh bekommst." „Es kommt ganz sicher nicht davon, dass du oder irgendjemand anders irgendwas falsch gemacht hat oder nicht lieb genug war."). Kognitive Orientierung kann insbesondere dadurch unterstützt werden, dass die Auswirkungen, die die elterliche Erkrankung auf den konkreten Alltag des Kindes hat, immer wieder im Vorfeld angekündigt und erklärt werden („Wer ist wann da?", „Wer ist wann und wie lange weg?", „Wie oft muss ich schlafen, bis Mama wiederkommt?"). Für längere Abwesenheiten kann ein an die Situation angepasstes Pendant eines Adventskalenders hilfreich sein. Des weiteren profitieren diese Kinder enorm von Krankenhausbesuchen, bei denen sie sich ein konkretes Bild machen können, was mit dem abwesenden Elternteil geschieht. Eltern sind hierbei zu ermutigen, bei Ärzten und Krankenhauspersonal gegebenenfalls auf eine Ausnahmeerlaubnis zu drängen, wenn Kindern unter 12 Jahren ein Stationsbesuch verwehrt wird. Schließlich ist das Aufrechterhalten der Alltagsroutine, insbesondere, was den regelmäßigen Besuch des Kindergartens bzw. der Vorschule angeht, besonders wichtig. Dem Kind bleibt

Konkrete
Orientierungs-
hilfe

29

die ernster gewordene Atmosphäre zu Hause nicht verborgen und es profitiert deshalb sehr davon, wenn es einen von dieser Ernsthaftigkeit nicht eingetrübten Spielraum hat, in dem es seinen altersgerechten Interessen in vertrauter Umgebung nachgehen kann.

2.2.5 Schulalter bis zur Pubertät (6 bis 11 Jahre)

Reflektion über Folgen der Krankheit

Kinder in diesem Alter denken sehr konkret über die potenziellen Folgen einer elterlichen Erkrankung nach. Dies schließt Gedanken über den möglichen Tod des kranken Elternteils ein, was die Eltern meist unterschätzen. Kinder dieser Altersgruppe wollen meist von Anfang an konkret wissen, ob man an der betreffenden Krankheit sterben kann oder nicht. Hierbei empfiehlt es sich grundsätzlich, zutreffende Antworten zu geben. Ist die Krankheit potenziell lebensbedrohlich, ist davon auszugehen, dass Kinder diesen Alters gedanklich mit dieser Möglichkeit beschäftigt sind, auch wenn dies bei den Eltern nicht im Vordergrund steht, wie beispielsweise bei einem gut eingestellten Diabetes melitus oder einer durch Hämodialyse-Behandlung stabil gehaltenen gesundheitlichen Situation bei terminaler Nieren-Insuffizienz. So gaben in einer eigenen Interview-Studie, die wir mit Kindern dialysepflichtiger Eltern durchführten, alle Befragten dieser Altersgruppe auf Nachfrage an, dass sie immer wieder daran dächten, dass der betreffende Elternteil sterben könnte (Romer et al., 2006).

Soziale Verantwortlichkeit

Die Wahrnehmung, dass der erkrankte Elternteil geschwächt und belastet ist, löst beim Kind eine reflektierte Besorgnis aus. Das Kind ist aufgrund seiner sozialen Reife imstande und bereit, eigene Forderungen von beiden Eltern fernzuhalten. Kinder diesen Alters sind typischerweise bemüht, sich von ihrer tapfersten und am wenigsten Sorgen bereitenden Seite zu zeigen. Dies kann soweit gehen, dass sie verinnerlichen, dass eigene Gefühle und Bedürfnisse unwichtig sind (Lewandowski, 1992). Der Umstand, dass die Kinder sich nach außen hin möglichst unauffällig verhalten, kommt in Verbindung mit der durch den Schuleintritt erlangten Autonomie kranken Eltern und ihren Ehepartnern in ihrer belasteten Lebenssituation oftmals dahingehend entgegen, dass sie froh und entlastet sind, dass das Kind vermeintlich so gut mit der Situation zurechtkomme. Eine seelische Überforderungssituation kann für das Kind dennoch bestehen und lange ohne deutliche Symptome oder signalisierte Hilferufe einhergehen. Die seelische Not dieser Kinder kann demnach besonders leicht übersehen werden. Schulkinder reagieren ferner sehr empfindsam auf die von ihnen wahrgenommenen körperlichen Veränderungen bei ihren kranken Eltern. Insbesondere

Irritables Körperschema

intrusive Eingriffe in den Körper des kranken Vaters oder der kranken Mutter können das eigene Körperschema nachhaltig irritieren (Rost, 1992). Beispielsweise konnte gezeigt werden, dass in Mensch-Zeichnungen von Kindern dieser Altersgruppe mit einem dialysepflichtigen Elternteil gehäuft die Arme gänzlich weggelassen wurden (Friedlander & Fiederman, 1982).

30

Emotionale Belastungen zeigen sich in dieser Altersstufe daher typischerweise oft in somatischen Symptomen, wie beispielsweise diffusen Bauchschmerzen, Kopfschmerzen oder Einnässen. Auch konversionsneurotische Nachahmungen körperlicher Symptome des kranken Elternteils durch Somatisierungen sind in dieser Altersgruppe nicht selten.

Fallbeispiele

Der 8-jährige Lukas, dessen Vater an Darmkrebs erkrankt war, wurde in unserer Ambulanz vorstellig. Er hatte unter der Belastung durch die väterliche Erkrankung begonnen, zu Hause einzukoten.

Die 13-jährige Sarah wird in einer Kinderklinik vorgestellt zur Abklärung einer plötzlich aufgetretenen Gangstörung. Sie humpelte und sackte bei jedem Schritt in der rechten Körperhälfte ein. Der sorgfältige Ausschluss einer neurologischen Erkrankung ließ eine psychogene Gangstörung vermuten. Erst die darauffolgende ausführlichere Anamnese mit beiden Eltern ergab, dass Sarahs Vater seit einem 3/4 Jahr an einer Multiplen Sklerose erkrankt war und in einem jüngst aufgetretenen Schub erstmalig Schwierigkeiten beim Gehen hatte.

Besuche im Krankenhaus

Unter präventiven Gesichtspunkten ist darauf zu achten, dass Schulkinder als mitdenkende Angehörige in Überlegungen und Planungen, die die elterliche Krankheit betreffen, einbezogen werden können. Sie profitieren sehr davon, einen kranken Elternteil im Krankenhaus besuchen zu können und nehmen vorbereitete Aufklärungsgespräche aus erster Hand, d. h. durch die für die elterliche Erkrankung unmittelbar zuständigen Ärzte gerne an. Da diese den Familien in den seltensten Fällen von Behandlern angeboten werden, sollten Eltern ermutigt werden, gezielt um ein Aufklärungsgespräch unter Einbeziehung ihrer Kinder zu bitten und ihr Kind darauf entsprechend vorzubereiten, einschließlich der Ermutigung selbst alles zu fragen, was es wissen möchte. Dies trifft insbesondere für aus medizinischer Sicht kritische Situationen zu, beispielsweise, wenn eine Mutter nach einer akuten Hirnblutung im Koma liegt und auf der Intensivstation beatmet werden muss.

Vorbereitung und Führung durch eine Bindungsperson

Wenn Kinder danach fragen bzw. darum bitten, den kranken Elternteil sehen zu dürfen, können vorbereitete Besuche auch auf einer Intensivstation eine wichtige Hilfestellung für die Bewältigung der Situation darstellen. Zu achten ist hierbei darauf, dass eine vertraute Bindungsperson, wie beispielsweise der gesunde Elternteil, durch entsprechende Vorbereitung in die Lage versetzt wird, das Kind im Detail darauf einzustimmen, welche Situation es vorfinden wird, wie der erkrankte Elternteil aussehen wird, wer mit ihm sprechen wird und wie lange der Besuch dauern wird. Sieht der auf der Intensivstation behandelte Elternteil besonders entstellt aus, z. B. durch Blutungen, Ödeme, rasierten Schädel oder den Beatmungsschlauch ist dies keineswegs eine grundsätzliche Kontraindikation für einen Besuch des Kindes am Krankenbett, wenn dieses es wünscht. Eine vertraute erwachsene Person sollte in diesem Fall dem Kind ankündigen, dass es vielleicht über den Anblick des kranken Elternteils sehr erschrecken werde und nachfragen, ob es trotzdem sicher sei, den Besuch zu wollen. Sollte das Kind dies bejahen kann ein mitgebrachtes Lieblingsfoto des kranken Elternteils ein wirksames Hilfsmittel sein, das in der Erinnerung repräsentierte Bild von Mutter oder Vater wachzuhalten und zu vermeiden, dass der möglicherweise erschreckende Anblick zu einer dieses innere Bild verdeckenden oder zerstörenden Erfahrung wird. Neben der sorgfältigen Vorbereitung ist darauf zu achten, dass eine vertraute Bindungsperson des Kindes, die sich selbst der Situation gewachsen fühlt, das Kind durch den gesamten Besuch hindurch und eine angemessene Zeit danach begleitet. In jedem Falle greifen Kinder die Botschaft der Erwachsenen auf, dass diese sich ernsthaft darum bemühen, sie als informierte und mitdenkende Angehörige in das Geschehen um die Behandlung des kranken Elternteils einzubeziehen. Sie werden dadurch zu einer aktiven Bewältigung der Situation ermutigt. Der weit verbreiteten Vorstellung, dass sie durch eine solche Einbeziehung zu sehr mit den ernsten Seiten der Situation konfrontiert werden, vor denen sie aufgrund ihrer bislang weitgehend unbeschwerten Kindheit geschützt werden sollten, ist entgegenzuhalten, dass die Kinder in aller Regel bereits längst mit den potenziell ernsthaften Konsequenzen der elterlichen Erkrankung befasst sind, auch wenn sie dies den Eltern nicht mitteilen. Oft halten sie ihre eigenen Ängste und Sorgen von den Eltern fern, in der Vorstellung diese nicht zusätzlich belasten zu dürfen.

Ernste Wahrheiten aussprechen entlastet

Verhalten sich Erwachsene entsprechend der weitverbreiteten Auffassung, dass Kinder möglichst wenig durch ernste und traurige Wahrheiten belastet werden sollten, verstehen die Kinder intuitiv die Botschaft, dass eine schreckliche Wahrheit in der Luft liegt, die zu schrecklich ist, als dass man sie ihnen mitteilen könnte. Im Zweifelsfalle können auch hier die zur hypothetischen Erklärung vom Kind selbst entwickelten Fantasien bedrohlicher sein als die Realität. In aller Regel profitieren Schulkinder davon, in ihrer sozialen Verantwortlichkeit und Fürsorglichkeit ernstgenommen und wertgeschätzt zu werden bei gleichzeitiger Legitimation, sich altersangemessenen Aktivitäten zu widmen. Hilfreich sind auch hier klar umschriebene, altersgerechte Aufgaben, die sie zum Wohle des kranken Elternteils zu Hause übernehmen können, bei damit einhergehender Ermutigung, nach Erledigung ihrer Aufgaben ihren Freizeitinteressen mit Gleichaltrigen außerhalb der Familie unbeschwert nachgehen zu können. Da sich Schulkinder sehr viel eigene Gedanken zum Krankheitsgeschehen machen und aus den Informationen, die sie erhalten, eigene Schussfolgerungen ziehen, stellen sie oft wenig Fragen, insbesondere im Verlauf einer Krankheit nach einer anfänglichen Aufklärung über die Situation. Es ist daher wichtig darauf zu achten, dass die Erwachsenen von sich aus jede Veränderung im Krankheitsverlauf, die Konsequenzen für das Kind haben kann, aufgreifen und über den neuen Stand jeweils neu informieren.

Fallbeispiel

Die Mutter des 11-jährigen Matthias war an einer akuten Leukämie erkrankt und wurde durch eine Knochenmarktransplantation behandelt. Die Eltern bezogen Matthias in die Vorbereitung zur Transplantation ein und informierten ihn auch über die Risiken möglicher tödlicher Komplikationen. Er lernte dadurch, die Angst, die beiden Eltern im Gesicht geschrieben stand, einzuordnen und wurde ermutigt, seine eigenen Ängste zu artikulieren. Die Transplantation verlief weitgehend komplikationsfrei und Matthias konnte die meiste Zeit über telefonisch Kontakt zu seiner Mutter halten. Er verstand auch, dass er sie wegen der strengen Quarantänevorschriften in den ersten Wochen nach der Transplantation nicht selbst besuchen durfte. Die alltägliche Versorgung war durch die Großeltern und den Vater verlässlich gesichert. Nach erfolgreicher Behandlung und Stabilisierung der Immunlage der Mutter stand deren Entlassung nach Hause an. Niemand in der Familie vermutete, dass Matthias, in Erwartung dieser Entlassung, unter großer ängstlicher Anspannung stand. Es fanden bereits vor und während der stationären Behandlung der Mutter unterstützende Beratungsgespräche in unserer Beratungsstelle statt. In einer Einzelsitzung vor der Entlassung der Mutter äußerte Matthias auf Nachfrage, er habe Angst, es könne zu Hause etwas schief gehen. Er wisse, dass er, wenn seine Mama nach Hause komme, „ganz doll aufpassen" müsse, dass er nicht aus Versehen aus der Flasche trinke, da er damit „die Mama ganz schlimm anstecken" könne, so schlimm, dass sie daran auch sterben könne. Auf die prompte Aufklärung des Therapeuten, er habe zwar wichtige Dinge, die den Verlauf von Mamas Krankheit betreffen, sehr genau verstanden, dieser Zustand habe sich aber mittlerweile verändert, und er könne ganz sicher sein, dass die Ärzte, wenn die von ihm beschriebene Gefahr tatsächlich so bestehen würde, niemals erlauben würden, dass seine Mutter nach Hause komme, zeigte sich Matthias sichtlich entlastet.

2.2.6 Pubertät und Jugendalter (12 bis 17 Jahre)

Jugendliche sind in der Regel bereit, Verantwortung für den kranken Elternteil sowie für die ganze Familie mit zu übernehmen und auch in der Lage, diese Verantwortung zu tragen. Ihre Verantwortungsbereitschaft kann jedoch mit eigenen Wünschen nach Autonomie und Ablösung vom Elternhaus interferieren, was ausgeprägte Schuldgefühle auslösen kann („Ausbruchsschuld", Geigges, 1996; Lewis et al., 1985; Romer et al., 2002; Rie-

Konflikt zwischen verantwortlicher Fürsorge und Ablösungswünschen

desser & Schulte-Markwort, 1999; Hilton & Elfert, 1996). Aus der meist umfassenden Beschäftigung Jugendlicher mit Informationen und eigenen Vorstellungen zur Ätiologie der elterlichen Erkrankung leiten sich mitunter spezifische Ängste aber auch potenzielle Schuldgefühle ab. Spielt eine genetische Disposition für die Entstehung der Erkrankung eine bedeutsame Rolle, wie beispielsweise bei vielen Krebserkrankungen, Multipler Sklerose, Diabetes melitus oder Zystennieren, drängt sich die Angst auf, die Krankheit eines Tages selbst zu bekommen, auch wenn die genetische Disposition bekanntermaßen nicht im Vordergrund steht. Im Falle einer infektiösen Erkrankung, wie beispielsweise bei AIDS, sind Jugendliche mit der gegenüber den Eltern meist unaussprechlichen Schuldfrage sehr beschäftigt. Ist der Infektionsweg iatrogen, wie beispielsweise bei HIV-infizierten Hämophilie-Patienten, die sich durch Bluttransfusionen angesteckt haben, kann ein tiefes Misstrauen gegenüber dem medizinischen System die Folge sein. Bleibt der Infektionsweg unklar, liegt es für Jugendliche nahe, sich vorzustellen, dass der erkrankte Elternteil die Krankheit durch unachtsames Praktizieren von Sexualkontakten selbst verschuldet hat, ein Thema, das zwischen Eltern und adoleszenten Kindern in aller Regel nicht besprechbar ist, weil es die Intimgrenzen zwischen den Generationen verletzen würde. Bei Krankheiten, bei denen seelische Stressbelastungen nach landläufiger Meinung an der Entstehung zumindest beteiligt sind oder für den Krankheitsverlauf mitverantwortlich gemacht werden, wie dies für Herzerkrankungen und Krebserkrankungen gilt, leiten sich hieraus für Jugendliche potenzielle Schuldfantasien ab, möglicherweise durch pubertäre Auseinandersetzungen die „Nerven" des kranken Elternteils in der Vergangenheit zu sehr belastet zu haben. Auch wenn dies in der Vorstellung eines Jugendlichen nicht als krankheitsverursachend erlebt wird, können sich aus dem Gefühl, den kranken Elternteil in der Vergangenheit zu sehr belastet zu haben, dennoch Schuldgefühle ableiten, und zwar dann, wenn die Beziehungsgestaltung unter dem Eindruck einer das innere Bild „starker Eltern" erschütternden bedrohlichen Erkrankung nachträglich umgedeutet wird („Ich habe ihm in den letzten Monaten viel zu wenig gezeigt, wie sehr ich ihn liebe.").

Fallbeispiel[2]

Die 14-jährige Britta wird von einem Tag auf den anderen darüber informiert, dass ihr Vater, der kurz zuvor wegen Verdachts auf ein Magengeschwür ins Krankenhaus eingeliefert worden war, unheilbar an Bauchspeicheldrüsenkrebs erkrankt sei und nur noch wenige Monate zu leben habe. Die ganze Familie ist durch diese Nachricht schwer erschüttert.

---

2 Die Fallvignette wurde bereits a. a. O. publiziert (Romer, 1999)

34

Unsere Beratungsstelle wird von den behandelnden Chirurgen konsiliarisch um Unterstützung gebeten. Im Gespräch mit beiden Eltern am Krankenbett des Vaters beschreiben diese die Beziehungen zu ihrer einzigen Tochter als bislang durchweg offen und vertrauensvoll. Die Mutter berichtet, sie habe Britta zu Hause am selben Tag, an dem sie selbst die Hiobsbotschaft erfahren habe, über die Situation informiert, so wie sie sei. Seither habe sich das Mädchen vollständig zurückgezogen und sei kaum noch ansprechbar, was die Mutter wiederum hilflos mache. Der Vater äußert den Wunsch, mit seiner Tochter ins Gespräch zu kommen. Beim ersten Besuch Brittas im Krankenhaus habe sich jedoch in Bezug auf die Krebserkrankung des Vaters eine völlige beidseitige Sprachlosigkeit eingestellt. Die Atmosphäre sei äußerst beklemmend gewesen. Die Mutter äußert die Vermutung, ihre Tochter verschließe sich womöglich deshalb völlig, weil sie ihre Eltern nicht mit ihren Gefühlen von Schmerz und Verzweiflung belasten wolle. Daraufhin wird Britta zunächst zu einem Einzelgespräch in unsere Beratungsstelle eingeladen, der sie wenige Tage später folgt. Sie wirkt anfangs dem Gesprächsangebot gegenüber skeptisch, offenbart aber innerhalb weniger Minuten ein enormes Mitteilungsbedürfnis. Hierbei macht sie ausgeprägte Schuldgefühle zum Thema, unter denen sie sehr leide. Es wird deutlich, dass es vor allem ihr bisheriges inneres Bild eines jederzeit verfügbaren, robusten und starken Vaters ist, das ihr nunmehr, da dieses Bild tragisch erschüttert sei, Schuldgefühle bereitet. Sie äußert, sie habe ihrem Vater in den letzten Monaten „entsetzlich viele launenhafte Wutanfälle" zugemutet. Sie fühle sich nun schuldig, weil sie die plötzlich so begrenzte Zeit mit ihrem Vater nicht mit genügend geäußerter Zuneigung zu ihm gefüllt habe.

Vor dem inneren Auge des Therapeuten entsteht das Bild einer lebendigen, altersgemäßen pubertären Auseinandersetzung zwischen einer die Reibung suchenden Tochter und ihrem gesunden Vater. Das innere Arbeitsmodell von unverwüstlicher Verfügbarkeit und Tragfähigkeit des Vaters begründet hierbei eine unumstößliche Zuversicht in der Tochter, sich am Vater reiben zu können, ohne ihn dabei zu schädigen. In einer ersten Intervention meldet der Therapeut Britta zurück, er habe aus ihrer Schilderung den Eindruck gewonnen, dass ihr Vater ihr bis vor kurzem seine tatsächlich vorhandene Stärke gerne und von ganzem Herzen angeboten habe. Ihre teilweise heftigen Wutausbrüche seien somit wahrscheinlich für den Vater bis vor kurzem eine Bestätigung ihrer tragfähigen Vertrauensbeziehung gewesen. Wenn sie nun das Bedürfnis habe, sich dem Vater mit mehr Rücksichtnahme zuzuwenden, entspreche dies der neu eingetretenen Situation. Wenn es ihr jedoch hierbei gelinge, sich das Bild des starken Vaters, auch für die Zukunft zu erhalten, werde sie damit sicher auch ihm ein wertvolles Geschenk machen.

Britta, die sehr aufmerksam zugehört hat, meldet nach einer kurzen Denkpause zurück, sie fühle eine spürbare Entlastung von ihren quälenden Schuldgefühlen. Kurz darauf leitet sie im Gespräch zu ihrem Wunsch über, sich in den kommenden Wochen im Gespräch mit dem Vater ganz bewusst mit dem bevorstehenden Abschied auseinanderzusetzen.

Konflikthaft belastete Eltern-Kind-Beziehung

Besonders schwierig wird die Verarbeitung einer elterlichen Erkrankung für Jugendliche dann, wenn die Eltern-Kind-Beziehung bereits vor dem Beginn der Krankheit oder ihrer Diagnosestellung in eine ernsthaftere Krise geraten ist. Ist der Umgang miteinander von vornherein bestimmt durch das Erleben des Jugendlichen, sich mit den Eltern nicht zu verstehen, von ihnen tief enttäuscht oder verletzt zu sein oder sie gar mitunter zu hassen, erschwert dies die Bewältigung der neuen Situation erheblich. In einem solchen Fall wird durch die Erkrankung meist das Austragen und Klären der bestehenden Konflikte völlig blockiert und die Schuldgefühle werden unerträglich. Hier ist in den meisten Fällen psychotherapeutische Unterstützung angezeigt.

Unter präventiven Gesichtspunkten sollten Jugendliche so früh und so vollständig wie möglich über die elterliche Erkrankung Bescheid wissen. Auch sie profitieren von einer altersangemessenen Einbindung in die Mitverantwortung für den kranken Elternteil und die gesamte Familie, bei damit einhergehender expliziter Erlaubnis, sich ebenso einer ihrer Jugendalter angemessener Freizeitgestaltung mit Gleichaltrigen zu widmen. Entlastend

Bedeutung der außerfamiliären Kontakte und Aktivitäten

kann auch die ausdrückliche Ermutigung sein, sich mit ihren engsten Freunden vertrauensvoll über die Situation zu Hause auszutauschen. Hierbei ist es hilfreich, wenn gegebenenfalls Eltern im Sinne eines Modells ebenso offen legen, dass sie es als hilfreich erleben, Freunde außerhalb der Familie zu haben, mit denen sie ihre Ängste und Sorgen teilen können. So wird ein vermeintlicher Mythos, die Krankheit sei eine ganz und gar innere Angelegenheit der Familie, aufgelöst und Jugendliche werden, wenn sie sich eigenen Freunden anvertrauen, nicht zu heimlichen „Verrätern".

Eltern oder erwachsene Helfer, die Jugendlichen in dieser Situation beistehen, tun gut daran, sich auf die vielschichtige Beschäftigung mit Krankheitsätiologie und Prognose einzustellen und gezielt nach den Gedanken zu fragen, die Jugendliche sich hierzu machen. Zur Entlastung von Schuldgefühlen ist es für Jugendliche ferner hilfreich, wenn ihr Wunsch nach durch

Zu jugendgerechter Freizeitgestaltung ermutigen

die Krankheit möglichst wenig beeinträchtigter jugendgerechter Freizeitgestaltung nicht nur akzeptiert sondern ausdrücklich befürwortet wird. In der Tat gehört selbst in kritischen Situationen, wenn beispielsweise keine Aussicht auf Heilung mehr besteht, die Aufrechterhaltung des von der Krankheit nicht beeinträchtigten jugendlichen Lebens typischerweise zur Trauerverarbeitung Jugendlicher (Christ, 2000). Kulturell spiegelt sich dies

36

darin wieder, dass auch traditionell von Jugendlichen im Trauerfall weder erwartet wird, bei der Beerdigung schwarze Kleidung zu tragen, noch dass sie sich vom sozialen Leben für eine Weile zurückziehen sollten. Der Umstand, dass es schwerkranken Eltern in aller Regel Freude bereitet und tröstlich ist, mitzuerleben, dass ihre Krankheit den eigenen Kindern nicht die Jugend zerstört, kann Jugendlichen ausdrücklich bewusst gemacht werden, um diese von möglichen Schuldgefühlen zu entlasten, wenn sie beispielsweise auch einmal „in die Disko gehen" wollen, obwohl zu Hause der schwerkranke Vater liegt.

Zusammenfassung

Die Einbeziehung der Familie in die ärztliche und psychotherapeutische Versorgung von Patienten mit ernsthaften körperlichen Erkrankungen findet in verschiedenen Kontexten von Familienmedizin, Familienberatung und medizinischer Familientherapie statt, für die es jeweils differenzierte theoretische Konzepte gibt, die in einer Übersicht zu Beginn dieses Kapitels dargestellt werden. Eine Besonderheit im Unterschied zu herkömmlichen Kontexten von Familienberatung und -therapie liegt darin, dass die Inanspruchnahme professioneller Hilfe nicht vorrangig durch ein Interaktionsproblem der Familie, sondern durch eine körperliche Erkrankung eines Familienmitglieds begründet ist. Eine schwere, möglicherweise lebensbedrohende Krankheit hat Auswirkungen auf das Familienleben und alle seine Mitglieder. Diese werden bisher wenig in die medizinische Betreuung miteinbezogen. Die meisten bislang publizierten systemischen Konzepte der medizinischen Familientherapie gehen nicht gesondert auf minderjährige Kinder als Familienangehörige ein. Deren Einbeziehung ist unter präventiven Gesichtspunkten bedeutsam, da Gesundheits- und Krankheitsverhalten maßgeblich in der Familie gelernt und beeinflusst werden. Wichtige sich daraus ergebende Konsequenzen für das therapeutische Vorgehen werden diskutiert.

In bisherigen Studien zu Reaktionen eines Familiensystems auf die körperliche Erkrankung eines Elternteils wurde deutlich, wie wichtig u. a. eine offene innerfamiliärer Kommunikation über alle Fragen der Erkrankung sowie ein nicht blockierter emotionaler Austausch unter den Familienmitgliedern für eine funktionale Anpassung des Familiensystems an die Krankheit sind. An typischen Reaktionsmustern einer Familie auf eine elterliche Erkrankung wurden vermehrte *Kohäsion, Isolation gegenüber der sozialen Umwelt, geringere Flexibilität, Konfliktvermeidung und Parentifizierung beschrieben* (Rost, 1999). Von Bedeutung für die familiären Anpassungsprozesse sind ferner die aktuellen Entwicklungsaufgaben der Familie innerhalb des *familiären Lebenszyklus*. Hierbei wird in einer Gesamtbetrachtung neben den Perspektiven der im mittleren Erwachsenenalter befindlichen Eltern und ihrer minderjährigen Kinder auch die Perspektive der Großelterngeneration beleuchtet. In Familien mit körperlich kranken Eltern wird deren Beziehung zu ihren Eltern, die die Großeltern der eigenen Kinder sind, oft in vielfältiger Weise neu gestaltet.

Kinder und Jugendliche können, unabhängig von ihrer Altersstufe, grundsätzlich nicht von den mit einer ernsthaften elterlichen Erkrankung einhergehenden Stressoren abgeschirmt werden. Diese prägen das Familienleben und die Beziehungsatmosphäre so nachhaltig, dass selbst Säuglinge sensibel darauf reagieren. Kinder benötigen daher aktive Hilfestellungen von Seiten Erwachsener durch offene Kommunikation sowie durch die Ermutigung, Fragen zu stellen. Sie sind so früh wie möglich, wahrheitsgemäß und altersgerecht über die Situation zu informieren, um sich darin kognitiv orientieren zu können, was die erste Grundvoraussetzung für die Bewältigung einer potenziell traumatischen Situation ist (Fischer & Riedesser, 1999). Im Sinne eines von den Erwachsenen vermittelten Modells zur Problembewältigung (Coping-Fähigkeit) sollte Kindern mit kranken Eltern vermittelt werden, dass ein offener Umgang mit der bedrohlichen Wirklichkeit deutlich weniger ängstigend ist, als die Erfahrung, mit diffusen Fantasien und Ängsten allein gelassen zu werden. Kinder sind durch das Nicht-Aussprechen bedrohlicher Wahrheiten nicht zu schützen, auch wenn dieses Verhalten von Eltern verständliche Beweggründe hat (Lewandowski, 1992). Kinder sind auf jeder Entwicklungsstufe für typische Konflikt- und Belastungskonstellationen prädestiniert. Um diese zu verstehen, ist eine entwicklungspsychologische Sichtweise notwendig. Kinder profitieren für eine erfolgreiche Bewältigung der mit einer elterlichen Erkrankung einhergehenden familiären Stressbelastung sehr davon, wenn sie sowohl von den Eltern als auch vom medizinischen System als adäquat zu informierende Angehörige wahrgenommen und behandelt werden. Dies gilt bereits für das Kleinkindalter ab dem Erwerb des Sprachverständnisses entsprechend dem Motto eines amerikanischen Standardwerkes zur Trauerbegleitung von Kindern: „Never too young to know." (Silverman, 1999).

**Gründe, warum Kinder über die Krebserkrankung
ihrer Eltern informiert werden sollen
(American Cancer Society, 1986; eigene Übersetzung)**

1. Kinder bemerken es, wenn in ihrer Familie etwas nicht stimmt. Dabei sind ihre Fantasien meist schlimmer als die Realität.
2. Nicht über die familiäre Situation zu sprechen, signalisiert, dass sie zu schrecklich ist, um darüber sprechen zu können.
3. Möglicherweise werden Kinder von anderen Personen von der Erkrankung erfahren und falsche Informationen bekommen.
4. Unter Umständen fühlen sich Kinder isoliert, ausgeschlossen und unwichtig, wenn sie nicht über wichtige Ereignisse innerhalb der Familie aufgeklärt werden.
5. Eventuell ziehen Kinder falsche Schlüsse aus ihren Beobachtungen oder machen falsche Annahmen (z. B., dass sie selbst für die Erkrankung verantwortlich sind.)
6. Informierte Kinder machen es ihren Eltern leichter. Es muss keine Energie mehr für die Aufrechterhaltung von Geheimnissen aufgebracht werden.
7. Mit Unterstützung haben Kinder bessere Bewältigungsmechanismen; sogar sehr traurige Wahrheiten sind besser als die Angst der Ungewissheit.
8. Die Einbeziehung des Kindes unterstreicht den Glauben an die Fähigkeiten des Kindes, die Situation zu bewältigen; das Selbstbewusstsein wird erhöht.

3 Besonderheiten bei verschiedenen Krankheitsbildern

In der medizinischen Familientherapie werden üblicherweise chronische und lebensbedrohliche Krankheiten nicht nach der Systematik von medizinischen Diagnosegruppen sondern nach übergeordneten allgemeinen Merkmalen kategorisiert, die vorwiegend die psychosozialen Anpassungsprozesse in einer Familie betreffen. Wichtige Merkmale, die so einen Einfluss auf seelische Verarbeitungsprozesse haben, betreffen das Auftreten von Symptomen (akut vs. protrahiert), die physische Beeinträchtigung (behindernd vs. nicht behindernd) sowie die Prognose (tödlich – verkürzte Lebenserwartung – nicht tödlich) (vgl. Rolland, 1984). Zudem kann jeweils der Symptomverlauf einer Erkrankung differenziert werden (konstant – rezidivierend – progredient) (ebd.). In den folgenden Abschnitten werden einige für das Alter von Eltern minderjähriger Kinder epidemiologisch bedeutsame Erkrankungen im Hinblick auf die Verarbeitung von Seiten der Kinder betroffener Patienten diskutiert. Die Auswahl erfolgte anhand eigener klinischer Erfahrungen in unserer Beratungsstelle, in der die aufgeführten Erkrankungen bei den von uns betreuten Familien eine vorrangige Bedeutung haben.

Differenzierung von Krankheiten nach übergeordneten Merkmalen

3.1 Krebserkrankungen

Krebs: Schleichender Beginn und ungewisser Verlauf

Die meisten Krebserkrankungen, insbesondere die, welche bereits im mittleren Erwachsenenalter auftreten, haben in der Regel eine ungewisse Ätiologie, bei der die genetische Belastung eine gewisse Rolle spielt, sie beginnen meist schleichend und unsichtbar. Bereits bei Diagnosestellung besteht eine Lebensbedrohung bei ungewiss bleibender oder gar infauster Prognose.

Initiale Reaktionen auf eine Krebsdiagnose

Die Diagnose einer Krebserkrankung führt bei betroffenen Patienten meist zu einer tiefgreifenden Erschütterung des eigenen Bildes von Unversehrtheit und vitaler Kraft (Frick-Bruder et al., 1998; Pott et al., 2005). Das körperliche Erscheinungsbild des erkrankten Elternteils kann zudem durch Strahlen- oder Chemotherapie sehr stark verändert sein. So wie sich der erwachsene Krebspatient und sein Lebenspartner vom ersten Tag nach der Diagnosestellung seelisch mit der Lebensbedrohung auseinandersetzen und die Angst davor bewältigen müssen, möglicherweise die Krankheit nicht zu überleben, sind die auch die Kinder vorrangig mit der Frage beschäftigt, ob „Mama" oder „Papa" vielleicht stirbt. Genau diese Damokles-Situation führt häufig zwischen Eltern und Kinder zu einer beklemmenden Sprachlosigkeit. Selbst Eltern, die ihre Kinder gerne über ihre Situation informieren möchten, weichen dem aus, weil sie stark verunsichert sind bei dem Ge-

40

danken, was sie denn nun sagen sollen, wenn ihr Kind sie fragt, ob sie sterben werden. Nach unserer Erfahrung liegt der Vermeidung, offen mit den Kindern über die Situation zu sprechen, in den seltensten Fällen eine entsprechende reflektierte Entscheidung der Eltern zugrunde. In aller Regel ist die Vermeidung Ausdruck der genannten tiefen Verunsicherung. Betroffene Eltern benötigen oft Unterstützung, um in die Lage zu kommen, mit ihren Kindern offen und altersgerecht über ihre Erkrankung und mögliche Konsequenzen sprechen zu können (Romer et al., 2002).

Der Umgang mit der genannten Damokles-Situation stellt höchste Anforderungen nicht nur an den Patienten selbst sondern auch an die Familie und insbesondere die Eltern-Kind-Beziehung. Auch wenn sämtliche Symptome verschwunden sind und eine weitgehend normale Alltagsbewältigung wieder gelingt, bleibt oft die Angst bestehen, die lebensbedrohliche Erkrankung könne jederzeit wiederkehren. In der bislang einzigen größeren Studie, in der es gelang, flächendeckend über ausgewählte Wohnbezirke eine repräsentative Untersuchungsgruppe von Kindern krebskranker Eltern zu rekrutieren, fanden sich bei etwa der Hälfte der untersuchten Kinder klinisch relevante psychische Symptome (Birenbaum et al., 1999). In mehreren Studien wurde gezeigt, dass die Dauer und das Stadium der elterlichen Krebserkrankung keinen Einfluss auf die psychische Anpassung der Kinder hatten, wohl aber die subjektive Krankheitsverarbeitung der Eltern, insbesondere deren gefühlte Beeinträchtigung ihrer Lebensqualität (Compas et al., 1994). Somit ergeben sich empirisch fundierte Hinweise, dass die elterliche Bewältigung eine wichtige modellbildende Funktion für die Kinder hat. Kindern gelingt es demnach besser, die von einer Krebserkrankung ausgehende Bedrohung zu bewältigen, wenn sie einen Einblick bekommen, was den Eltern dabei hilft, mit ihrer eigenen Angst besser zurecht zu kommen. Dies kann für den einzelnen Elternteil das vertraute Gespräch mit nahestehenden Personen sein, die Einholung von möglichst viel Informationen über das Internet, die Aufrechterhaltung eines möglichst normalen Alltagslebens oder auch die gezielte Ablenkung. In Fällen, in denen keine Aussicht auf Heilung besteht, kommt der *antizipierenden Trauerarbeit* eine besondere Bedeutung zu, für die es gegebenenfalls professioneller Unterstützung bedarf. Hierfür wichtige Grundsätze therapeutischen Handelns sind ausführlich in Kapitel 4 beschrieben.

Die elterliche Krankheitsverarbeitung als Modell für das Kind

3.1.1 Brustkrebs

Die mütterliche Brust ist nicht nur die früheste Quelle lustvoller Triebbefriedigung und zärtlicher Nähe und als nährendes Objekt das Ursymbol von Mütterlichkeit (Frick-Bruder et al., 1998), sie repräsentiert wie kaum ein anderes Organ die sexuelle Ausstrahlung einer Frau. Die Erfahrung, dass von der Brust eine tödliche Zerstörung für den eigenen Körper aus-

Die psychosexuelle Bedeutung der weiblichen Brust

geht, sowie die möglicherweise hierdurch nötig werdende Entfernung der Brust erschüttert eine Frau in zentralen Bereichen ihrer weiblichen Identität (Pott et al., 2005). Brustkrebserkrankungen sind mit Abstand die häufigsten Krebserkrankungen, die bei Eltern minderjähriger Kinder auftreten. Deshalb sind Kinder und Jugendliche statistisch häufiger damit konfrontiert, dass ihre Mutter an Krebs erkrankt als ihr Vater. Ein Nebenprodukt dieser epidemiologischen Tatsache ist, dass auch in der Forschung zu diesem Thema Studien an brustkrebserkrankten Müttern überrepräsentiert sind und deshalb deutlich weniger empirische Erkenntnisse über Kinder krebskranker Väter existieren.

Jugendliche Töchter

In Kapitel 2 haben wir bereits darauf hingewiesen, dass insbesondere jugendliche Töchter von an Brustkrebs erkrankten Müttern in ihrer psychosexuellen Identitätsentwicklung in spezifischer Weise schwerwiegend belastet sind und die eigene aufkeimende erwachsene Weiblichkeit als sehr bedrohlich erleben können. Eine besondere Herausforderung für die Betreuung von Töchtern an Brustkrebs erkrankter Mütter entsteht durch neuere Entwicklungen bei der genetischen Differenzierung verschiedener Arten von Brustkrebs. So ist es heute möglich, einzelne Tumor-Arten zu identifizieren, die erblich sind. Liegt ein solcher Brustkrebstyp vor, kann durch genetische Untersuchungen bei der Tochter vorhergesagt werden, wie hoch deren Risiko ist, als erwachsene Frau ebenfalls zu erkranken. So sehr eine solche Diagnostik unter dem medizinischen Aspekt der Möglichkeit der Früherstekennung durch engmaschige Vorsorgeuntersuchungen sinnvoll und segensreich sein kann, so fraglich ist eine offensive Aufklärung eines noch in der Pubertätsentwicklung befindlichen Mädchens, das im Falle der bestätigten Prognose einer späteren Krebserkrankung mit der Verarbeitung dieser Information seelisch womöglich überfordert wäre. Sinnvoll und vertretbar scheint hier eine sensible Aufklärung über die Möglichkeiten einer diagnostischen Abklärung eines möglicherweise erhöhten erblichen Risikos, wobei eine genetische Untersuchung jenseits des 20. Lebensjahres der Tochter ausreichend erscheint.

Genetische Diagnostik

Fallbeispiel

Der 13-jährige Daniel, dessen Mutter seit seinem 3. Lebensjahr an Brustkrebs erkrankt war, hatte seine Mutter immer bei ihren Arztbesuchen begleitet. Er selbst sei inzwischen ein Experte für Krebs, sagten die Eltern. Seit Jahren litt er unter verschiedenen, körperlichen Beschwerden, die zu wiederholten Untersuchungen auch im Krankenhaus geführt hatten. Erst als er wegen einer Somatisierungsstörung mit Schulverweigerung für mehrere Monate in der Kinder- und Jugendpsychiatrischen Tagesklinik behandelt werden musste, wurde deutlich, dass seine Symptome weitgehend denen seiner Mutter, die unter multiplen Organmetastasen litt, glichen.

3.1.2 Leukosen und Knochenmarktransplantation

Seit den 70er Jahren ist die Hochdosis-Chemotherapie, gefolgt von auto-
loger oder allogener Stammzelltransplantation als Standardtherapie für
bestimmte hämatologische Systemerkrankungen (Leukämien und lym-
phoproliferative Erkrankungen) etabliert. Während für betroffene Patienten diese Therapie in erster Linie die letzte Hoffnung auf Heilung bedeutet, gilt sie nach wie vor als eine sogenannte Hochrisiko-Behandlung. Eine
nicht geringe Anzahl von Patienten verstirbt unter der Behandlung an ge-
fürchteten Komplikationen, wie beispielsweise der Spender-gegen-Wirt-
Reaktion, bei der die immunologisch kompetenten Zellen des Spenders die
eigenen Organe angreifen, was zu nicht beherrschbaren Entzündungsreak-
tionen führen kann. Die Gesamt-Mortalität über die ersten Monate nach
einer Transplantation wird mit bis zu 30 % und mehr angegeben (Socié
et al., 2001). Die Knochenmarktransplantation wird unter stationären
Intensivbedingungen vorgenommen, wobei der Patient weitgehend von
seiner Umwelt abgeschirmt wird, um Kontakt mit Krankheitserregern
möglichst zu unterbinden. Die stationäre Phase der Behandlung dauert
zwischen drei und sechs Wochen mit einer darauffolgenden Rehabilita-
tionsphase bis zu einem Jahr. Ernste, akute Nebenwirkungen sind vielfäl-
tig. Die häufigsten sind durch Schleimhautentzündungen hervorgerufene
Schmerzen, Fieber, Übelkeit und Erbrechen, extreme Erschöpfung sowie
Schlaflosigkeit. Die spezifischen Stressoren der Knochenmarktransplantation sind einerseits bedingt durch die beschriebenen Nebenwirkungen, andererseits durch die extreme Zuspitzung der prognostischen Perspektive
durch die Hochrisiko-Behandlung. Dem Patienten winkt entweder die Heilung von seiner lebensbedrohlichen Erkrankung, die ohne diese Behandlung oft schleichend und über mehrere Jahre zum Tode führen würde oder
aber die Aussicht darauf, die Behandlung selbst nicht zu überleben. Für die
Behandler und das Pflegepersonal entstehen ebenfalls hohe Stressbelastungen dadurch, dass sie im Falle eines ungünstigen Ausganges der Behandlung nicht etwa nur damit fertig werden müssen, dass sie nicht helfen
konnten und deshalb die maligne Erkrankung ungehindert ihren weiteren
Verlauf nehmen wird. Vielmehr müssen die Behandler im Falle eines ungünstigen Verlaufes gewahr sein, dass ein Patient durch die Behandlung
selbst zu Tode kommt. Aus der Erlebnisperspektive der Kinder ist die extreme Zuspitzung besonders zu berücksichtigen. Die Tatsache, dass der
kranke Elternteil für die Dauer der Transplantationsbehandlung in akuter
Lebensgefahr schwebt und dass eine nicht zu vernachlässigende Wahr-
scheinlichkeit besteht, dass das Kind den Elternteil durch die Behandlung
gänzlich verliert, rechtfertigt die Annahme einer extremen Stresssituation
nicht nur für den Patienten sondern für die gesamte Familie. Eine präventive psychotherapeutische Intervention, wie sie in unserer Beratungsstelle
speziell in einem Liaison-Konzept mit der Einrichtung für Knochenmarktransplantation an unserer Universitätsklinik entwickelt wurde, ist in die-

ser hochriskanten und für die Familie allesentscheidenden Situation dringend angezeigt (Romer et al., in Druck).

Nach den Erfahrungen der integrierten psychoonkologischen Betreuung von Knochenmarktransplantationspatienten lässt sich die Stressbelastung während der Behandlung vor allem dadurch reduzieren, dass die Patienten sehr ausführlich und umfassend auf alle Aspekte der Behandlung vorbereitet werden. So sind sie auf alles, was auf sie zukommen kann, gefasst und haben die Möglichkeit, individuell angemessene mentale Strategien bereits im Vorfeld zu entwickeln. Diese Erkenntnisse berücksichtigend ist davon auszugehen, dass das, was der Angstbewältigung der Eltern dient, auch für die Angstbewältigung ihrer Kinder hilfreich ist. Wir ermutigen daher die Eltern, ihre Kinder an ihrer inneren Vorbereitung auf die Knochenmarktransplantation teilnehmen zu lassen, das letale Risiko der Behandlung offen mit ihnen zu besprechen und ihre persönliche Art, mit Angst und Hoffnung umzugehen, ihren Kindern verständlich zu machen. So in die Realität einbezogen, können Kinder die deutlich wahrnehmbare Angst in der Familie zuordnen und verstehen und werden ermutigt, ihre eigenen Sorgen und Ängste zu artikulieren.

Zur Vorbereitung von Kindern auf die Knochenmarktransplantation eines Elternteils gehört auch, dass die Eltern die Kinder nicht darüber im Ungewissen lassen, wer für sie im Falle eines tödlichen Verlaufes der Behandlung in welchem Maße wie und wo für sie da sein würde. Wird dies etwa in der Vorstellung unterlassen, die Kinder nicht unnötig zu beunruhigen („es wird schon gut gehen") bedeutet ein tödlicher Verlauf der Behandlung nicht nur einen tragischen und schmerzvollen Verlust sondern eine seelische Katastrophe für das Kind. Es wird nach und nach herausfinden, dass alle beteiligten Erwachsenen im Vorfeld bereits gewusst haben, dass die Behandlung tödlich enden kann und sich von der Möglichkeit ausgeschlossen fühlen, sich auf ein solches Verlusterlebnis innerlich vorzubereiten. Dies kann zu einer nachhaltigen Erschütterung des Vertrauens gegenüber der Erwachsenenwelt führen. Findet das Kind zudem eine Situation vor, in der beispielsweise eine alleinerziehende Mutter verstirbt und diese keinerlei Vorkehrungen getroffen hat, wer im Falle ihres Ablebens für das Kind sorgen solle, weil sie diese Möglichkeit selbst verleugnet hat, erlebt das Kind als zusätzliche Traumatisierung auch noch das Versagen des verantwortlichen Elternteils in seiner fürsorglichen Funktion über den Tod hinaus. Kommen hingegen Eltern und Kind im Vorfeld einer stationären Aufnahme zur Knochenmarktransplantation miteinander ins Gespräch über ihre Sorgen und Ängste, wozu es oft professioneller Unterstützung bedarf, können beide Seiten dies als enorme Entlastung erleben, die zu einer atmosphärischen Entspannung zum Zeitpunkt der Aufnahme beiträgt.

Der 12-jährige Maiko ist Einzelkind. Sein 48 Jahre alter Vater ist an einer chronisch myeloischen Leukämie erkrankt und steht auf der Warteliste zur Knochenmarktransplantation. Der Vater und die 41-jährige Mutter gehen individuell sehr unterschiedlich mit ihrer Angst um. Während die Mutter die Nähe zu vertrauten Personen sucht und jede Gelegenheit wahrnehmen möchte, um über die Bedrohung und ihre innere Vorbereitung darauf zu sprechen, zieht sich ihr Mann weitgehend vor ihr zurück, und verbringt unzählige Stunden am Computer, um sich über das Internet über seine Erkrankung und die Erfahrungen mit Knochenmarktransplantationen zu informieren. Er versucht offensichtlich über ein Maximum medizinischer Information und Erfahrungsberichte Dritter die für ihn unberechenbare Situation kognitiv zu kontrollieren und seine innere emotionale Erschütterung mit sich selbst abzumachen. Beide Ehepartner können sich über ihre unterschiedlichen Bewältigungsstile nur wenig verständigen. Die Mutter fühlt sich in ihrem Bedürfnis, sich mehr auszutauschen von ihrem Mann zurückgewiesen und wendet sich stattdessen an ihre engen Freundinnen. Maiko selbst nimmt die Angst beider Eltern nur diffus wahr. In Wesen und Temperament ist er eher dem Vater ähnlich und zieht sich von beiden Eltern zurück.

Im vorbereiteten Einzelgespräch in unserer Beratungsstelle, welches zwei Wochen vor der stationären Aufnahme des Vaters stattfindet, öffnet er sich dem Therapeuten mit seinen massiven Ängsten, der Vater könne sterben. Am Tag vor der Aufnahme findet ein Familiengespräch in der Beratungsstelle statt, in der Maiko mit Hilfe des Therapeuten dem Vater gegenüber ausspricht, er habe Angst, dieser könne sterben. Auch bejaht er die Frage des Therapeuten, ob er denn gerne besser verstehen möchte, ob die Eltern denn auch Angst haben. Der Vater reagiert sehr erstaunt darüber, wie konkret die Befürchtungen seines Sohnes sind und öffnet sich erstmals auch ihm mit seinen eigenen Ängsten. Es gelingt ihm, Maiko zu erklären, dass sein Rückzug hinter den Computer zu Hause seine Art ist, zu versuchen, mit der Angst fertig zu werden, indem er möglichst viele Informationen zu seiner Erkrankung sammelt. Maiko kann daraufhin aussprechen, dass er froh ist, dies zu hören, weil er schon gedacht habe, der Vater wolle sich nicht mehr mit ihm beschäftigen. Es entsteht eine berührende Nähe zwischen Vater und Sohn, die vorher nicht möglich schien. Die Benennung dessen, was für alle unaussprechlich im Raum war, führt bei allen drei Familienmitgliedern zu einer spürbaren Entlastung. Die Angst, die gleichermaßen alle drei Familienmitglieder geplagt hat, ist enttabuisiert und der Austausch über individuell unterschiedliche Umgangsformen mit der Angst in Gang gebracht.

3.2 Hirnverletzung/Hirntumor

Die Folgen von schwerwiegenden Erkrankungen des Zentralen Nervensystems, sei es durch vaskuläre Prozesse oder Tumorbildungen sind für die betroffenen Patienten wie auch ihre nahen Angehörigen außerordentlich belastend. Insbesondere die organisch bedingten Verhaltens- und Persönlichkeitsstörungen treffen die Patienten und ihre Familien meist vollkommen unvorbereitet. Die Wahrnehmungen eigener kognitiver Defizite, extremer Stimmungsschwankungen, die cerebralen Krampfanfälle und

Begleitende Verhaltens- und Persönlichkeitsstörungen

neurologischen Ausfallserscheinungen wie z. B. Aphasie führen zu starken Ängsten. Unsicherheit im Umgang mit den Symptomen befördert familiäre Kommunikationsschwierigkeiten und häufig eine zunehmende soziale Isolation (Strohl, 1991). Die Symptome, bzw. Residuen von lebensbedrohlichen Hirnerkrankungen schränken die Möglichkeiten des Patienten, förderlich mit den sie unterstützenden Familienmitgliedern umzugehen, sehr stark ein. Eine Medizin, die überwiegend akut und kurativ ausgerichtet ist, wird diesen Patienten und ihren Familien nicht gerecht, weil die angestrebte Symptomkontrolle auch in palliativen Situationen oft nicht gelingt. Pflegende Familienangehörige werden als Co-Therapeuten eingesetzt und häufig werden ihre Ängste und Fragen nicht beantwortet. Sie fühlen sich oft überwältigt von den dramatischen Persönlichkeitsveränderungen ihres Angehörigen, die heftige aggressive Gefühle auslösen können. Die gleichzeitige Bedrohung durch den bevorstehenden Verlust (z. B. bei Glioblastompatienten) löst starke Schuldgefühle, ausgeprägte Unzufriedenheit und Insuffizienzgefühle darüber aus, dass auch eine intensive Betreuung und Pflege des Angehörigen nur eine sehr unbefriedigende Lebensqualität für den Erkrankten erreichen kann. Die Veränderungen in den familiären Beziehungen und Rollenübernahmen sind meist gravierender als bei anderen, weil die tief greifenden Persönlichkeitsveränderungen den Patienten seinen nahen Angehörigen ganz fremd werden lassen, und gleichzeitig eine komplette und intime Pflege nötig wird. Die Gedächtnisverluste und der psychische Rückzug können von den Angehörigen als mangelnder Überlebenswille interpretiert werden. Auch können Familienmitglieder durch das unberechenbare Verhalten des Kranken gekränkt und verletzt werden. Zusätzlich erschwerend sind die täglichen Schwankungen und Wechsel in der Stimmung und im Verhalten des Kranken.

Auch Ärzte und Pflegepersonal sind von diesen Veränderungen oft überfordert, die oft mehr psychiatrischer Diagnostik und Therapie bedürfen als

Neuropsychologische und psychiatrische Diagnostik und Therapie

neurochirurgischer oder onkologischer Behandlung. Die Aufklärung und Beratung von betroffenen Angehörigen über die zu erwartenden Wesensveränderungen und ihre psychosozialen Auswirkungen kommt in vielen Kliniken zu kurz. In einer Untersuchung von Krankenschwestern, Hirntumorpatienten und ihren Angehörigen über den Bedarf an „existential support" (Strang et al., 2001) erwiesen sich die Krankenschwestern insbesondere emotional betroffen, wenn kleine Kinder als Angehörige beteiligt waren. Große Unsicherheit, Ängste und Hilflosigkeit führten dazu, dass mit diesen Patienten und ihren Angehörigen weniger gesprochen wurde. Die Patienten beschrieben u. a. den Wunsch, offen mit sie betreuenden Personen sprechen zu können, die den Mut hätten, sich ihrer extrem schwierigen Lebenssituation zu stellen. Es sei wichtig für sie, dass jemand mit ihnen das Chaos und die existenzielle Verunsicherung, in die sie gestürzt seien, in Worte fasse. Familienangehörige wollten wissen, was sie erwartet, was sie den Kindern sagen sollten und was sie zu erwarten hätten, wenn der Patient stürbe. Die Angehörigen nahmen deutlich die Ängste und Unsicherheiten bei Ärzten und Pflegern wahr und wagten deshalb nicht, diese weiter „zu belästigen." Empathische und insbesondere auch wiederholte Information und Beratung ist demnach für diese Patienten und ihre Angehörigen ganz besonders wichtig. In den USA wurde daher eine speziell ausgerichtete Schulung für professionell Pflegende und Ärzte entwickelt (Horowitz et al., 1994).

Schulung für Ärzte und Pflegende

Kinder von hirnverletzten Eltern mit bleibenden kognitiven, emotionalen oder physischen Folgen reagieren gehäuft mit oppositionellem Verhalten, emotionalen Störungen und meiden den Kontakt zum erkrankten Elternteil (Pessar et al., 1993). Ihre Lebenssituation war bis jetzt allerdings kaum Gegenstand der Forschung. In einer kleinen qualitativen Untersuchung von vier Kindern, die mit hirnverletzten Vätern lebten (Butera-Prinzi & Perlesz, 2004) wurde der Bedarf an frühen unterstützenden Interventionen für Kinder beschrieben, die eine traumatische Verarbeitung dieser Erfahrungen verhüten helfen. Nach einer Untersuchung in der National Traumatic Brain Injury Study (Stilwell et al., 1997) kommt es etwa bei doppelt so vielen Familien mit einem Hirnverletzten zu Scheidungen wie in der Normalbevölkerung. Auch in dieser Studie wird die Notwendigkeit früher und wiederkehrender Information der Familienangehörigen über mögliche Stressoren in dieser besonderen Lebenssituation betont. Dabei ist auch den Familienmitgliedern aktiv die Möglichkeit zu geben, Ängste und Zweifel zu äußern. Insbesondere wenn ein Elternteil mit einem hypoxischen Hirnschaden überlebt, kommt es bei dem gesunden Elternteil und den Kindern zu divergierenden Reaktionen. Da die Folgen eines hypoxischen Hirnschadens nicht äußerlich sichtbar sind und die Verhaltensänderungen insbesondere kleineren Kindern nicht so auffallen, überwiegt bei ihnen die Freude, dass der betroffene Elternteil die lebensbedrohliche Krankheit überlebt hat. Sie verstehen die Ungeduld und Streitereien des gesunden Elternteils mit dem Kranken nicht. Der gesunde Partner muss sich hingegen an eine völlig veränderte Situation anpassen, wenn sein Partner chronisch wesensverändert und unselbständig ist.

Frühe und wiederholende Informationen an Angehörige

Kindgerechte Erklärungen der Wesensveränderungen

Im Rahmen des Forschungsprojektes „Kinder körperlich kranker Eltern" bauten wir eine Kooperation mit der Neurochirurgischen Klinik auf mit dem Ziel, mit allen stationär aufgenommenen Patienten, die Eltern von minder-

jährigen Kindern waren, Kontakt aufzunehmen und unser Beratungsangebot anzubieten. Etwa die Hälfte der Inanspruchnahme – Patienten litt an
einer neuroonkologischen Erkrankung. In den Beratungsgesprächen ging
es überwiegend um die Frage, wie Eltern ihren Kindern altersgerecht die
Diagnose, die Behandlungsmöglichkeiten und die Prognose erklären können, wann und wie Kinder ihren kranken Elternteil besuchen und wie sie
darauf vorbereitet werden können. In vielen Fällen ging es auch um Hilfe-

Vorbereitung auf den bevor- stehenden Tod

stellung bei der Vorbereitung der Familien auf den bevorstehenden Tod des
erkrankten Elternteils und Unterstützung des zurückbleibenden gesunden
Elternteils. Die Beratungen fanden in unterschiedlichen Settings statt: ausführliche Gespräche mit dem gesunden Elternteil, Einzelgesprächsangebote
für die Kinder, Familiengespräche mit allen Familienmitgliedern. Insbesondere Kinder im Grundschulalter nutzten die Gelegenheit, mit einer außenstehenden Person über die Schwierigkeiten im Zusammenleben mit einem
schwer erkrankten, nicht selten auch persönlichkeitveränderten Elternteil
zu sprechen. Jugendliche initiierten häufiger Familiengespräche. Eine depressive Verstimmung der Eltern, sowohl des gesunden wie des kranken
Elternteils war häufig festzustellen. Sie gilt an sich schon als Risikofaktor
für die kindliche Entwicklung sowie eine dysfunktionale Familienbezie-
hung.

Fallbeispiele[3]

Beim Vater von drei Schukindern wird nach 10 Jahren ein Rezidiv eines
Oligodendroglioms diagnostiziert. Die Eltern entschließen sich am Tag
vor der geplanten Operation, den Kindern von dem geplanten Krankenhausaufenthalt zu erzählen, beschreiben die Operation aber als einen
Routineeingriff und versuchen ihre eigene Angst und Verunsicherung
vor den Kindern zu verbergen. Noch am selben Tag kehrt der Vater enttäuscht und verwirrt aus dem Krankenhaus zurück, die Operation wurde
überraschend um vier Wochen verschoben. Er reagiert darauf depressiv,
ist für Tage nicht ansprechbar. Als die Tochter (10 Jahre) in der Schule
weinend zusammenbricht, wendet sich die Mutter an die Beratungsstelle. In einem einmaligen Gespräch wird der Mutter deutlich, wie sehr
die emotionale Belastung der Eltern von der den Kindern gegebenen Information abweicht und diese in große emotionale Verwirrung gestürzt
hat. Weitere Termine werden abgesagt, weil das familiäre Gespräch über
die Belastung wieder in Gang gekommen sei.

Der Vater eines 5-jährigen Mädchens erkrankte kurz nach ihrer Geburt
an einem Astrozytom. Die Mutter suchte die Beratungsstelle auf, als sich

---

3 Diese Fallvignetten wurden bereits a. a. O. publiziert (Haagen & Romer, 2006)

abzeichnete, dass der Vater sterben würde und sie nicht wusste, wie sie ihre kleine Tochter darauf vorbereiten könne. Nachdem es in der Beratungsstelle möglich war, über den bevorstehenden Tod ihres Mannes zu sprechen, gelang ihr dies auch mit ihrer Tochter, worüber sie selbst erstaunt war. Sie nutzte die Beratungen in großen Abständen, z. B. vor der Verlegung ihres Mannes in ein Hospiz. Gerne nahm sie die Anregung an, Spielzeug im Hospizzimmer vorrätig zu haben oder bei der Übergabe eines Abschiedsgeschenks vom Vater an die Tochter behilflich zu sein. Auch den Ablauf der Trauerfeier besprach die Mutter zunächst mit der Therapeutin. Dabei war es wichtig, auch Details aus der kindlichen Perspektive zu erörtern. Zu der Trauerfeier kamen dann auch viele Kinder, was von dem Mädchen und ihrer Mutter gleichermaßen als hilfreich empfunden wurde.

3.3 Multiple Sklerose

Die Multiple Sklerose (MS) als neurologische Systemerkrankung zeichnet sich durch ihren chronisch-progredienten, meist schubweisen Verlauf aus, der sich oft über viele Jahre erstreckt. Verschiedene Reaktionen betroffener Patienten auf die Diagnosestellung wurden beschrieben. Demnach reagieren manche Patienten zunächst mit einer seelischen Schockreaktion, die akute Stresssymptome einschließt (Weber, 1992). Andere Patienten reagieren zunächst erleichtert darüber, endlich eine Erklärung für die bestehenden höchst irritierend erlebten Ausfallsymptome zu haben, und versuchen, eher intellektualisierend damit umzugehen, indem sie sich möglichst viele medizinische Fachinformationen aneignen. Wiederum andere Patienten neigen dazu, solange sie nicht deutliche Symptome einer körperlichen Behinderung haben, ihre Krankheit völlig zu verleugnen (ebd.).

Initiale Reaktionen auf eine MS-Diagnose

In den Basler Studien zum Coping von Kindern eines an MS erkrankten Elternteils konnten Steck und Mitarbeiter zeigen, dass die seelische Bewältigung der Kinder maßgeblich davon abhängt, ob die Eltern durch einen bewussten Trauerprozess gegangen waren (Steck et al., 1998). Kinder, deren Eltern keine Phase eigener Trauer über den Verlust ihrer körperlichen Unversehrtheit schildern konnten, waren seelisch deutlich belasteter und benutzten weniger adaptive Coping-Strategien (ebd.). Mehrfach wurde gezeigt, dass an MS erkrankte Eltern dazu neigen, die seelische Belastung ihrer Kinder zu unterschätzen oder zu negieren (Levine-Batten & Krieger-Gardner, 1993; Arnaso, 1995). Für die kindliche Verarbeitung scheint, ebenso wie für die der Patienten selbst, die Schwelle der nach außen sichtbaren Behinderung sehr wesentlich zu sein. Ist diese in den ersten Jahren nach Diagnosestellung noch nicht überschritten, versucht der kranke Elternteil einen von der Erkrankung so wenig wie möglich beeinträchtigten Alltag zu leben

Trauerarbeit der Eltern entlastet die Kinder

und dadurch dem Schicksal zu trotzen. Zu dieser Bewältigungsstrategie passt es, die Krankheit so wenig wie möglich zu thematisieren. Dies führt dazu, dass dennoch wahrnehmbare atmosphärische Belastungen, wie sie durch stillen Kummer, eine spürbare Angestrengtheit oder Erschöpfungszustände des kranken Elternteils in Erscheinung treten können, von Kindern nicht der Krankheit zugeordnet werden können. Aufgrund fehlender Begreifbarkeit werden diese Beobachtungen eher auf die Beziehungsebene verlagert, was sich am ehesten durch latente Schuld- oder Wutgefühle äußert.

Sichtbare Körperbehinderung macht Krankheit für Kinder greifbar

Tritt die Krankheit über die Schwelle der sichtbaren Körperbehinderung, ist sie für Kinder greifbar und kann viel Atmosphärisches in der Familie erklären helfen. Für die kindliche Verarbeitung stehen die konkreten Einschränkungen im Familienleben, welche die Körperbehinderung eines Familienmitgliedes mit sich bringt, im Vordergrund. Hierzu gehören geringere Mobilität für Außenaktivitäten und Reisen sowie die Einbindung aller Familienmitglieder einschließlich der Kinder in Unterstützung und pflegerische Versorgung. Schreitet die körperliche Behinderung durch weiteren progredienten oder schubweisen Verlauf so weit fort, dass der MS-kranke Elternteil auf umfassende pflegerische Versorgung im Alltag angewiesen ist, kehrt sich das Abhängigkeitsverhältnis zwischen Eltern und Kind in einer Weise um, die oft nicht den altersgemäßen Entwicklungsaufgaben der Eltern-Kind-Beziehung entspricht.

Unvorhersehbarkeit des Verlaufes

Ein für die Krankheitsverarbeitung von Patient und Familie wesentliches Merkmal der Multiplen Sklerose liegt in der Unvorhersehbarkeit ihres chronisch-progredienten Verlaufes. Niemand weiß vorher, wann ein nächster Schub auftritt, niemand kann vorhersagen, wann vielleicht eine nächste Körperfunktion verloren geht. Körperliche Behinderung und dadurch bedingte Veränderungen in der familiären Rollenverteilung erfordern immer wieder neue Anpassungsleistungen. Fortschreitende Verlusterlebnisse für den Patienten betreffen seine Zukunftsplanung, seine ökonomische Leistungsstärke, seine Unabhängigkeit sowie sein Selbstkonzept (Steck, 2000). Episodisch wiederkehrende und unvorhersehbare Verlusterlebnisse führen zu einem intermittierenden Trauerprozess, der sich über die gesamte Dauer der Erkrankung erstreckt (Kalb & Scheinberg, 1992).

Depressive Begleitsymptome

In Familien von MS-Patienten sind typische Kommunikationsprobleme beschrieben. Diese hängen v. a. mit den weniger sichtbaren Krankheitsfolgen zusammen, wie Müdigkeitserscheinungen, kognitiven Einbußen und Veränderungen des emotionalen Erlebens. Diese Veränderungen werden wenig thematisiert, sind für Kinder von MS-Patienten daher schwer verstehbar und werden in der Regel nicht der Erkrankung zugeordnet (Steck, 2000, 2002). In einer größeren Feldstudie mit über 600 Familien von MS-Patienten wurde gezeigt, dass ein Drittel der an Multipler Sklerose Erkrankten Zeichen einer klinischen Depression aufwiesen (Weinert & Katanzaro, 1994).

50

Das Auftreten einer Depression bei MS-Kranken kann als Folge unverarbeiteter Trauer über die vielfältigen und immer wieder neu zu verarbeitenden Verlusterlebnisse verstanden werden und stellt den bedeutendsten Risikofaktor für eine psychische Fehlanpassung der Kinder von MS-Patienten dar (Steck, 2000, 2002).

Nicht selten kommt es dazu, dass die Ehe von MS-Patienten auseinanderbricht, insbesondere wenn bereits vor Ausbruch der Erkrankung Partnerprobleme bestanden. In diesem Falle neigen MS-Patienten dazu, ihrer Erkrankung die alleinige Schuld am Scheitern der Ehe zu geben (Steck, 2000). Andererseits gilt eine emotional befriedigende und tragfähige eheliche Partnerschaft als wichtiger protektiver Faktor für die Anpassung der Gesamtfamilie an die Situation (Kalb & Scheinberg, 1992; Goerres et al., 1988). Eine geglückte Anpassung der Familie an die Erkrankung des Elternteils besteht aus einer Integration des Krankheitsgeschehens in die innere und äußere Wirklichkeit der Familie. Unter Integration in die innere Realität wird die Auseinandersetzung mit dem Selbstbild der Familie verstanden. Die Familie muss ihr Selbstbild aus der Zeit vor dem Beginn der Erkrankung neu bewerten und der veränderten Situation anpassen (Steck, 2000, 2002). Zur Integration in die innere familiäre Wirklichkeit gehört auch, dass die Familienangehörigen an den das Krankheitsgeschehen begleitenden Gefühlen von Angst, Verzweiflung, Resignation, aber auch Hoffnung und Freude bewussten Anteil nehmen (ebd.). Mit der Integration der Krankheitsfolgen in die äußere familiäre Wirklichkeit ist in erster Linie die Neuorganisation des Familienalltags gemeint, wozu die Aufgaben und Rollenverteilung ebenso gehören wie das Verhältnis von Arbeit und Freizeit sowie die Gestaltung von Arbeitsumfeld und familiärer Lebenswelt (ebd.).

Der Umstand, dass die MS-Erkrankung eines Elternteils nicht nur zu einer vorübergehenden schwierigen Zeit führt, welche die Familie bewältigen muss, sondern zumindest vom Auftreten körperlicher Ausfallserscheinungen an eine lebenslange Beeinträchtigung der Lebensqualität nach sich zieht mit der Tendenz zur ungewissen prognostischen Verschlechterung, führt auf der Ebene der Eltern-Kind-Beziehung zu zwei für diese Erkrankung typischen Phänomenen. Zum einen wurde beschrieben, dass die Einschränkung motorischer Funktionen in Verbindung mit Schwächezuständen und einer allgemeinen Verlangsamung dazu führt, dass der kranke Elternteil in seiner Erziehungskompetenz dadurch beeinträchtigt werden kann, dass es ihm schwerer fällt, Grenzen zu setzen und Regeln durchzusetzen. Dies wird oft nicht durch besondere Rücksichtnahme der Kinder ausgeglichen, weil diese die Krankheit in der Regel jahrelang als Normalität erlebt haben (Monroe, 1989). Es wurde jedoch auch gezeigt, dass sich die Einschränkung der erzieherischen Durchsetzungsfähigkeit weitestgehend kompensieren lässt, wenn der MS-kranke Elternteil durch seinen Ehepartner in Erziehungsfragen solidarisch unterstützt wird (ebd.). Als weitere krankheitstypische Auswirkung auf die Eltern-Kind-Beziehung wurde gezeigt, dass Kinder

von MS-Patienten ihren familiären Zusammenhalt oft eher als gering ein-
stufen (Peters & Esses, 1985), was der in Kapitel 3 beschriebenen Erwartung eines erhöhten Kohäsionsdrucks in Familien mit einem körperlich
kranken Elternteil widerspricht. Als Grund hierfür wurde von den Kindern
benannt, dass die über Jahre bestehende Behinderung des kranken Elternteils dazu geführt habe, dass es immer weniger gemeinsame Aktivitäten aller
Familienmitglieder gebe.

Fallbeispiele

Beide Eltern des 4-jährigen Thomas sind an Multipler Sklerose erkrankt.
Bei der Mutter bestehen noch keine Symptome einer körperlichen Beeinträchtigung. Beim 36-jährigen Vater besteht hingegen bereits eine
fortgeschrittene Sehstörung. Er kann nicht mehr lesen, versucht jedoch,
sein nicht durch die Krankheit beeinträchtigtes Leben aufrechtzuerhal-
ten, indem er seine Sehstörung verleugnet. Beim Vorlesen für den 4-jäh-
rigen Sohn überspielt er seine Sehbehinderung, indem er Geschichten
erfindet. Nach den Schilderungen beider Eltern reagiert Thomas zunehmend irritiert auf die unüberhörbaren narrativen Brüche und Inkonsis-
tenzen der „vorgelesenen" Geschichten des Vaters. Er bleibt jedoch desorientiert über das unaussprechliche Geheimnis.

Der Vater des 15-jährigen Michael und der 13-jährigen Tanja ist in weit
fortgeschrittenem Stadium an Multipler Sklerose erkrankt. Er ist in so
hohem Maße pflegebedürftig, dass er bettlägerig ist, für jeden Handgriff
auf Hilfe angewiesen ist und gefüttert werden muss. Dies kann innerhalb des Familienalltags nur zum Teil durch einen ambulanten Pflege-
dienst abgedeckt werden. Den Großteil der pflegerischen Versorgung
hat die Mutter übernommen, die jedoch auch als Alleinverdienerin berufstätig ist. Beide Kinder sind regelmäßig in die Pflege eingebunden.
Das gesamte Familienleben scheint sich vorrangig um die pflegerische
Versorgung des Vaters zu drehen, der im Zuge der krankheitsbedingten
psychischen Veränderung sich zunehmend dominant und kontrollierend
verhält, seine oft detaillierten Anliegen aber nur sehr langsam und in
verwaschener Sprache artikulieren kann. Alle Familienmitglieder scheinen mit der Situation dauerhaft überfordert. Während es der 13-jährigen
Tanja zu gelingen scheint, die Situation vor allem durch ihre Konzentration auf Schule und Außenkontakte zu Gleichaltrigen zu bewältigen,
zieht sich Michael zunehmend zurück, wirkt depressiv, fällt in der Schule
leistungsmäßig ab, pflegt kaum noch Kontakt zu Gleichaltrigen und bekommt manchmal in Auseinandersetzungen mit dem Vater heftige Wutausbrüche, in denen er droht, sich oder den Vater zu verletzen.

3.4   HIV/AIDS

Die AIDS-Erkrankung eines Elternteils prägt die familiäre Situation durch die bekannte infektiöse Übertragung, die Abwesenheit sichtbarer Symptome zu Beginn der Erkrankung sowie das Wissen um den letztlich tödlichen Verlauf. Elternschaft stellt für AIDS-Patienten eine Vielzahl von Herausforderungen dar: die Mitteilung der Diagnose im Verwandten- und Freundeskreis, die durch Unsicherheit und Schuldgefühle belastete Eltern-Kind-Beziehung, die Suche nach geeigneten Pflege- und Betreuungsangeboten sowie die Notwendigkeit, der Lebensbedrohung ins Auge zu sehen. Häufig ist die AIDS-Erkrankung eines Elternteils mit schwierigen sozialen Verhältnissen vergesellschaftet. In einer Studie mit 151 Familien zeigte sich, dass Drogenmissbrauch in der Familie häufiger als Ursache für Konflikte zwischen Jugendlichen und ihren Eltern angegeben wurde als der ernste Gesundheitszustand des erkrankten Elternteils (Rotheram-Borus et al., 1998). Die Entscheidung über den Zeitpunkt der erstmaligen Mitteilung an die gesamte Familie, HIV-positiv zu sein, wurde als besonders wichtiges Thema für die Familienbeziehungen angegeben (Armistead et al., 1997). Kinder AIDS-kranker Eltern wurden als latent aggressiv, psychisch vorgereift, depressiv und ängstlich beschrieben (Friedlander & Viederman, 1982; Steele et al., 1997a, b), Rotheram-Borus und Mitarbeiter fanden, dass Jugendliche, denen die elterliche Diagnose mitgeteilt worden war, zumindest kurzfristig mehr Verhaltensauffälligkeiten zeigten als uninformierte Jugendliche (Rotheram-Borus et al., 1997). Entscheidend für die Entwicklung von kindlichen Verhaltensauffälligkeiten scheint u. a. eine depressive Krankheitsverarbeitung bei den Eltern zu sein. Kinder depressiver Eltern sowie von Eltern mit ausgeprägten somatischen Symptomen zeigten mehr Auffälligkeiten im externalisierenden Bereich (Pilowsky, 2003). Neben Verhaltensproblemen traten insbesondere bei jüngeren Kindern gehäuft somatisierende Symptome auf (Rotheram-Borus & Stein, 1999). Eine positivere Eltern-Kind-Beziehung war hingegen mit weniger ausgeprägter kindlicher Depression und besseren Schulnoten assoziiert (Armistead et al., 1997). Parentifizierung, also die Übernahme elterlicher Verantwortung durch die Kinder gegenüber ihren Eltern, kann bei Kindern AIDS-kranker Eltern zu vermehrten Drogenkonsum und Verhaltensproblemen führen, wie Stein und Mitarbeiter in einer Interviewstudie mit Eltern-Kind-Paaren zeigen konnten (Stein et al., 1999). Häufig leistet auch die soziale Isolation dieser Familien einer Parentifizierung der Kinder Vorschub. Viele Kinder von AIDS-Patienten erleben zudem häufige Wechsel in der Betreuung (ebd.).

Unsicherheit und Schuldgefühle bezüglich der Mitteilung der Diagnose an Familienangehörige

Bei jüngeren Kindern somatisierende Symptome

Soziale Isolation

Jugendliche mit einem HIV-infizierten Elternteil sind insbesondere mit der Frage der Verursachung der tödlichen Infektion beschäftigt, an die sich zwangsläufig auch die meist unausgesprochene Frage der Schuld knüpft (vgl. Kap. 2.3). Hieraus kann sich mitunter eine gefährliche Situation entwickeln, und zwar dann, wenn Jugendliche mit ihren Fantasien zur Verursachung der elterlichen AIDS-Erkrankung allein bleiben, diese nicht verarbeiten können und die unverarbeitete Situation durch unbewusste Identifizierungen in ein eigenes Acting-out mündet, das sich in promiskuitivem Risikoverhalten zeigt. Dass jugendliche Kinder von AIDS-Patienten gehäuft sexuelles Risikoverhalten an den Tag legen, ist in empirischen Studien nachgewiesen worden (Rotheram-Borus et al., 1998, 2002). Damit bringen die Jugendlichen unbewusst die ungeklärte Frage „auf den Tisch". Gleichwohl ist der Preis für eine solche unbewusste Inszenierung die eigene vitale Gefährdung.

In einer Informationsveranstaltung zum Thema „Kinder kranker Eltern" innerhalb einer AIDS-Beratungsstelle äußerten viele Eltern in der anschließenden Diskussion, dass sie ihre Kinder bisher nicht über die Infektion oder die Erkrankung informiert hatten, oder aber gesagt hätten, sie hätten „Blutkrebs".

Fallbeispiel

Auf Anraten einer AIDS-Beratungsstelle meldet sich bei uns eine polnische Mutter von einem vier und einem sechs Jahre alten Jungen. Der sechsjährige Damian falle in der Vorschule durch Stören und aggressive Impulsdurchbrüche auf. Die Mutter wisse nicht, wie sie ihm helfen könne, sei „völlig fertig" und schlafe kaum noch. Seit drei Monaten sei ihr Mann krank. Er habe eine organische Psychose gehabt und sei wochenlang im Krankenhaus gewesen. Schließlich sei bei ihm im Rahmen einer umfangreichen Diagnostik AIDS festgestellt worden; sie selbst sei HIV positiv, die Kinder negativ. Ihr Mann habe jahrelang ein homosexuelles Doppelleben geführt und sie angesteckt. Für sie sei eine Welt zusammengebrochen und sie wolle sich von ihrem Mann trennen. In einem Elterngespräch erklärt der krank und gebrochen wirkende Vater, er akzeptiere den Trennungswunsch seiner Frau. Er habe jedoch die große Sorge, seine Söhne nicht mehr zu sehen, wenn er, wie von seiner Frau gewünscht, aus der gemeinsamen Wohnung ausziehe. In der Beratung stand die Frage, wie beide Eltern über die Krankheit und die anstehende Trennung mit ihren Kindern ins Gespräch kommen können, um ihnen in der realen familiären Katastrophe bestmögliche kognitive Orientierung zu geben, im Vordergrund.

---

4 Begleitung von Familien mit einem sterbenden Elternteil

Sterbebegleitung nimmt in der psychotherapeutischen, familientherapeutischen und familienmedizinischer Literatur einen auffallend kleinen Raum ein (Cierpka et al., 2001; Rudolf, 2005). Die Annahme der systemischen Familienmedizin, dass Familien oder nahe Bezugspersonen in unterschiedlicher Intensität immer in den Behandlungsprozess eines Patienten involviert sind (Doherty & Baird, 1987), gilt insbesondere für unheilbar erkrankte Patienten und Sterbende. Dennoch sind Angaben zur psychotherapeutischen Beziehungsgestaltung mit Sterbenden eher kurz und allgemein gehalten (Fritzsche, 2005).

Wenig Angaben zur psychotherapeutischen Beziehungsgestaltung mit Sterbenden in der Literatur

Kinder von sterbenskranken Patienten werden in Klinik und Forschung bisher kaum berücksichtigt. Nicht selten wird ihnen ein letzter Besuch beim sterbenden Elternteil im Krankenhaus mit dem Hinweis auf eine mögliche Traumatisierung durch den Anblick eines Schwerstkranken verwehrt. Die Vorstellung, dass ein Kontakt mit Sterben und Tod der seelischen Entwicklung von Kindern abträglich sei und dass Kinder davor zu schützen seien (Massing, 2003), verhindert eine offene Kommunikation insbesondere mit jüngeren Kindern.

Kommunikation mit Kindern

In der Begleitung von Familien mit einem sterbenden Elternteil ist es notwendig, neben fundierten entwicklungspsychologischen Kenntnissen darüber, wie sich bei Kindern Konzepte vom Tod entwickeln (diGallo & Bürgin

Kindliche Konzepte von Tod und Sterben

Fallbeispiel

Ein Vater erzählt rückblickend seine Erfahrungen mit der Krankheit seiner Frau. Der gemeinsame Sohn, Patrick war 3 Jahre alt, als sie an einem Hirntumor erkrankte, und 8 Jahre, als sie starb. Die schleichende Persönlichkeitsveränderung seiner Frau führte zunehmend zu Verständigungsschwierigkeiten innerhalb der Familie. „Wir waren keine Familie mehr, sondern drei Individuen, die ein Problem hatten". In den letzten Monaten wuchs die Distanz zwischen allen, insbesondere zwischen der Mutter und ihrem Sohn. Die Mutter sprach dem Mann gegenüber aus, was sie bedrückte: „Ich kann doch nicht mehr rumschmusen, wenn ich nachher eh sterbe". Gemeinsam mit einer Musiktherapeutin wurde ein Zusammensein mit Musik ermöglicht, an dessen Ende sich Mutter und Sohn umarmten. Später sagte der Sohn zum Vater: „Jetzt hab ich gesehen, dass das Leben schön sein kann!" Der Vater resümierte: „Gemeinsam erlebte Gefühle sind etwas wahnsinnig Verbindendes".

2006), auch die für einzelne Altersstufen verschiedenen Trauerreaktionen zu kennen. Teilweise zeigen sich diese Reaktionen schon vor dem Tod des Elternteils in der so genannten vorwegnehmenden Trauerarbeit bei längerem schwerem Krankheitsverlauf. Familien erleben es als hilfreich, auf mögliche Reaktionen einzelner Familienmitglieder nach dem Tod vorbereitet zu sein.

Familien werden von den unterschiedlichen Trauerprozessen ihrer Mitglieder geprägt. Missverstandene Trauerreaktionen einzelner können zu anhaltenden Kommunikationsstörungen innerhalb der Familie führen. Die Trauer eines Kindes um Mutter oder Vater unterscheidet sich grundlegend von der Trauer eines Erwachsenen um einen Partner. Kenntnisse kindlicher Trauerreaktionen sind wichtig, um Kinder und Jugendliche einzeln und in Familiengesprächen altersangemessen ansprechen zu können. Im folgenden Kapitel wird eine Übersicht über das empirische Wissen über die Bedeutung von lebensbedrohlicher Krankheit für das System Familie sowie über Trauerreaktionen bei Erwachsenen und Kindern in verschiedenen Altersstufen gegeben. Weiter werden Störungen der Trauer bei Individuen wie bei Familien kurz dargestellt. Fallvignetten aus der Erfahrung der Autoren geben Beispiele aus verschiedenen klinischen Kontexten. Es werden Möglichkeiten aufgezeigt, wie Familien mit minderjährigen Kindern in der Sterbephase und nach dem Tod eines Elternteils im Sinne einer Prävention psychischer Störungen unterstützt werden können. Familientherapeutische Begleitung soll dazu beitragen, die innerfamiliäre Sprachlosigkeit zu überwinden und eine Zunahme von Beziehungsfähigkeit zu ermöglichen. In der „Familie als Selbsthilfegruppe" (Richter, 1996) können angesichts der existenziellen Verunsicherung durch den bevorstehenden Tod eines ihrer Mitglieder Gespräche die Möglichkeit bieten, sich seiner selbst zu versichern und miteinander Probleme zu klären. Wenn keine weiteren Störungen in der Familie bestehen, bedarf es nicht selten nur weniger familientherapeutischer Gespräche, damit die Familien ihren eigenen Gesprächsfaden wieder aufnehmen können.

4.1 Die Bedeutung der lebensbedrohlichen Erkrankung eines Elternteils für die Familie

Die Auseinandersetzung mit dem Tod eines Familienmitglieds bedeutet eine große Verunsicherung und Beunruhigung des familiären Systems. Das familiäre Kohärenzgefühl (Geigges, 2003) wird erschüttert durch den drohenden Verlust einer Zukunftsperspektive, unterschiedliche antizipatorische Trauerreaktionen der einzelnen Familienmitglieder und die erheblichen Anforderungen in der Begleitung oder Pflege eines Sterbenden. In der terminalen Phase einer Krankheit müssen sich die Familienmitglieder von inzwischen vertrauten Aufgaben verabschieden. Häufig müssen Familien eine Fülle von Entscheidungen fällen, auf die sie kaum vorbereitet sind. Die bei körperlich Schwerkranken vorübergehende, funktionelle Ich-Schwäche (Fritzsche, 2005) mit vermindertem Selbstwertgefühl, leichter Kränkbarkeit, Ausgeliefertsein und Verlustgefühlen wird durch die Unheilbarkeit verstärkt und Abwehrmechanismen wie Spaltung und Verleugnung werden aktiviert. Situationsangemessene Gefühle wie Wut und Enttäuschung können häufig nicht ausgedrückt werden. Dies kann dazu führen, dass innere Konflikte in der Familie durch unangemessene Rollenzuschreibungen ausagiert werden und „jedes Familienmitglied versucht, mit seinen eigenen Konflikten dadurch fertig zu werden, dass es den anderen verändert" (Boszormenyi-Nagy & Sparke, 1981, S. 306). Das Erleben und Miterleben von Sterben und Tod eines Angehörigen wird als potenziell traumatische Erfahrung angesehen. Nicht selten werden in diesem Moment psychologische Beratungen gesucht. Für Ärzte und Psychotherapeuten ist es hilfreich, wenn sie Grundlagen normaler und gestörter Trauerprozesse nicht nur bei Erwachsenen, sondern auch bei Kindern kennen.

Spaltung und Verleugnung

Potentiell traumatische Erfahrung

Ein belastendes äußeres Ereignis wie der Verlust eines Elternteils muss nicht zwangsläufig zu einer seelischen Traumatisierung des Kindes führen. Fischer und Riedesser (1999) definieren in ihrem Lehrbuch der Psychotraumatologie ein seelisches Trauma als „ein vitales Diskrepanzerleben zwischen äußeren Belastungsfaktoren und individuellen Bewältigungsmöglichkeiten, das mit Gefühlen von Ohnmacht und schutzloser Preisgabe einhergeht und eine dauerhafte Erschütterung von Selbst- und Weltverständnis bewirkt." (ebd., S. 79). Es handelt sich demnach um die Interaktion zwischen dem Ereignis und den innerseelischen Vorgängen beim Versuch der Bewältigung. Bei Kindern und Jugendlichen hängt die Fähigkeit, ein belastendes Erlebnis zu verarbeiten, vom Stand der kognitiven und emotionalen Reifeentwicklung ab. Darüber hinaus ist bei der Frage, ob ein belastendes Ereignis traumatisierend wirkt oder nicht, die Qualität des intrapsychisch verfügbaren Repertoires an Strategien für den Umgang mit Gefahr von besonderer Bedeutung. Hier liefert die Bindungsforschung Erklärungsmodelle dafür, wie wichtig verinnerlichte Beziehungserfahrungen von einfühlsamem Gehalten- und Getröstet-Werden in Stress-Situationen sind (Romer, 2003). Diese vermitteln einem Kind eine so genannte sichere Basis. Ein zentrales Konstrukt der Bindungstheorie, das „innere Arbeitsmodell", beschreibt, wie sich auf der Basis verinnerlichter Beziehungserfahrungen Erwartungen bezüglich künftiger zwischenmenschlicher Interaktionen sowie typische Muster eigener Beziehungsgestaltung insbesondere im Umgang mit Stresssituationen entwickeln (Bowlby, 1988). Im Falle einer tödlichen Erkrankung einer nahe stehenden Person wird das Bindungssystem entsprechend dem bestehenden inneren Arbeitsmodell aktiviert. Wegen der Rolle der Eltern als primäre Bindungspersonen wird, wenn ein Elternteil stirbt, der Ablauf der Trauerreaktion u. a. determiniert durch (Worden, 1996):

Aktivierung des Bindungssystems

– Art der Bindung (sicher, unsicher-vermeidend, unsicher-ambivalent oder desorientiert-desorganisiert),
– Stärke der Bindung,
– Art und Umstände des Todes,
– vorangehende Erfahrungen mit Verlust,
– elterliches Modellverhalten im Umgang mit Verlust.

Die Langzeitprognose von Kindern, die potenziell traumatischen Risikobelastungen wie dem Tod eines Elternteils ausgesetzt sind, wird auch von der Verfügbarkeit von Schutzfaktoren mitbestimmt. Einer der wichtigsten ist hierbei die verlässliche Bindungsbeziehung in der frühen Kindheit (Werner, 1990; Egle et al., 2002).

Konflikte zwischen medizinischem Personal und Angehörigen

Außerdem ist es hilfreich, die Beziehungen zwischen dem Patienten, Ärzten/Psychotherapeuten und der Familie, dem so genannten „Behandlungsdreieck" zu betrachten. „Funktional sind solche Triaden, wenn die Einzelnen sich in die jeweiligen Positionen der anderen hineindenken und -fühlen können." (Cierpka et al., 2001) Aber gerade am Lebensende kann es zu erheblichen Konflikten zwischen Ärzten und Familien kommen, in denen der Arzt/Therapeut bestimmte Rollen zugewiesen bekommt (Krautschik, 1994), z. B. wenn die Familien aversive Gefühle abwehren und auf Ärzte und Krankenpflege projizieren. Bestimmte Interventionen können in dieser Situation die Abwehr von Traueraffekten weiter unterstützen oder aber Hilfestellung zu einer in Gang kommenden Trauerarbeit geben.

4.2 Trauerprozesse in Familien

Trauerprozesse setzen schon während der Krankheitsphase eines Familienangehörigen ein und können, wenn sie aufgeschoben oder kompliziert verlaufen, entscheidend für die Entwicklung pathologischer Beziehungsmuster in Familien sein. Für Ärzte, Psychotherapeuten und andere, die Familien mit einem lebensbedrohlich Erkrankten oder sterbenden Angehörigen begleiten, ist es unerlässlich, sich mit verschiedenen Trauerreaktionen auszukennen. Kenntnisse, Erfahrungen und nicht zuletzt reflektierte eigene Erfahrung mit Trauerprozessen mindern die Angst und Hilflosigkeit diesen Prozessen gegenüber. Aus diesem Grunde werden hier Trauerprozesse relativ ausführlich beschrieben. Dennoch müssen sich auch erfahrene Begleiter solcher Familie auf heftige eigene Gefühlsreaktionen gefasst machen (Rudolf, 2005).

Unterschiedliche Trauerreaktionen in der Familie

In einer Familie sind unterschiedliche Trauerreaktionen zu erwarten. Der Trauerprozess umfasst verschiedene Affekte, Kognitionen und Handlungen. Der hinterbliebene Elternteil muss den Partnerverlust verkraften und ist mit den Herausforderungen eines Alleinerziehenden konfrontiert. Er oder sie muss oft Aufgaben und Entscheidungen übernehmen, die vorher vom Partner übernommen wurden. Dieser Prozess fällt umso schwerer, wenn der gesunde Partner sich im Stich gelassen fühlt und Wut über die Krankheit und den Tod des Partners empfindet. Für Kinder ist der bevorstehende Tod eines Elternteils einer der tiefgreifendsten Verluste überhaupt. Mit dem Tod des Elternteils stirbt ein wesentlicher Teil der Kindheit. Die Konsequenzen, die sich in der gewohnten Umgebung des Kindes und seiner Familie ereignen, führen zu Veränderungen im Innersten der psychischen Existenz des Kindes. „Nur in der Kindheit kann der Tod alle Möglichkeiten des Liebens und Geliebtwerdens vernichten und zum beinahe totalen Verlust der Objektliebe führen" (Furman, 1974). Wie Massing (2003) ausführt, vermitteln Erfahrungen mit Todesfällen nach einem erfüllten Leben in Familien ein ähnliches Gefühl, wie die Alten es durch ihr Dasein zumindest vermitteln könnten: dass das Leben lebbar ist und dass schwierige Lebensereignisse und -umstände überlebbar waren. Im Gegensatz zu den „zur rechten Zeit" Gestorbenen ist der unzeitgemäße Tod für die überlebenden Familienmitglieder nur sehr schwer zu verarbeiten. „Dem unzeitgemäßen Tod haftet immer etwas von magischer Schuld der Überlebenden mit an … und [das] kann dazu führen, dass das Todesbewußtsein psychisch abgekapselt werden muss. (Massing, 1999, S. 87 ff.). Die Bewältigung des Elternverlustes wird im Wesentlichen davon beeinflusst, inwieweit der hinterbliebene Elternteil in der Lage ist, ausreichend auch emotional für die Kinder zur Verfügung zu stehen und das familiäre Leben aufrecht zu erhalten. Das Kind braucht für seine Trauerarbeit die Hilfe von Erwachsenen und kann sie nur beginnen, wenn es sich ausreichend gesichert fühlt (Furman, 1974).

Mit dem Tod eines Elternteils stirbt ein wesentlicher Teil der Kindheit

Kinder brauchen Hilfe bei der Trauerarbeit

Der Umgang mit dem Tod ist in unserer Gesellschaft vielen Menschen fremd. Familien sind in unterschiedlichem Maße fähig, Gefühle auszudrücken und zu ertragen. Ein gemeinsames Gespräch über diese Dinge wird nicht selten aus Scham und Angst vermieden. Rituale können durch ihre ordnende und identitätsstiftende Kraft ein hilfreicher Begleiter in diesen Bewältigungsprozessen sein. Da in unserer Gesellschaft die Bindungen an Religion und Tradition stetig an Bedeutung verlieren, müssen Rituale zunehmend von Familien individuell entwickelt werden. Dabei benötigen Familien häufig Unterstützung.

Rituale müssen individuell entwickelt werden

Werden bei einzelnen Familienmitgliedern durch das aktuelle Erleben eines Sterbenden vorangegangene, unverarbeitete Verluste reaktiviert, kann dies zu Verhaltensweisen führen, die den anderen unverständlich bleiben. Unbewältigte Trauer in der Herkunftsfamilie kann ein Schlüsselfaktor in der Vermeidung der Gefühlserfahrung von Verlust und Trennung innerhalb der gegenwärtigen Familie sein.

Reaktivierung vorangegangener Verlusterlebnisse

In der mehrgenerationalen Familientherapie wird der Fähigkeit zur Trauer eine große Bedeutung beigemessen (Reich, 2002). „Sie fördert und ermöglicht erst oft das emotionale Wachstum, die emotionale Differenziert-

heit sowie, damit verbunden, die bezogene Individuation." (ebd., S. 304 f.).
Insbesondere frühere Erfahrungen mit Verlusten können zur Vermeidung von
Trauer führen. Die Angst vor Überwältigung, Zusammenbruch und Hilflosigkeit kann den Trauerprozess behindern. Nach Reich (ebd.) werden Trauerreaktionen häufig nach folgenden familiären Verlusten abgewehrt:

– wenn die Verluste für die Familienmitglieder zu stark und zu plötzlich
  hereinbrechen,
– wenn sie gleichzeitig mit anderen belastenden Ereignissen eintreten, so
  dass emotional nicht die Zeit und innere Kapazität zur Verarbeitung bleibt;
– wenn sie mit Loyalitätskonflikten (z. B. für Kinder in Scheidungsausein-
  andersetzungen), oder
– wenn sie mit Schuld- und Schamgefühlen verbunden sind.

Emotionale Blockierung durch Trauerabwehr

Mit der Abwehr von Trauerreaktionen werden Affekte blockiert, was dazu
führen kann, dass Familienmitgliedern Verluste nicht bewusst werden. Diese
emotionale Blockierung führt dazu, dass die innere Verfügbarkeit für Veränderungen in den Beziehungen begrenzt bleibt. Erfolge und Fortschreiten
in anderen Bereichen, z. B. im Leistungsbereich, können diese Abwehr verstärken und damit die mit der Trauer verbundene Integration ambivalenter
Gefühle verhindern (ebd.). Durch die Unterschiedlichkeit ihrer Trauerprozesse können sich Familienmitglieder gegenseitig bei der Verarbeitung
helfen oder behindern.

4.3 Unterschiede in der Trauer von Erwachsenen und Kindern

4.3.1 Trauer Erwachsener

Trauer ist ein Prozess, der dem Überlebenden dazu verhelfen soll, sich
vom Verstorbenen emotional zu lösen. Sie stellt einen notwendigen seelischen Heilungsprozess dar (Freud, 1917) und ist daher kein krankhaf-
tes Geschehen. Sie ist ein Ausdruck von Bindung und stellt einen Über-

Trauer ist keine Krankheit

gangsritus dar, der dem Überlebenden das Weiterleben ermöglichen soll.
Die von Freud benannte Trauerarbeit beinhaltet den aufwändigen und
schmerzlichen Prozess der „Loslösung der Libido" von jeder einzelnen
Erinnerung und Erwartung. Unmittelbar belastend dabei sind die eigene
Todesfurcht, die unstillbare Sehnsucht mit heftigem Schmerz und Enttäuschung. Die dadurch mobilisierte Wut ist sekundär (Bürgin, 1989). Verschiedene Faktoren beeinflussen den Trauerprozess (Worden, 1996). Zu
ihnen gehören:

– die Umstände, unter denen die Todesnachricht erhalten wird,
– die Todesumstände selbst,
– die Beerdigung und andere Rituale,
– die andauernde Beziehung mit dem Verstorbenen.

Eine Familie mit zwei Söhnen, Mark 2 und Tim 6 Jahre alt, wird in der Beratungsstelle $1^1/2$ Jahre begleitet. Der Vater leidet an einem inoperablen Hirntumor. Als die Pflege zuhause nicht mehr möglich ist, wird er in ein Hospiz in der Nachbarschaft verlegt, wo ihn Tim auch selbstständig besuchen kann. Der kleine Mark kommt immer mit seiner Mutter mit, spielt dann aber eher im Flur oder im Schwesternzimmer. Als der Vater stirbt, nehmen alle Abschied und sind dabei, als der Leichnam in einen von den Kindern bemalten Sarg gebettet wird. Als der Deckel geschlossen wird, fängt Mark so fürchterlich und anhaltend an zu schreien, dass die Familie sich entschließt, den Sargdeckel wieder zu öffnen. Nochmals wird Abschied genommen und dem Kleinen alles erklärt. Die Mutter beschreibt im Nachhinein ihr Gefühl: „Mark hat durch seinen heftigen Gefühlsausbruch uns alle gerettet".

Bowlby (1988) sah Wut als wesentlichen Bestandteil der Trauer und damit als nicht pathologisch. Er beschrieb folgende typische Phasen der Trauer, die nicht zwangsläufig nacheinander ablaufen müssen:
- Phase der Betäubung,
- Phase der Sehnsucht und Suche nach dem verlorenen Menschen,
- Phase der Desorganisation und Verzweiflung,
- Phase der Reorganisation.

Worden (1999) spricht von Aufgaben anstelle von Phasen des Trauerprozesses und nennt eine weitere Aufgabe der Trauerarbeit: einen neuen und angemessenen Platz für den Toten im emotionalen Leben zu finden, um so die Beziehung zu dem Verstorbenen nicht vollständig aufgeben zu müssen, sondern sie aufrechterhalten zu können. So sei die Trauer niemals vollständig abgeschlossen, aber „gelungen" (Rehberger, 2004), wenn die Hinterbliebenen den Verlust als „abgeschlossene Vergangenheit ohne Zukunft" erleben können. Es geht also nicht um die Löschung der symbolischen Repräsentation des geliebten Menschen. Dies erklärt auch die Möglichkeit eines unerwarteten Wiederaufflackerns der Trauerreaktionen bei Menschen, die in einer liebenden Verbundenheit zu ihrem Verstorbenen stehen. Erneute Verlusterlebnisse können die alten reaktivieren, was gleichermaßen zu einer Regression oder Progression der persönlichen Entwicklung führen kann. In der Regel hat der Erwachsene durch das Durchleben seiner Adoleszenz bereits ein Muster für die Verarbeitung von Verlusterlebnissen erworben (A. Freud, 1958), was ihm bei der Verarbeitung des Tods eines nahen Angehörigen dienlich ist.

Gelungene Trauer

4.3.2 Pathologische oder komplizierte Trauer

Unter pathologischer oder komplizierter Trauer werden Reaktionen auf einen Verlust beschrieben, die sich in der Dauer und Intensität von normalen Trauerreaktionen unterscheiden. Im Gegensatz dazu bedeutet Melancholie die Unfähigkeit sich zu trennen. Dieses kann in pathologischen Trauerprozessen seinen Ausdruck finden.

Formen pathologischer Trauer
Worden (1999) beschreibt vier Formen: (1) chronische Trauerreaktionen, (2) verzögerte Trauerreaktionen, (3) übertriebene Trauerreaktionen und (4) larvierte Trauerreaktionen. Die chronische Trauerreaktion hält über Jahre an und ist den Betroffenen bewusst, wohingegen die verzögerte Trauerreaktion (auch als gehemmte Trauerreaktion bezeichnet) einen früher nicht ausreichend betrauerten Verlust beinhaltet. Erst ein zweiter Verlust löst eine anscheinend übermäßige Trauerreaktion aus, deren Intensität dem Trauernden unverständlich bleibt. Möglicherweise wird der Trauerschmerz (z. B. über einen Elternverlust vor vielen Jahren) dann erstmalig empfunden. In der übertriebenen Trauerreaktion ist der Trauernde zu einer Realitätsprüfung nicht mehr in der Lage, es können Phobien und andere psychiatrische Krankheitsbilder entstehen. Bei larvierten Trauerreaktionen bringen die Menschen ihre Symptome nicht mit einem Verlust in Verbindung. Häufig werden nichtaffektive Symptome entwickelt, die als Trauer-Äquivalente angesehen werden. Nach Horowitz (1980) handelt es sich bei

Nachhaltige Beeinträchtigung körperlicher und psychischer Gesundheit
komplizierter Trauer stets um eine Intensivierung der Trauer in der Art, dass der Betroffene keine Entwicklung im Sinne einer allmählichen Anpassung an den erlittenen Verlust erleben kann. Verschiedene Studien konnten zeigen (einen Überblick gibt Kersting, 2003), dass pathologische Trauerprozesse nachhaltig die körperliche und psychische Gesundheit der Hinterbliebenen beeinträchtigen können.

4.3.3 Antizipatorische Trauer

Äußere und innere Vorbereitung auf Ungeahntes
Das Konzept der antizipatorischen Trauer wurde erstmals von Lindemann (1944) beschrieben. Die antizipatorische Trauerarbeit vor einem bevorstehenden Tod dient der inneren und äußeren Vorbereitung angesichts der Tatsache, dass weder Zeit noch Gestalt des Todes voraus zu ahnen sind. Dabei können bereits ähnliche Gefühle wie bei der eigentlichen Trauerarbeit auftreten. In einer Familie gelingt dieser vorbereitende Prozess umso besser, „je fortgeschrittener der Individuationsprozess der einzelnen Familienmitglieder ist und je größer die Entwicklungs-Ressourcen sind, die dem System zur Verfügung stehen" (Bürgin, 1989, S. 68). „Es ist über einen lan-

Große innere Arbeit
gen Krankheitsverlauf hinweg oft enorm schwierig und mit großer innerer Arbeit verbunden, sich auf einen drohenden Verlust vorzubereiten, gleichzeitig aber auch mit allen verfügbaren Kräften dagegen zu kämpfen, und dies alles in einem Rhythmus, der durch den Krankheitsverlauf und nicht durch die Bedürfnisse der Betroffenen bestimmt wird" (Bürgin, 1989, S. 69).

Nach Rolland (1990) sind Gefühle wie Trennungsangst, existenzielle Einsamkeit, Wut, Schuldgefühle und Erschöpfung ebenso vorhanden wie Hoffnung, Freude und Intimität. Bei ungenügender, übermäßiger oder fehlender antizipatorischer Trauer besteht die Gefahr der späteren Entwicklung pathologischer Trauerreaktionen.

4.3.4 Gelingende Trauer

Die Ablösung der Selbstanteile vom Objekt, das heißt die Re-Differenzierung zwischen Selbst und Objekt, ist die erste Aufgabe der Trauerarbeit (Freud, 1917; Küchenhoff, 1996). Gelingender Abschied bedeutet, dass nicht auch ein innerer Verlust des Objekts stattfindet, sondern die gewonnenen inneren Objekte gerade stabilisiert werden (Küchenhoff, 1996). Der Hinterbliebene kann versöhnlich an den Verstorbenen denken, die Angst vor traurigen Gefühlen, sowie Gefühle von Scham und Schuld treten in den Hintergrund.

4.3.5 Kindliche Trauer

Die Trauer eines Kindes um Mutter oder Vater unterscheidet sich von der Trauer Erwachsener und gleicht eher der pathologischen Trauer Erwachsener (Bürgin, 1989). Ob und ab welchem Alter Kinder in der Lage sind zu trauern, wurde insbesondere in psychoanalytischen Schulen kontrovers diskutiert. Dies hängt unter anderem von der Definition von Trauer ab. So beschrieb Martha Wolfenstein (1966), dass Trauer erst nach vollständiger Identitätsbildung möglich ist. Jüngere Kinder, bei denen die Realitätsprüfung und die Entwicklung der Objektkonstanz noch nicht abgeschlossen sind, können sich nicht in reifer Form von dem Bindungsobjekt lösen. Ihnen sind die Finalität des Todes und die Bedeutung des Verlustes noch nicht bewusst. Im Gegensatz dazu entwickelte John Bowlby (1988) die Bindungstheorie anhand von Studien über kindliche Trauerprozesse und beschrieb Trauerreaktionen bereits bei Säuglingen. Erna Furman (1974) und eine Gruppe englischer Psychoanalytiker haben eine große Anzahl verwaister Kinder untersucht und die seelischen Folgen von Verlust und Trauer bei Kindern beschrieben. Trauerprozesse kommen bei Kindern oftmals nicht vollständig in Gang. Um sich von dem toten Liebesobjekt differenzieren zu können und damit zur Trauerarbeit bereit zu sein, muss sich das Kind erst einmal des Überlebenkönnens vergewissert haben (Furman, 1974). Das Kind braucht elterliche Liebesobjekte nicht nur zur Befriedigung seiner basalen Bedürfnisse, sondern auch für eine phasengerechte Entwicklung der Struktur seiner Persönlichkeit. Es benötigt die Hilfe eines Liebesobjekts, um seine Gefühle erkennen, äußern und ertragen zu können. Diese narzisstische Befriedigung durch die Bestätigung der Ich-Funktionen kann Kindern durch Elternverlust verloren gehen.

Voraussetzungen für kindliche Trauerprozesse

Der fünfjährige Jonas, dessen Vater vor 2 Monaten an einem Bauch-speicheldrüsenkarzinom gestorben ist, betritt zu dem vereinbarten Ein-zeltermin den Raum mit den Worten: „Ich bin gar nicht tot! Ich bin auch nicht krank!" Die Therapeutin fragt, ob jemand anderes krank war? Er erwidert: „Papa wollte Krebs essen, davon wurde er krank und dann war er ruckzuck tot. Dann wurde er verbrannt und die Asche wurde neben ihm auf dem Friedhof eingegraben. Jetzt ist er auf der Wolke und schläft. Ich wollte auch mal auf der Wolke sein."

Die Fähigkeit des Kindes, sich vom toten Liebesobjekt zu differenzieren, hängt von vielen Faktoren ab. Nach Bowlby (1988) sind folgende Voraus-setzungen für das Zustandekommen von kindlicher Trauerarbeit nötig:
– das Vorhandensein einer sicheren Bindung vor dem Verlust,
– eine sofortige und realitätsgerechte Information,
– die Möglichkeit, Fragen zu stellen und an der Familientrauer teilzuneh-men,
– das Vorhandensein einer sicheren Bindungsperson,
– Gefühl der Sicherheit, dass seine Bedürfnisse gleich bleibend befriedigt werden.

Kindliche Ungewissheit über die Macht feindseliger Fantasien

Wenn Kinder nach Tod und Sterben fragen, so handelt es sich oftmals nicht um intellektuelle Wissbegier, sondern um die Ungewissheit des Kindes über die Macht seiner infantilen Feindseligkeit gegen diejenigen Menschen, die es am meisten liebt (Furman, 1974). Ihre Fragen können zu großen Verun-sicherungen bei den Eltern oder anderen Erwachsenen führen. Darauf rea-gieren Kinder mitunter, indem sie weitere Gespräche zu diesen Themen ver-meiden, ohne dass sie mehr persönliche Sicherheit gewonnen hätten.

Die Realitätsprüfung führt zur Erneuerung der Trennungsaffekte von Schmerz, Hilflosigkeit, Angst und Ärger. Das Unterlassen der Realitäts-prüfung kann ein illusorisches Gefühl der Verbundenheit vermitteln und die Einsicht in die Endgültigkeit der Trennung wird vermieden.

Während eine Mutter mit ihrem 5-jährigen Sohn verreist war, verstarb der Vater plötzlich an einem Herzinfarkt in der gemeinsamen Wohnung. Der Junge hatte keine Möglichkeit, den Vater noch einmal zu sehen. Und ob-wohl er an der Trauerfeier teilgenommen hatte, fragte er seine Mutter wo-chenlang immer wieder, „Kann Papa jetzt aufhören, tot zu sein?"

---

1 Diese Fallvignette wurde bereits a.a.O. publiziert (Haagen & Romer, 2006)

Empirisch fundierte Informationen über Trauerreaktionen von Kindern in den verschiedenen Altersstufen existieren kaum aus Längsschnittstudien, so dass Veränderungen im Trauerprozess und der Entwicklung bislang kaum aufgezeigt werden konnten. Ausnahmen stellen die Studien von Worden (1996) und Christ (2000) dar:

In der so genannten *Child Bereavement Study* hat Worden (1996) prospektiv Reaktionen von Kindern auf den Tod eines Elternteils in einer repräsentativen, nicht klinischen Population über zwei Jahre beobachtet. Er untersuchte 70 Familien mit 125 Kindern im Alter von 6 bis 17 Jahren. Es stellte sich dabei u. a. heraus, dass je jünger die Kinder waren, sie umso wahrscheinlicher von dem nahenden Tod nichts wussten. Auch beschrieb er die häufigsten Veränderungen im täglichen Leben der untersuchten Kinder. In den ersten vier Monaten nach dem Tod mussten sich die Kinder mehr an der Hausarbeit beteiligen. Das galt insbesondere für ältere Kinder. Am zweithäufigsten waren Veränderungen der Schlafgewohnheiten und der Raumverteilung im Elternhaus. Dies war häufiger nach einem plötzlichen Todesfall oder wenn ein Kind ein Elternteil des gegenteiligen Geschlechts verloren hatte. Über mehrere Monate teilten Kinder nach dem Tod des Vaters das Bett der Mutter. Oftmals verschoben sich auch die Zubettgehzeiten, weil der hinterbliebene Elternteil abends nicht allein sein wollte. Auch Veränderungen der Essgewohnheiten waren häufig, besonders wenn der Vater als Alleinerziehender zurückblieb. Im Gegensatz zu den Erwartungen waren diese Veränderungen aber nicht verbunden mit einer stärkeren emotionalen oder somatischen Beeinträchtigung der Kinder. Auch die Beziehung zu Gleichaltrigen hatte sich teilweise geändert. Etwa einem Drittel der Kinder war es peinlich, dass ein Elternteil gestorben war und sie wollten nicht darüber sprechen. Der Autor beschreibt einige Gründe, warum Kinder nicht mit ihren Freunden über den toten Elternteil sprechen wollten:
– die Angst vor dem Freund zu weinen,
– Unsicherheit der Freunde,
– Unkenntnis der Freunde vom Tod,
– Umstände des Todes.

In ihrem Buch *Healing Children's Grief,* das auf einer prospektiven Interviewstudie mit über 120 Kindern und Jugendlichen basiert, beschreibt Christ (2000) sehr differenziert, wie Kinder in verschiedenem Alter den Verlust eines Elternteils durch eine Krebserkrankung verarbeiten. Alle Kinder und Jugendlichen wurden, beginnend im Endstadium der elterlichen Erkrankung, über mehrere Monate bis etwa ein Jahr nach dem Tod des Elternteils in Gesprächen begleitet, die aufgezeichnet und qualitativ ausgewertet wurden. Dabei ließen sich typische Trauerreaktionen in fünf Altersgruppen unterscheiden (vgl. Tab. 3).

Bei Kleinkindern (3 bis 5 Jahre) können Trauerreaktionen schwer zu erkennen sein. Es kann mitunter lange dauern, bis sie den endgültigen Ver-

Empirische Längsschnittstudien

Häufig Entwicklungsrückschritte

Tabelle 3:

Altersabhängige Charakteristika der Trauerreaktion von Kindern und Jugendlichen
(nach Christ, 2000)

Typische Trauerreaktionen	**3–5 Jahre**	– Trauer der Kinder schwer zu erkennen – Oft lange Dauer, bis endgültiger Verlust verstanden wird – über Wochen anhaltendes Fragen nach der Rückkehr des Elternteils – Trennungsangst – Regression – häufig nach 3 Mon.: fordern Ersatzperson als Protest gegen den Verlust
	6–8 Jahre	– Endgültigkeit des Todes wird verstanden – Magisches Denken – Lokalisiert Verstorbenen im Himmel, geäußerter Wunsch zu sterben, um Elternteil nahe zu sein, meist keine Suizidalität – mehr somatische Symptome als andere Altersgruppen – Schlafprobleme – Ängstlichkeit – Trennungsangst – fordern Ersatz, weniger ambivalent, wenn gleichgeschl. Elternteil
	9–11 Jahre	– verlangen nach Informationen – Intellektualisierung – Kontrolle der Emotion durch Verstehen, um eigene und fremde Emotionsausbrüche zu vermeiden – zeigen Gefühle indirekt: z. B. stures, streitsuchendes Verhalten oder Rückzug – Ablenkung durch Hobbies – pflegen Erinnerungen privater als Jüngere – vermissen verst. Elternteil als Coach, Lehrer, Freund – fordern Ersatz aus eher praktischen Gründen
	12–14 Jahre	– Abwehr: vermeiden von Informationen über Krankheit um eigene und fremde Emotionsausbrüche zu vermeiden – Gefühl der Präsenz des Verstorbenen: Handeln wie er/sie es gewollt hätte – starke Identifikation mit verstorbenem Elternteil – trauern allein – Sorge um gesunden Elternteil – Autonomiekonflikte – Ausbruchsschuld

	15–17 Jahre	– ähnlich wie Erw.
		– kürzer
		– können deutlich ihre Trauer beschreiben,
		– trauern allein
		– Trauer wird oft unterschätzt, besonders, wenn sie ausagiert wird:
		  • externalisierendes Verhalten,
		  • Alkoholkonsum,
		  • Wutausbrüche,
		– internalisiertes Bild des Verstorbenen, weniger Bedarf nach Erinnerungsstücken

lust begreifen können. Häufig kommt es zu Entwicklungsrückschritten. Etwa zwischen dem 6. und 8. Lebensjahr wird die Endgültigkeit des Todes verstanden. Häufig zeigten Kinder dieser Altersgruppe somatische Symptome, die denen des erkrankten oder verstorbenen Elternteils ähnelten.

Schlafprobleme, Ängstlichkeit und Trennungsängste können im Sinne von Entwicklungsrückschritten bei starker seelischer Belastung auftreten. Ältere Schulkinder verlangten nach mehr Information und versuchten dadurch ihre Emotionen zu kontrollieren. Sie ließen die sie betreuenden Erwachsenen weniger an ihrem inneren Erleben teilhaben. In den Interviews zeigte sich, dass Kinder zwischen 12 und 14 Jahren wieder weniger über die Krankheit sprechen wollten, aber in großer Sorge um die Gesundheit des gesunden Elterteils waren. Die Trauerreaktionen älterer Jugendlicher (15 bis 17 Jahre) glichen weitgehend denen Erwachsener; sie könnten aber in ihrem Ausmaß unterschätzt werden, weil insbesondere männliche Jugendliche wenig über ihre Trauer sprechen.

Das Kind entwickelt innere Repräsentanzen des toten Elternteils, die ihm erlauben, die Beziehung aufrecht zu erhalten. Diese Beziehung verändert sich mit der Reifung des Kindes und während der Trauerschmerz nachlässt. Silverman und Mitarbeiter (1992) beschrieben fünf Strategien, wie Kinder versuchten, dem Verstorbenen nahezu sein: **Weitergehende Beziehung mit dem Verstorbenen**
- das Bemühen, den Toten zu lokalisieren bzw. ausfindig zu machen,
- den Toten erfahren,
- sich um eine Verbindung bemühen,
- Erinnerung an den Verstorbenen,
- sich an den Verstorbenen durch Übergangsobjekte binden.

Folgende unmittelbare Belastungen beim Tod eines Liebesobjekts treffen Kinder besonders intensiv:
- die Todesfurcht,
- die Differenzierung vom Toten,
- Angst im Zusammenhang mit den besonderen Umständen des Todesfalls,
- die Sorge um die Befriedigung eigener körperlicher und seelischer Bedürfnisse.

Das Kind verhandelt die Bedeutung des Verlustes für sich immer wieder neu und gibt der toten Person in seinem Leben und seinen Erinnerungen einen Ort. Furman beschrieb, wie Kinder den Besetzungsabzug vom toten Liebesobjekt in dem notwendigen Umfang erst leisten konnten, nachdem sie sich sozusagen „satt erinnert und satt gesehnt" haben (Furman, 1974). Die Chancen, einen Elternverlust ohne seelischen Schaden zu überstehen, sind umso besser, je älter (d. h. strukturierter) und je seelisch gesünder (d. h. gleichmäßiger entwickelt) die Betroffenen sind (Bürgin, 1989). Das bloße Vorhandensein einer neuen Elterngestalt garantiert nicht auch schon die Besetzung dieser Person als Liebesobjekt durch das Kind.

Für das verwaiste Kind ist Trauerarbeit nur möglich, wenn die Realität des Todes der Eltern wahrgenommen, verstanden und geglaubt werden kann. Die Beweise für den körperlichen Tod und die Erinnerungsstätten an ihn haben einen wichtigen Anteil an der Fähigkeit des Kindes, den Tod für wahr **Realität des Todes anerkennen** zu halten und sich angemessen von der toten Person zu distanzieren. Es ist wichtig, Kindern zu erlauben, das Wissen der Familie über die konkreten Aspekte des Todesfalls zu teilen und deren individuelle und gesellschaftliche Trauerriten mitzuerleben. Die vertraute Umgebung ist ein wesentlicher Bestandteil für das Weitergehen ihres eigenen Lebens und bildet zugleich ein Bindeglied zur Vergangenheit. Das Bedürfnis der Erwachsenen, sich durch Aktivitäten abzulenken, kann Kinder belasten, wenn sie das Ziel der Aktivitäten sind. Ebenso kann es für Kinder belastend sein, wenn die Erwachsenen ihre erzieherische Funktion nicht mehr wahrnehmen.

Einfluss gehemmter Trauer Erwachsener auf das Kind

Wenn überlebende Eltern nicht echt trauern oder das Verlassenheitsgefühl des Kindes nicht mitempfinden, hat das Kind das Gefühl, eine Schranke habe sich zwischen ihm und den Angehörigen gesenkt, was seine Gefühlsbelastung weiter kompliziert. Die Hemmung mancher Menschen, Trauer zuzulassen, stellt einen bedeutsamen Störfaktor für die Trauerarbeit ihrer Kinder dar, teils direkt, teils auf dem Wege über die Identifizierung (Furman, 1974; Bürgin, 2001).

Fallbeispiel

Der 12-jährige Tobias wurde von seiner Bezugserzieherin aus einem Kinderheim in der Beratungsstelle angemeldet. Er habe innerhalb eines Jahres beide Eltern durch Krankheit verloren und spräche gar nicht darüber und trauere offensichtlich nicht. Die Erzieher fanden das beunruhigend und nicht normal. In der einzeltherapeutischen Begleitung konnte er, nachdem er sich seiner neuen Umgebung und der therapeutischen Beziehung sicher war, langsam beginnen zu trauern. Jedes Jahr, wenn sich der Todestag seiner Mutter näherte, erkrankte er an heftigen Luftwegsinfekten. Die Furcht vor Überwältigung ließ die bewusste Trauer nur in kleinen Portionen zu. Er neigte immer wieder zu Somatisierungen. Viele Stunden füllte er mit Regelspielen, Hausaufgaben machen, Schweigen. Meistens sagte er nur zu Beginn der Stunde einige wenige Sätze zu seiner Befindlichkeit. Das Team des Kinderheims kam immer wieder zu Gesprächen, in denen sie ihre Fragen und Beunruhigungen über den kindlichen Trauerprozess und den Umgang mit Tobias besprechen konnten. Sie wunderten sich immer weniger über ihn und drängten ihm keine Gesprächsangebote mehr auf. Es gelang ihnen, die wenigen Momente, in denen er sich öffnete, bei ihm zu bleiben, manchmal wortlos. Am Ende der Therapie sagte er der Therapeutin: „Hier habe ich sprechen gelernt".

Wolfelt (1993) beschreibt in einer Untersuchung über die häufige Fehldiagnose eines Aufmerksamkeitdefizit-Hyperaktivitäts-Syndroms (Abwehr der Bewegungslosigkeit des Todes) bei trauernden Kindern folgende Funktionen des „Acting out"-Verhaltens:
– Unsicherheit ausdrücken,
– Gefühle von Verlassenheit ausdrücken,

- sich selbst erfüllende Prophezeiung, nicht geliebt zu sein,
- Bestrafung und Disziplinierung provozieren, um sich sicherer zu fühlen,
- sich anderen entfremden, um weitere Verluste zu vermeiden,
- sich die eigene Lebendigkeit beweisen.

4.4 Hilfestellungen und Beratung

4.4.1 Voraussetzung bei den Helfern

Die Arbeit mit sterbenden, verwaisten und verwitweten Menschen und ihren Familien konfrontiert Therapeuten mit den eigenen Grenzen und macht ihnen auch ihre eigene Hilflosigkeit angesichts des Todes eines geliebten Menschen bewusst. Therapeuten benötigen ein hohes Maß an Flexibilität und Integrität sowie die Fähigkeit, Angst und Schmerz zu ertragen. Die Bearbeitung eigener persönlicher Verluste sowie eine gefestigte Einstellung in existenziellen beziehungsweise weltanschaulichen Fragen stellt eine weitere Voraussetzung für die Arbeit mit diesen Familien dar (Walsh & McGoldrick, 2004). Die mit Todesvorstellungen verbundenen eigenen Affekte sowie Gefühle von Hilflosigkeit und Enttäuschungen angesichts unheilbar Erkrankter können zu aggressiven Gegenübertragungsreaktionen führen (Rudolf, 2005). „Jeder, der mit Todesfällen zu tun hat, ist gezwungen, die Grenzen seiner Hilfeleistung und die Einmaligkeit eines jeden Falles zu erkennen" (Furman, 1974, S. 21). Medizinischem Personal fällt es oft schwer in der Begleitung von Familien mit einem Sterbenden, Gefühle von Traurigkeit und Verlust auszuhalten. Regelmäßige Supervisionen und Teambesprechungen helfen durch gegenseitige Unterstützung.

Oft sind sich Familienmitglieder unausgesprochen einig darüber, nicht über Tod und Sterben miteinander zu sprechen. Gerade gesunde Angehörige, aber auch die Kranken selbst, fühlen sich manchmal zwanghaft verpflichtet, auf diese Weise die Hoffnung aufrecht zu erhalten. Damit wird jedoch eine offene Kommunikation und Zukunftsplanung innerhalb der Familie verhindert. Das Eingeständnis der Unausweichlichkeit des Todes kann befreiend wirken. Die Einsamkeit unter den Familienmitgliedern kann verringert werden, wenn Sorgen und Ängste miteinander geteilt werden können. Daran können auch schon kleinere Kinder beteiligt werden.

Hoffnung aufrecht erhalten durch Nicht-Sprechen

Nicht selten treten Familienkonflikte erst durch große Belastungen wie eine Krankheit im Endstadium deutlich zu Tage. Gerade in diesen Situationen werden Erfahrungen und Verhaltensweisen aus den Herkunftsfamilien reaktiviert. Wie Byng-Hall (1991) beschreibt, kann die emotionale Intensität der Trauererfahrung genutzt werden, um den familiären Umgang mit Trennung und Trauer positiv zu verändern.

Bei wichtigen medizinischen Entscheidungen finden medizinisches Personal wie Patienten und ihre Angehörige, dass Familien in diese Entscheidungen miteinbezogen werden sollten. Von Seiten der Ärzte werden aber selten solche Gespräche angeregt. McDaniel, Hepworth und Doherty (1997) beschreiben in ihrem Buch „Familientherapie in der Medizin", wie Familiengespräche über die Entscheidungen der Pflege sowie Abschieds- und Trauerrituale von medizinischen Familientherapeuten, die in das Krankenhaus oder Praxisteam eingebunden sind, sinnvoll angeregt und begleitet werden können.

4.4.2 Elterngespräche

Eltern suchen Beratung aus Sorge, bei ihren Kindern könnte eine Entwicklungshemmung oder gar Traumatisierung durch die lebensbedrohliche Erkrankung und das Sterben eines Elternteils ausgelöst werden. Da das Kind einen Trauerprozess nur in der kontinuierlichen Beziehung mit einem emotional bedeutsamen Anderen vollziehen kann (Bürgin, 1989), ist es wichtig ist, die Bezugsperson des Kindes auf diesen Prozess vorzubereiten und ggf. zu begleiten. Existenzielle Belastungen können zu einer vorübergehenden Beeinträchtigung der intuitiven, elterlichen kommunikativen Kompetenzen führen. Ziel der Beratungen ist es, dass Eltern sich wieder als empathisch hilfreiche Partner im Dialog mit ihren Kindern erleben können.

Eltern in ihren intuitiven Elternkompetenzen stärken

Viele Eltern bringen es zunächst nicht über sich, mit ihren Kindern über den Tod zu sprechen und manche Erwachsene wehren die Erkenntnis, dass das Kind leidet oder die Bedeutung des Todes verstehen kann, aus Gründen ab, die sie selbst betreffen. Vielleicht fühlten sie sich selbst in ihrer eigenen Kindheit in ihren Gefühlen nicht ernst genommen oder vielleicht bedeutet auch die Gefühlsstärke des Kindes eine Bedrohung ihrer eigenen Abwehrmechanismen. Sie können es erst, wenn sie ihre eigenen Gedanken geklärt, sich ihre eigene Ungewissheit bewusst gemacht und das Wesentliche vom Unklaren und Nebensächlichen getrennt haben. Deshalb empfiehlt es sich, zunächst ein Gespräch mit den Eltern allein zu führen. Dabei ist besonders auch auf die Situation des gesunden Partners zu achten, welche Unterstützung er oder sie benötigt, um weiterhin die wichtigen Aufgaben im Familienleben zu übernehmen. Gesunde Partner von unheilbar kranken Patienten sind häufig mit ähnlichen psychischen Schwierigkeiten konfrontiert wie ihre kranken Partner. Für Kinder ist es wichtig, dass die betreuende Bezugsperson psychisch kompensiert bleibt, um nicht einen doppelten Elternverlust zu erleiden. Erst, wenn die Eltern ihre eigenen Fragen aussprechen konnten – nicht selten geschieht das erstmalig zwischen den Eheleuten im Beratungsgespräch – können sie ihren Kindern helfen, die konkrete Realität des Todes zu verstehen und zwischen dem, was man objektiv beobachten kann und dem, was Menschen sich auf Grund ihres religiösen Glaubens vorstellen, zu unterscheiden. Das ist in unserer heutigen Gesellschaft eine schwierige Aufgabe, die jede Familie für sich neu bewältigen muss.

Eltern zunächst allein sprechen

Es liegt nicht immer in der Macht der Eltern, Trennungen und Verlusterlebnisse zu verhüten oder deren Dauer und Umstände zu bestimmen. Dagegen liegt es weitgehend in ihrer Hand, dem Kind beim Wahrnehmen, Ertragen und Ausdrücken seiner Gefühle zu helfen. Siegel und Mitarbeiter (1996) beschrieben, dass sich während einer terminalen Erkrankung die Beziehung des gesunden Elternteils zum Kind besonders in zwei Dimensionen verschlechterte:
- die Fähigkeit, emotional angemessen auf die Bedürfnisse des Kindes einzugehen,
- der konsequente Umgang mit Regeln.

Wenn in einer familiären Krisensituation, wie einer lebensbedrohlichen Erkrankung eines Elternteils, die üblichen Regeln nicht mehr gelten, erhöht dies zusätzlich die Verunsicherung der Kinder.

Umgang mit familiären Regeln

Fallbeispiel
Eine Mutter von vier Kindern im Alter zwischen fünf und fünfzehn Jahren meldet sich in der Beratungsstelle zwei Monate nach dem Tod ihres Mannes. Ihr Mann und Vater der Kinder war plötzlich an Bauchspeicheldrüsenkrebs erkrankt und nach einem dreiviertel Jahr daran verstorben. Sie formuliert ihr Anliegen: „Ich möchte nicht, dass sich bei den Kindern was festsetzt" und wünscht, dass wir mit den Kindern sprächen. Die Älteren hätten auch gewünscht zu kommen. In den Einzelgesprächen äußert jedes Kind seine eigenen, altersabhängigen Fragen und Sorgen. Der Jüngste hatte die Umstände der Trauerfeier, Einäscherung und Urnenbeisetzung noch nicht richtig verstanden, der Neunjährige vermisst den Vater beim Fußball und die beiden Älteren äußern sehr konkrete Zukunftsängste. Sie sorgen sich, ob die Familie jetzt noch genug Geld zur Verfügung habe, um zu verreisen. Außerdem besteht eine große Beunruhigung darüber, dass die Mutter mit allen nach Süddeutschland zu einem Freund umziehen könnte. Die einzige Tochter äußert, dass sie manchmal nicht wisse, ob Mama noch traurig sei. Mit der sehr aufgeschlossenen Mutter können in einem weiteren Gespräch diese Fragen der Kinder besprochen werden und sie kann sich in die Innenwelt ihrer Kinder besser einfühlen. Sie entwickelt noch im Gespräch Ideen, wann und wie sie mit ihren Kindern sprechen könnte. Sie nimmt gerne das Angebot eines Familiengesprächs an, sagt es aber kurz vorher ab, weil es „nicht mehr notwendig" sei.

Was sollten Eltern in Gesprächen mit ihren Kindern beachten? Zunächst sei angemerkt, dass es den meisten Eltern gelingt, wenn Großeltern sterben, ihren Kindern das Thema Tod kindgerecht zu vermitteln, in der Regel ohne professionelle Unterstützung. Wenn Eltern hingegen, solange sie als Bindungsperson noch Fürsorgefunktion für minderjährige Kinder haben, selbst vom vorzeitigen Tod bedroht oder betroffen sind, ist die eigene Erschütterung oftmals so groß, dass die elterliche Intuition versagt.

Um ein realistisches Verständnis vom Tod zu entwickeln (z. B. zwischen fantasierten und wirklichen Ursachen zu unterscheiden) ist es notwendig zunächst das Todeskonzept des Kindes zu kennen. Bis etwa zum Alter von acht bis neun Jahren besteht bei Kindern noch kein so genanntes reifes Todeskonzept. Das heißt, dass die Unwiderruflichkeit, die Endlichkeit, die Unausweichlichkeit sowie die Universalität des Todes vom Kleinkind noch nicht erkannt werden (Smilansky, 1987). Der Verstorbene kann nicht wieder lebendig werden, wie sehr das auch gewünscht wird. Im Tod endet alles, auch die Sinne des Verstorbenen und alle Menschen sind vom Tod betroffen. Das abstrakte und realistische Verständnis, was den Tod verursacht und dass alle Menschen altern, wird erst im Schulalter erreicht. Erwachsene sollten sich, wenn sie mit Kindern über den Tod sprechen, ein Bild davon machen, welches Todeskonzept bei dem jeweiligen Kind vorherrscht. Es ist nötig, ihnen immer wieder Gesprächsmöglichkeiten zu bieten und logische Fehler zu klären. Dieses fällt Eltern manchmal schwer. In den Elternberatungen können sie dann mögliche Antworten formulieren und besprechen.

So genanntes reifes Todeskonzept erst ab Schulalter

Viele Eltern fragen sich auch, wie sie ihren Kindern die Todesnachricht überbringen können. Sie erleben es als hilfreich, sich in der Beratungssituation darauf vorzubereiten. Aufrichtigkeit im Gespräch mit Kindern gilt uneingeschränkt für *alle* Altersgruppen. Sie bedeutet nicht, alle Details zu benennen, sondern Gefühle in Worte zu fassen und bedrohliche Situationen altersangemessen zu erklären. Lücken in den elterlichen Erklärungen werden von den Kindern mit Fantasien gefüllt, die viel bedrohlicher sein können als die Tatsachen. Kinder brauchen ein Modell, wie man Gefühle zeigen und äußern kann. Die Todesnachricht sollte unmittelbar überbracht werden. Dies ist ein signifikanter Moment im Trauerprozess und sehr beeinflusst von der Reaktion des überlebenden Elternteils. Viele Kinder und Jugendliche haben ihre Eltern noch nie so starke Gefühle ausdrücken gesehen. Eine kurze einleitende Bemerkung: „ich muss dir etwas sehr Trauriges sagen" hilft dem Kind bei der inneren Vorbereitung. Viele Kinder spüren schon vorher, wenn ihnen etwas sehr Ernstes und Trauriges gesagt werden wird.

Antworten auf Kinderfragen in den Elterngesprächen vorbereiten

Überbringen der Todesnachricht

Wenn ein Elternteil sterbenskrank ist, ist es für die Kinder wichtig zu wissen, dass sie und wie sie im Todesfall benachrichtigt werden, auch wenn sie gerade beschäftigt oder verreist sind. Auch ist es wichtig, ihnen die Todesumstände zu erklären. Hilfreich für die kindliche Verarbeitung ist es, wenn Kinder die Erfahrung machen, ihre Eltern mit ihrer Angst nicht zusätzlich zu belasten. Dies gelingt manchmal nur durch professionelle Unterstützung der Eltern, insbesondere des gesunden Elternteils. Wird eine Familie mit dem Tod eines ihrer Mitglieder konfrontiert, so werden möglicherweise unterschiedliche Vorstellungen der Eltern deutlich, wie damit umzugehen sei. Jeder trägt eigene Bilder und Erfahrungen in sich, die in einer solchen Situation reaktualisiert werden.

72

Nach dem Verlust eines geliebten Menschen ermöglicht der Vorgang des Trauerns eine Anpassung an den Verlust. Wie schon dargestellt ist es ein Prozess, der durch die Todesumstände, intrapsychische, familiale, kulturelle und soziale Faktoren beeinflusst wird. Der Trauerprozess wird erleichtert, wenn der Trauernde die Möglichkeit hat, sich von dem Verstorbenen zu verabschieden und damit den Tod zu realisieren. Eltern fragen immer wieder, ob Kindern der Anblick eines Toten zumutbar sei. Nicht selten haben sie selbst noch nie einen toten Menschen gesehen. Im Elterngespräch können zunächst eigene Erfahrungen reflektiert werden. Vor diesem Hintergrund sind dann Formen durchzusprechen, wie den eigenen Kindern der Abschied ermöglicht werden kann, beziehungsweise wie sie mit ihren Kindern darüber ins Gespräch kommen können. Viele Kinder wünschen einen solchen Abschied und reagieren sehr verstört, wenn er ihnen vorenthalten wird. **Abschied ermöglichen**

Familienrituale sind wichtige Vermittler im Trauerprozess. Sie sorgen für Stabilität und Berechenbarkeit im Familienleben und dienen dem familiären Bedürfnis nach Kohäsion und Zugehörigkeit (Wirsching, 1988). Ferner kann die Selbstwirksamkeit in Familien auch angesichts eines Sterbenden gestärkt werden, wenn sie Wege finden, eigene Rituale einzuführen. Die Trauerfeier und die Beerdigung stellen ein Schlüsselritual im Trauerprozess dar. Wichtigen Bedürfnissen von Kindern nach dem Tod eines Elternteils kann auf der Beerdigung begegnet werden (Worden, 1996): **Eigene Rituale finden**
– Die Anerkennung des Todes,
– Die Möglichkeit, das Leben des Verstorbenen zu ehren,
– Das Finden von Unterstützung und Trost.

Es ist aber wichtig, dass die Kinder auf die Beerdigung oder Trauerfeier vorbereitet werden, um sie als positiven Teil in ihren Trauerprozess zu integrieren. Ihnen sollten Wahlmöglichkeiten gegeben werden, ob sie den Toten noch einmal sehen wollen, wann und wo sie bei der Beerdigung und Trauerfeier dabei sein wollen. Es ist wichtig, ihnen das Erscheinungsbild und den Ablauf der Rituale vorher ausführlich zu erklären und gerade bei kleineren Kindern dafür zu sorgen, dass ihnen eine vertraute Person zur Seite steht, von der zu erwarten ist, dass sie nicht die Fassung verliert. Viele Kinder möchten die Familienrituale gerne mitgestalten und empfinden Trost und Zugehörigkeit, wenn ihnen dies ermöglicht wird. Vorbereitende Familiengespräche können für die Entwicklung von gemeinsamen Ritualen dienlich sein. Kinder gehen in der Regel wesentlich unbefangener mit dem Tod und mit Ritualen um den Tod um als Erwachsene. **Kinder auf die Beerdigung vorbereiten**

Fallbeispiel

Die 4-jährige Lisa wundert sich, dass nach der Trauerfeier der Verstorbene im Sarg nicht mit in das Gasthaus kommt. Sie zeigt ihrer Mutter einen Platz und sagt: „Guck, hier können wir ihn doch gut hinstellen."

Zu Familienritualen gehört auch die Pflege der Erinnerung. Für Schulkinder ist es wichtig, sich freudvoll an den Verstorbenen erinnern zu dürfen, das heißt nicht nur über die Krankheit und den Tod, sondern auch über andere Erlebnisse mit dem Verstorbenen sprechen zu dürfen. Manchmal sind Gegenstände, die dem Verstorbenen gehörten, dabei hilfreich. Hinterbliebene sollten nicht ohne Beteiligung der Kinder alle Gegenstände des Verstorbenen wegräumen. In manchen Familien hat sich das Packen einer „Erinnerungskiste" mit den wichtigsten oder schönsten Dingen des Verstorbenen bewährt. Dabei gilt es zu bedenken, dass Erwachsene und Kinder unterschiedlichen Dingen eine persönliche Bedeutung zumessen. Wichtig ist, Rituale als ein stabilisierendes Element auch aktiv den älteren Kindern anzubieten, auch wenn sie nicht danach fragen. Sie können gerade den älteren Kindern eine Möglichkeit bieten, ihre Trauer zu erleben. Dazu gehören gemeinsame Besuche auf dem Friedhof, Bedenken des Todes- und Geburtstages des Verstorbenen und vieles mehr. Gemeinsame Trauer bedeutet jedoch nicht, das Kinder und Erwachsene zur gleichen Zeit die gleiche Gefühle haben müssen, weil ihre Beziehungen zu dem Verstorbenen ja auch verschieden waren.

Fallbeispiel

Die 5-jährige Sarah, deren Vater überraschend an einem Herzinfarkt gestorben war, während sie mit ihrer Mutter verreist war, forderte ihre Mutter immer wieder auf, eine „als-ich-noch-ein-Baby-und-Papa-noch-da-war-Geschichte" zu erzählen. Auch versuchte sie ihre Mutter aufzumuntern: „Mama, du guckst schon wieder so, ich vermisse Papa gar nicht!"

Auch für Jugendliche ist es hilfreich, wenn ihnen immer wieder ein Gesprächsangebot gemacht wird und sich der Erwachsene mit Interesse und Respekt dem Jugendlichen nähert. Ähnlich wie bei den jüngeren Kindern erleben es Eltern als hilfreich, wenn sie in der Beratung über mögliche Gespräche mit den jugendlichen Kindern sprechen können. Eltern eine empathische Einfühlung in die Innenwelt ihrer jugendlichen Kinder zu ermöglichen, bedeutet auch, dass sie dafür Verständnis aufbringen, dass Jugendliche sich oft von Erwachsenen nicht verstanden fühlen *wollen*. Ihre Betroffenheit drücken Jugendliche nicht selten in für ihre Eltern unverständlicher Form aus. Es gilt das Verständnis der Eltern dafür zu wecken, wie sehr ihr eigener Bewältigungsprozess mit dem ihrer Kinder verzahnt ist. Auch Jugendliche können ihre Trauerarbeit erst aufnehmen, wenn sie sich persönlich gesichert fühlen, wozu möglicherweise auch andere Beziehungen nötig sind (z. B. Verwandte, Nachbarn, Lehrer, Gruppenleiter, peer group).

4.4.3 Familiengespräche

Nicht immer ist es möglich oder nötig, Gespräche mit der ganzen Familie zu führen. Es macht jedoch auch in Einzelgesprächen für die therapeutische Haltung einen Unterschied, wenn man die Familie mit bedenkt. Immer wieder betonen Familien, dass sie zuhause nicht auf diese Weise miteinander ins Gespräch kommen können wie in der Beratungssituation. Wenn das familiäre Gespräch blockiert oder als mühsam empfunden wird, kann eine Einladung zu einem therapeutisch geleiteten Familiengespräch eine hilfreiche Intervention sein. Im Familiengespräch ist die Klärung wichtig, akute von weniger dringenden Problemen in der Familie zu unterscheiden. Außerdem ist die Differenzierung von äußerer und innerer Realität des Verlustes für die einzelnen Familienmitglieder ein bedeutsamer Aspekt der familientherapeutischen Trauerbegleitung. Insbesondere in Familien mit kleineren Kindern ist es wichtig, dass auch Gefühle und Fantasien dieser Kinder Ausdruck finden können. Dabei ist das Ausdrücken positiver und negativer Affekte in Bezug auf den Sterbenden oder Verstorbenen von *allen* Familienmitgliedern wichtig. Mit dem adäquaten Gefühlsausdruck kann eine Legitimierung verschiedenster Gefühle erreicht werden, indem Therapeuten versichern, dass diese Gefühle normal sind. Auch soll versucht werden, die Rollen, die der Sterbende/Verstorbene in der Familie gespielt hat, zu identifizieren und zu überlegen, welche dieser Rollen von überlebenden Familienmitgliedern übernommen oder abgelehnt werden. Verlusterfahrungen können Ausgangspunkte für einen Wandel in der Familienstruktur werden und Familientherapeuten können den notwendigen Prozess der Trauer und Versöhnungsarbeit fördern (Boszormenyi-Nagy & Sparke, 1981). Familiengespräche können hilfreich sein, wenn das Vermeiden, über den bevorstehenden oder eingetretenen Tod zu sprechen, die Familienmitglieder emotional blockiert und dadurch eine offene Kommunikation über die familiäre Zukunft verhindert wird. Die Unausweichlichkeit des Todes erlaubt es Familien, ihre emotionalen Konten auszugleichen (Boszormenyi-Nagy & Sparke, 1981) und Erfahrungen in der Herkunftsfamilie durch neue positive Veränderungen in der aktuellen Familie zu heilen. Auch können in den Familiengesprächen eigene Vorstellungen im Umgang mit dem Sterbenskranken geklärt und vorbesprochen werden, die anschließend mit den behandelnden Ärzten oder dem Pflegepersonal verhandelt werden können.

Differenzierung äußerer und innerer Realität des Verlustes

Vorbereiten von Gesprächen mit medizinischem Personal

Eine gelungene familiäre Kommunikation in den Zeiten schwerster Belastungen kann als Basis für die lange und harte Zeit der Trauerarbeit aller Familienmitglieder, aber insbesondere der Kinder dienen. Wenn ein Austausch über schmerzliche Gefühle möglich wird, kann dies seelische Blockaden und Verzerrungen in der familiären Kommunikation frühzeitig auflösen. So wird einer traumatischen Verarbeitung vorgebeugt und emotionales Wachstum der Familie wird wieder möglich. Der schmerzliche, aber notwendige Übergang in eine neue Phase des Familienzyklus und eine Integration des Verlustes in das Narrativ des eigenen Lebens gelingt manchmal

Traumatischer Verarbeitung vorbeugen

nicht ohne Hilfe. Bei der Begleitung von Familien, in denen ein Elternteil stirbt oder kürzlich verstorben ist, ist aber auch darauf zu achten, keine vorschnelle Pathologisierung vorzunehmen. Eine Dysfunktionalität kann Durchgangscharakter im Rahmen der familiären Krisensituation haben.

4.4.4 Geschwistergespräche

In Familien, in denen die Kinder ganz anders als der überlebende Elternteil trauern, beispielsweise bei getrennt lebenden Eltern, wenn die Beziehung zwischen dem verstorbenen und dem überlebenden Elternteil bis vor dem Tod konfliktreich belastet war, hat es sich als hilfreich erwiesen, die Geschwister allein zu therapeutisch begleiteten Gesprächen einzuladen.

Geschwister sprechen häufig nicht miteinander über den Verlust

Gerade Geschwister wissen oftmals voneinander nicht, wie es den anderen emotional geht. Sie können dies durch ein oder mehrere gemeinsame Gespräche erfahren und möglicherweise erleben, sich gegenseitig beizustehen.

Fallbeispiel

Drei Brüder erleben im Alter von zwei, vier und sechs Jahren den plötzlichen Tod ihrer allein erziehenden Mutter. Sie finden sie morgens tot im Bad, denken zunächst, dass sie schläft und versuchen sie zu wecken. Erst nach mehreren Stunden kommt die Großmutter hinzu. Die Kinder werden in einem Kinderheim untergebracht. Vier Jahre später wird der Älteste wegen aggressiver Verhaltensauffälligkeiten in der Pflegefamilie, in der alle drei inzwischen leben, in der Beratungsstelle vorgestellt. Wir bieten den Brüdern Geschwistergespräche an, in denen sie gemeinsam ein Narrativ des Erlebten entwickeln. Eindrucksvoll beschreibt der Älteste seinen kleineren Brüdern, wie er inzwischen heraus bekommen hätte, wie man eindeutig den Tod eines Menschen feststellen könne.

4.4.5 Welche Kinder brauchen kinderpsycho-therapeutische Diagnostik?

Innerhalb der ersten sechs Monate kann jede Trauerreaktion von einer Vielzahl verschiedener psychischer, psychosomatischer oder Verhaltenssymptomen begleitet sein. Bei einem andauerndem Entwicklungsrückschritt oder -stillstand sowie bei Symptomen, die über ein halbes Jahr andauern, sollte professionelle Hilfe zu Rate gezogen werden (mod. nach Worden, 1996):
– Kind spricht nicht über den Verstorbenen,
– aggressive Verhaltensauffälligkeiten,
– Ängste,
– Somatisierung,
– Schlafstörungen,

- Essstörungen,
- sozialer Rückzug,
- Schul- und Lernschwierigkeiten,
- anhaltende Schuldgefühle.

Zusammenfassung

Bei familientherapeutischer Trauerbegleitung geht es nicht darum, Familienmitgliedern seelisches Leid zu ersparen, sondern ihnen dabei zu helfen, den Verlust so tief wie nötig zu betrauern. Damit beim Verlust eines Elternteils durch Tod eine dauerhafte traumatische Verarbeitung dieses die seelische Entwicklung erschütternden Lebensereignisses möglichst abgewendet wird, sollten in Eltern-, Familien- oder Geschwistergesprächen folgende Fragen möglichst bereits *vor* einem zu erwartendem Tod berücksichtigt werden:
- Wie kann das Kind angemessen informiert werden?
- Wie können Todeskonzepte des Kindes erfragt und wie kann dem Kind zugehört werden?
- Wie können Ängste, Befürchtungen, Interventionsfantasien und mögliche Schuldgefühle aktiv angesprochen werden?
- Wie können die familiären Grenzen aufrechterhalten werden?
- Wie können individuelle Gefühle bestätigt werden („jeder trauert anders und zeigt es anders")?
- Wie können Hilfestellungen beim Ausdruck unaussprechlicher Gefühle gegeben werden?
- Wie können Kinder in Rituale einbezogen werden?
- Wie kann die Familie die Alltagskontinuität wahren (Schule, Spielen mit Gleichaltrigen)?
- Wie können Kindern Möglichkeiten gegeben werden, Trauerverhalten am Modell vertrauter Erwachsener zu lernen?

5 Beratung und Therapie für Familien mit einem körperlich kranken Elternteil

Bio-psycho-soziales Krankheitsverständnis

Bevor sich die medizinische Familientherapie als konzeptionell fundierte, eigenständige Richtung innerhalb der psychosozialen Medizin etablieren konnte, hatten andere psychosoziale Betreuungskonzepte für chronisch Kranke eine wichtige Vorreiterfunktion. Einer familientherapeutischen Sicht auf die mit ernsthafter Erkrankung einhergehenden Stressoren und ihre Bewältigung ging theoretisch die Entwicklung eines bio-psycho-sozialen Krankheitsverständnisses (Uexküll & Wesiack, 1996) sowie klinisch die Entwicklung einzeltherapeutischer Konzepte für chronisch kranke Erwachsene und Kinder voraus. Herausragende Bedeutung kommt hierbei der Psychoonkologie zu, die längst zu einer eigenständigen Disziplin geworden ist, die insbesondere über ihre eigenen Forschungsaktivitäten enorm viel zur zunehmenden Evidenzbasierung psychosozialer Betreuungskonzepte in der Medizin beigetragen hat.

Entwicklungen in der psychosozialen Medizin

Die professionelle Sensibilisierung für die Erlebnisperspektive und Bedürfnisse von Kindern körperlich kranker Eltern entwickelte sich im Laufe der letzten Jahrzehnte in einem Kontinuum. Nachdem zunächst der medizinische Fortschritt in der zweiten Hälfte des vorangegangenen Jahrhunderts eine zunehmende Verbesserung von Lebenserwartung und Lebensqualität chronisch Kranker ermöglicht hatte, ergab sich die zunehmende Notwendigkeit nach professioneller psychosozialer Unterstützung für diese Patienten. In den 70er und 80er Jahren entwickelten sich spezialisierte Betreuungskonzepte für lebensbedrohlich oder chronisch kranke Kinder innerhalb der Pädiatrie (z. B. Bürgin, 1978), in die zwangsläufig die Eltern und teilweise auch die Geschwister mit einzubeziehen waren. Damit waren die Auswirkungen einer ernsten Krankheit auf die Eltern-Kind-Beziehung und das Bindungssystem im professionellen Blickfeld. So gesehen ist die Konzipierung einer sich den seelischen Nöten und Bedürfnissen von Kindern kranker Eltern zuwendenden medizinischen Familientherapie ein konsequenter Schritt, der die vorangegangenen Entwicklungen in der psychosozialen Medizin rezipiert und weiterentwickelt.

5.1 Publizierte Interventionskonzepte

Theoriegeleitete Entwicklung von Konzepten

Bislang gibt es nur wenige Interventionsprogramme, die explizit auf die psychosoziale Unterstützung von Kindern körperlich kranker Eltern fokussieren. Diese sind in der Regel theoriegeleitet entwickelt worden sind meist nicht systematisch qualitätsgesichert und evaluiert. Als klinisch-theoretischer Hintergrund wurden u. a. psychodynamische Konzepte (Gunther et al., 1998; Urbach & Culbert, 1991) kognitiv-verhaltenstherapeutische

78

(Davis-Kirsch et al., 2003; Rotheram-Borus et al., 1997), neuere entwicklungspsychologische oder sozial-kognitive Ansätze (Hoke, 1997; Lewandowski, 1992; Christ, 2000) sowie systemische Konzepte (Dale & Altschuler, 1999; Rolland, 1999; Sholevar & Perkel, 1990; Steinglass, 1987, 1998) angegeben. Die elterlichen Erkrankungen, zu denen kindzentrierte Interventionsansätze publiziert wurden, beschränken sich vorwiegend auf Krebs, AIDS und Schädel-Hirn-Verletzungen (für eine Übersicht siehe Diareme et al., 2005). Bei der Darstellung familientherapeutischer Interventionskonzepte für körperlich Kranke wird in aller Regel nicht besonders Bezug auf minderjährige Kinder genommen. Bei spezifisch kind-zentrierten Ansätzen wurden gruppentherapeutische sowie einzeltherapeutische Vorgehensweisen berichtet.

Gruppentherapeutische Interventionen für Kinder und Jugendliche. Eines der ersten publizierten Gruppeninterventionsprogramme für Kinder von Krebspatienten war das von Call (1990) entwickelte Programm sogenannter „school-based-groups". Das Konzept besteht darin, dass Kinder, deren Eltern an Krebs erkrankt sind, an ihrer jeweiligen Schule zu betreuten Gesprächsgruppen zusammengeführt werden, die von einem Beratungslehrer und einem Mitarbeiter einer Beratungsstelle für Krebspatienten gemeinsam geleitet werden. Der Ansatz ist supportiv mit dem vorrangigen Ziel der Entstigmatisierung der Krebserkrankung im Erleben der Kinder. An Vorteilen werden u. a. die Niedrigschwelligkeit durch Wegfall des Wegeproblems sowie die Möglichkeit der fortgesetzten wechselseitigen sozialen Unterstützung unter den Gruppenteilnehmern an der Schule auch nach Abschluss der Intervention angegeben. Eine Reihe ähnlich konzipierter unterstützender Gruppenangebote für Kinder und Jugendliche mit einem an Krebs erkrankten Elternteil wurden an Krankenhäusern entwickelt und an onkologische Behandlungseinheiten angegliedert (Bedway & Smith, 1996; Taylor Brown et al., 1993). Diese Gruppenangebote werden meist von einer entsprechend ausgebildeten Fachkraft professionell geleitet, wobei verschiedene Möglichkeiten berichtet werden, wie diese sinnvollerweise durch eine zweite Person unterstützt werden können, wie beispielsweise eine überlebende Krebspatientin, einen Kunsttherapiestudenten oder ein Mitglied des Pflegeteams, das den kranken Elternteil auf einer Station betreut (Bedway & Smith, 1996). Bei dem Gruppenprogramm „Quest", einer von Heiney und Lesense (1996) entwickelten psychoedukativen Intervention für Kinder, deren Eltern oder Großeltern an Krebs erkrankt sind, werden in einer dreistündigen einmaligen Schulung jeweils nach Altersstufen eingeteilte Kleingruppen von Kindern und Jugendlichen durch das Krankenhaus geführt und dabei ermutigt, alle ihre Fragen und Sorgen mitzuteilen, auf die dann im Gruppengespräch eingegangen wird.

In einem von Rotheram-Borus und Mitarbeitern (Rotheram-Borus et al., 1997) in Los Angeles entwickelten kognitiv-verhaltenstherapeutischen Gruppentherapieprogramm für Jugendliche mit einem an AIDS erkrankten

Schulbasierte Prävention

Krankenhaus-basierte Prävention

Orientierung am prozesshaften Krankheitsverlauf

79

Elternteil wird eine feste Zahl weniger Gruppensitzungen im Verlauf eines Jahres angeboten. Jede Gruppensitzung hat ein vorgegebenes Thema. Ziel der Intervention ist, bekannte häufige negative Auswirkungen einer elterlichen AIDS-Erkrankung auf die betroffenen Jugendlichen aufzugreifen und abzuwenden, wie beispielsweise die Nachahmung des bekannten oder vermuteten elterlichen Risikoverhaltens durch Drogenkonsum oder ungeschützte Sexualkontakte. Der Ablauf der Intervention orientiert sich an den Phasen der elterlichen AIDS-Erkrankung, wobei insbesondere der Vorbereitung auf den Verlust des Elternteils im Sinne antizipierender Trauer eine zentrale Bedeutung zukommt. Die ebenfalls für Jugendliche mit einem an AIDS erkrankten Elternteil entwickelte Gruppenintervention „A Place Called HOPE" von Gunther und Mitarbeitern (Gunther et al., 1998) baut auf psychodynamischen Konstrukten auf. Der präventive Ansatz basiert auf der

Orientierung an jugendlichen Ablöseprozessen

Grundannahme, dass die Identitätsentwicklung dieser Jugendlichen durch einen erschwerten Ablösungsprozess bedroht ist. Diese Gefahr ergibt sich aus der Sorge um den kranken Elternteil und aus der Wut auf diesen, weil er die todbringende Infektion nicht verhindert hat, die jedoch in der Beziehung nicht austragbar ist. Das zugrunde liegende Modell ist ein idealtypischer Differenzierungs- und Individuationsprozess in Gruppen, der in den vier Phasen Sicherheit, Abhängigkeit, Gegenabhängigkeit und schließlich Unabhängigkeit verläuft. Dieser Prozess wird als modellhaftes Abbild des um Individuation in der Beziehung zu den Eltern bemühten Jugendlichen verstanden und genutzt.

Variable Settings

Kindzentrierte einzeltherapeutische und gemischte Interventionen. Ausgehend von eigenen kasuistischen Betrachtungen entwickelten Urbach und Culbert (1991) einige wichtige Grundsätze für die therapeutische Begleitung von Kindern und Jugendlichen, deren Vater oder Mutter ein schweres Schädel-Hirn-Trauma erlitten hat. Sie empfehlen einen am jeweiligen Bedarf jedes Einzelfalles orientierten, flexiblen Umgang mit verschiedenen Settings und Behandlungsmodalitäten, wie Einzeltherapie für das Kind, Paarberatung der Eltern oder familientherapeutische Sitzungen. Darüber hinaus betonen

Multimodales Vorgehen

sie die Notwendigkeit eines flexiblen, multimodalen Vorgehens, auch im Hinblick auf die angewandte Behandlungstechnik. Demnach sind kognitiv-verhaltenstherapeutische Übungen für das Selbstmanagement des kranken Elternteils angezeigt, beispielsweise im Hinblick auf krankheitsinduzierte große Stimmungsschwankungen, die für die Kinder schwer zu verarbeiten sind. Hingegen eignen sich systemische Techniken, um Eltern und Kinder dabei zu unterstützen, sich auf Veränderungen in der Rollenverteilung der Familienmitglieder einzustellen. Eine psychodynamische Vorgehensweise kann dann vorrangig angezeigt sein, wenn emotionale Blockaden in intrapsychischen Konflikten begründet sind, die durch das Krankheitsgeschehen ausgelöst oder aktualisiert wurden. Schließlich sind psychoedukative Angebote vonnöten, wenn es darum geht, nötiges praktisches Wissen im Umgang mit einer oft dramatisch veränderten Alltagssituation sowie damit

80

einhergehenden Zukunftserwartungen zu vermitteln. Für die Reihenfolge bei der Gestaltung von Interventionen empfehlen die Autoren, in der Regel mit den konkreten und praktischen Problemen im veränderten Familienalltag zu beginnen und die Entwicklung von Problemlösungen zu begleiten. Nach und nach können dann eine vermehrte Selbstreflexion und die Bearbeitung von Beziehungsthemen angeregt werden (ebd.).

Reihenfolge bei der Interventionsplanung

Ein weitgehend standardisiertes, präventives Interventionsprogramm für Kinder krebskranker Eltern wurde von Hoke (1997) in enger Orientierung an das von Beardslee und Mitarbeitern entwickelte Präventionsprogramm für Kinder psychisch kranker Eltern (Beardslee & MacMillan, 1993) vorgelegt. Darin wird versucht, die subjektive Erfahrung der Familienmitglieder mit der elterlichen Erkrankung mit krankheitsbezogener Psychoedukation zu verbinden. In einer Abfolge von sechs bis zehn Sitzungen werden zunächst beide Eltern und danach jedes Kind in der Familie einzeln ausführlich interviewt, um in einem geschützten Setting Sorgen und wichtige Gedanken aller Familienmitglieder, die um die Krankheit kreisen, zu explorieren. Daraufhin findet eine Sitzung mit beiden Eltern statt, die dazu dient, eine gemeinsame Familiensitzung vorzubereiten. Im darauf folgenden Familiengespräch werden die Eltern dabei unterstützt, auf die gesammelten Fragen der Kinder einzugehen. Schließlich werden in einer weiteren Sitzung mit den Eltern die Erfahrung des Familiengespräches reflektiert und die für die Eltern wichtigen Konsequenzen für den weiteren Umgang mit ihren Kindern in Bezug auf ihre Krankheit erarbeitet.

Psychoedukation im Familiensetting

Wichtige Interventionsziele. In einer zusammenfassenden Betrachtung bisher publizierter Interventionskonzepte lassen sich die folgenden wichtigsten Ziele kindzentrierter familientherapeutischer Vorgehensweisen nennen (Diareme et al., 2005):

– Die meisten Autoren sind sich darin einig, dass ein wichtiges Ziel die verbesserte kognitive Orientierung zur Situation der elterlichen Erkrankung ist. Hierzu werden psychoedukative Vorgehensweisen empfohlen, die darauf ausgerichtet sind, Kindern zu helfen, alle krankheitsbedingten Veränderungen ihrer Eltern sowie ihres Lebensalltags angemessen einzuordnen, sie zu verstehen sowie sie aktiv verarbeiten zu können, anstatt sich ihnen ausschließlich passiv oder gar hilflos ausgeliefert zu fühlen.

Kognitive Orientierung

– Des weiteren sind sich alle Autoren einig darin, dass es vorrangig ist, einen sicheren, vertrauenstiftenden und emotionalen Rahmen anzubieten, um Kindern, die sich vielleicht schon mit ihren Sorgen und Nöten in sich zurückgezogen haben, zu ermöglichen, ihre Ängste auszudrücken.

Vertrauen schaffen

– Schließlich ist den meisten Empfehlungen gemeinsam, dass Kinder darin unterstützt werden sollten, aktive Bewältigungsstrategien zu entwickeln, wie beispielsweise die Suche nach sozialer Unterstützung, gezielte Selbstfürsorge, Suche nach zwischenmenschlicher Nähe oder gezieltes Selbstmanagement im Umgang mit negativen Gefühlen, sowie passive Bewältigungsmechanismen zu überwinden (z. B. Vermeidung oder Verleugnung).

Aktives Coping

5.2 Wichtige Elemente familientherapeutischer Interventionen

5.2.1 Spezielle Familiendiagnostik

Coping
der Familie
als Modell
für Coping
des Kindes

Jeder individuelle Versuch eines Kindes, die ernsthafte Erkrankung eines Elternteils und ihre Auswirkungen auf das Familienleben zu bewältigen, entwickelt sich im Kontext des familiären Beziehungsgefüges sowie der Krankheitsverarbeitung und -bewältigung durch das Familiensystem. Kinder setzen sich stets gleichzeitig mit der Realität der Krankheit und der Art und Weise auseinander, wie Eltern und Gesamtfamilie mit dieser Situation umgehen. Das Modell der elterlichen und familiären Bewältigung ist für die Orientierung des Kindes ebenso bedeutsam wie eine angemessene informative Aufklärung zur Situation. So gesehen muss eine umfassende Familiendiagnostik zu Krankheitsverarbeitung und -bewältigung den ersten Schritt einer sinnvollen Interventionsplanung begründen. In Anlehnung an das Konzept der *familiendiagnostischen Fenster* nach Cierpka (1996) werden für diesen speziellen Kontext die folgenden Fenster zur Orientierung in der Erstgesprächsdiagnostik vorgeschlagen, anhand derer sich ein Verständnis familiärer Belastungen und Coping-Strategien entwickeln lässt (vgl. Abb. 1).

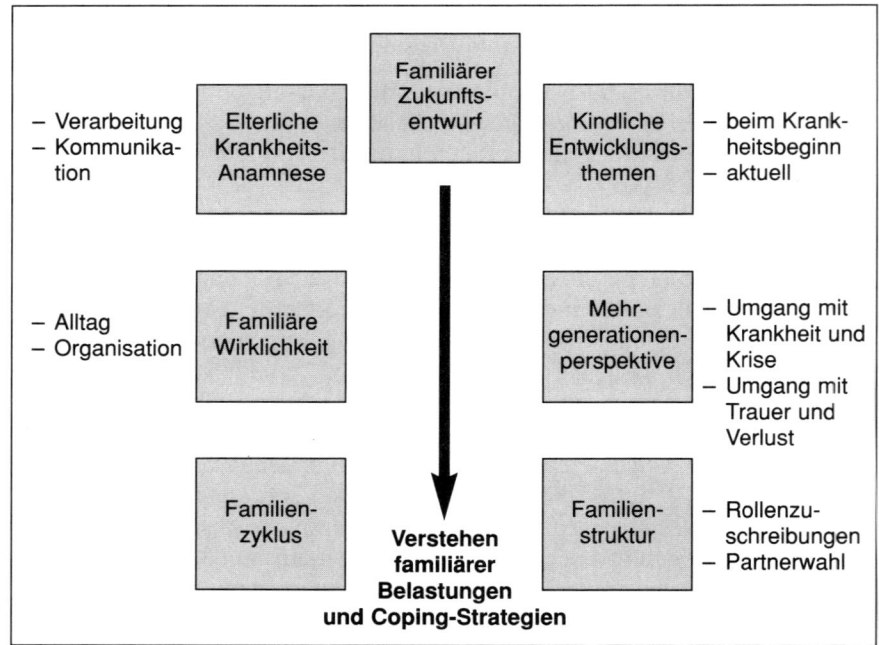

Abbildung 1:
Familiendiagnostische Fenster für die Einschätzung der familiären Krankheitsbewältigung

82

Ausgangspunkt ist die *elterliche Krankheitsanamnese*. Unter psychosozialer Gewichtung wird hierunter in diesem Kontext der persönliche Weg verstanden, den der kranke Elternteil seit Diagnosestellung mit seiner Krankheit gegangen ist. Im engeren Sinne gehören hierzu seine Erinnerungen daran, wie er auf die Konfrontation mit seiner Diagnose reagiert hat, seine Erfahrungen mit dem medizinischen System und bisherigen Behandlungen, die durch die Krankheit erlittenen Beeinträchtigungen seiner Lebensqualität sowie die individuelle Krankheitsverarbeitung. Diese lässt sich indirekt erschließen, indem man die aktuell praktizierte Kommunikation über die Krankheit innerhalb des erwachsenen psychosozialen Umfeldes des Patienten erfragt. Aus der Art und Weise, wie der kranke Elternteil mit seinem Partner, seinen Freunden und Nachbarn über seine Erkrankung spricht, lassen sich Rückschlüsse darauf ziehen, wie er selbst die Situation zu bewältigen versucht.

Als ein nächster Schritt können die Auswirkungen von Krankheit, Krankheitserleben und Krankheitsverarbeitung auf die *aktuelle familiäre Wirklichkeit* beleuchtet werden. Gemeint ist hier die täglich erlebte konkrete Alltagsrealität. Im Vordergrund stehen daher Fragen nach der täglichen Organisation der zu bewältigenden Aufgaben. Bezogen auf die Erkrankung geht es insbesondere darum, wie der erhöhte Zeit- und Energieaufwand für medizinische Maßnahmen, Arzttermine sowie gegebenenfalls Fragen des Transports und der täglichen Pflege des Kranken im Familienalltag umgesetzt werden kann.

Wie bereits in Kapitel 2 ausführlicher ausgeführt, ist die familiäre Krankheitsverarbeitung eingebettet in die lebenszyklische Entwicklung des Familiensystems, die in ihren unterschiedlichen Phasen vom Nestbau bis zur „Empty nest"-Situation durch jeweils spezifische Entwicklungsaufgaben und Beziehungsthemen geprägt wird. Neben der Feststellung, in welcher Phase des *Familienzyklus* (Frevert et al., 1996; Combrinck-Graham, 1985) sich die Familie zum Zeitpunkt der Diagnosestellung sowie, falls diese länger zurückliegt, aktuell befindet, ist im Einzelfall zu prüfen, in welchem Maße die Krankheit und ihre Folgen mit den anstehenden familiären Entwicklungsaufgaben interferieren. Hierzu ist eine mehrgenerationale Sicht erforderlich, welche die im erweiterten Familiensystem miteinander verwobenen Entwicklungsthemen von Kindern, Eltern und Großeltern zueinander in Beziehung setzt (vgl. Frevert et al., 1996).

So vollzieht sich, wie in Abbildung 2 illustriert, die Ablösung eines Jugendlichen von seinem Elternhaus in der Adoleszenz zeitgleich mit der Umorientierung seiner Eltern in Sinnfragen, die sich aus einer rückblickenden Zwischenbilanz zu Beginn der Lebensmitte ergibt und die für die psychische Vorbereitung eines Lebens ohne eigene Kinder im gemeinsamen Haushalt nötig ist. Die adoleszente Ablösung der Kinder und die Bewältigung der so genannten „midlife-crisis" ihrer Eltern organisieren sich wiederum im idealtypischen Fall zeitgleich mit dem endgültigen Rückzug der Großeltern in

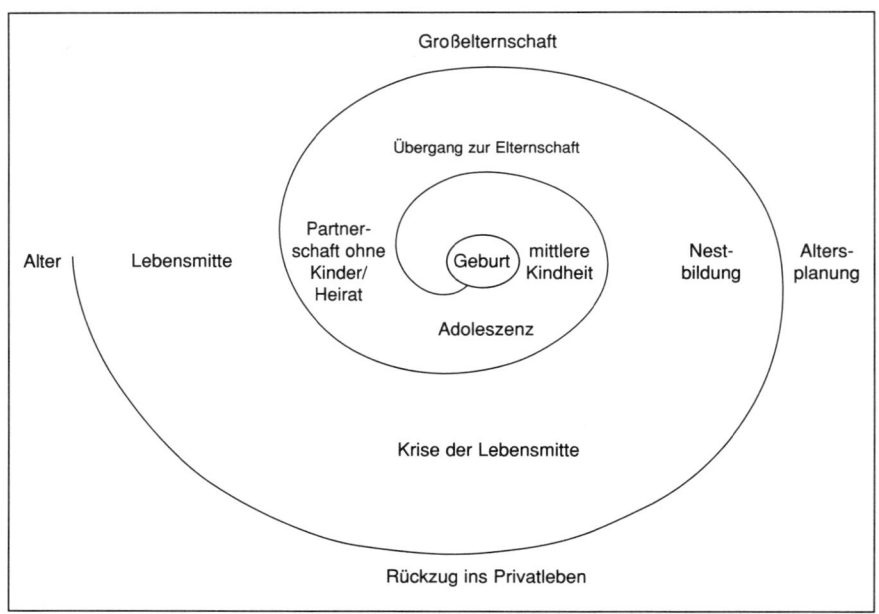

Abbildung 2:
Der familiäre Lebenszyklus
(aus Frevert et al., 1996, modifiziert nach Combrinck-Graham, 1985)

ihr Privatleben nach vollzogener Verabschiedung aus beruflichen und sozialen Rollen und Aufgaben. Diese Neuorganisation von individuellen Lebensbezügen innerhalb jeder Generation eines erweiterten Familiensystems wird in der Regel durch die Aktivierung des Bindungssystems und dem sich dadurch ergebenden Kohäsionsdruck, der entsteht, wenn ein Familienmitglied ernsthaft erkrankt (s. Kap. 2), nachhaltig beeinflusst, was wiederum Rückwirkungen auf die familiäre Krankheitsverarbeitung hat.

Individuelle Entwicklungsthemen

Ein weiterer wichtiger familiendiagnostischer Blickwinkel ergibt sich aus den *kindlichen Entwicklungsthemen*, die durch die elterliche Erkrankung berührt werden (s. Kap. 2.3). Hierbei spielt sowohl die Entwicklungsstufe des Kindes zum Zeitpunkt des Ausbruchs der Erkrankung als auch im weiteren Verlauf die jeweils aktuelle Entwicklungsstufe eine Rolle. So kann beispielsweise das Vorschulalter, in dem sich nach psychoanalytischer Auffassung im Beziehungsdreieck zwischen Eltern und Kind kindlich-sexuelle Triebwünsche auf den gegengeschlechtlichen Elternteil richten (ödipales Objekt) und in Folge dessen Rivalitätsgefühle gegenüber dem gleichgeschlechtlichen Elternteil bewältigt werden müssen (ödipaler Konflikt), als besonders vulnerable Entwicklungskonstellation gelten, wenn der gleichgeschlechtliche Elternteil von einer plötzlich auftretenden schweren Erkran-

84

kung betroffen ist. Hierzu trägt neben der beschriebenen ödipalen Konfliktkonstellation das für dieses Alter typische magische Denken des Kindes bei. Das Kind erlebt hierbei die Krankheit des gleichgeschlechtlichen Elternteils möglicherweise als Konkretisierung eigener Wünsche, diesen aus der gewünschten innigen Zweierbeziehung mit dem gegengeschlechtlichen Elternteil zu drängen, was schuldhaft verarbeitet wird und zu einer völligen Blockade aggressiver Impulse und Fantasien führen kann.

Fallbeispiel

Der 5-jährige Sven ist emotional sehr stark an seine Mutter gebunden. In der offensichtlich ambivalenten Beziehung zum Vater entladen sich immer wieder aggressive Impulse in Form von Wutausbrüchen, die durch ebenso mögliche Momente positiv getönter Nähe zwischen Vater und Sohn sowie durch spielerische Aggression in lustvoll erlebten „Ringkämpfen" kompensiert werden können. Als beim Vater unvorhergesehen ein bösartiger Blasentumor diagnostiziert wird und der Vater deswegen ins Krankenhaus muss, entwickelt Sven innerhalb weniger Tage eine schwere Zwangssymptomatik. Die Mutter stellt ihn bei einem Kinderpsychiater vor. In einer unverzüglich eingeleiteten einzelpsychotherapeutischen Kurzintervention über zehn Sitzungen gelingt es, im symbolischen Spiel die vor dem Ausbruch der väterlichen Erkrankung vorhandenen Wut- und Rivalitätsgefühle Svens gegenüber dem Vater im geschützten „als ob"-Raum auszudrücken und durchzuarbeiten. Durch einige wenige kindgerechte Deutungen gelingt es ferner, Sven seine ambivalente Gefühle gegenüber dem Vater bewusst zu machen, diese im Sinne eines „sowohl als auch" zu legitimieren und ihn so von seinen Schuldgefühlen zu entlasten. Daraufhin lösen sich die Zwangssymptome auf.

Ebenso kann eine bei einer seit längerer Zeit bestehenden elterlichen Erkrankung kompensierte familiäre Situation krisenhaft irritiert werden, wenn das Kind sich mit neuen Entwicklungsthemen auseinandersetzt, wie beispielsweise mit jugendlichen Abgrenzungs- und Ablösungswünschen in der Pubertät nach einer Zeit der Identifikation mit einer fürsorglich sich um den kranken Elternteil kümmernden Haltung während des Latenz-Alters („Ausbruchsschuld", s. Kap. 2.3).

Die *Mehrgenerationenperspektive* kann sehr hilfreich sein, um transgenerational tradierte innere Arbeitsmodelle für den Umgang mit krisenhaften Lebensereignissen sowie mit Krankheit, Trauer und Verlust aufzudecken und zu verstehen. Diese sind den Eltern oftmals nicht bewusst. In unserer von ökonomischer Sicherheit und hohem medizinischen Versorgungsstandard geprägten spätindustriellen Welt ist es eher die Regel als die Ausnahme, dass Menschen im mittleren Erwachsenenalter sich in ihrem bis-

Unbewusste innere Arbeitsmodelle für den Umgang mit Verlust und Trauer

herigen Leben kaum oder gar nicht mit einer existenziell bedrohlichen Lebenskrise auseinandersetzen mussten. Insbesondere im Lebensabschnitt der Familie, in dem Eltern mit jüngeren Kindern zusammen leben, trägt die Anteilnahme an der Entwicklung der Kinder, die oft zusammenfällt mit dem Erreichen von beruflicher Etablierung und ökonomischer Eigenständigkeit, dazu bei, dass zukunftsorientierte Lebensentwürfe im Vordergrund des Selbsterlebens und Weltverständnisses stehen. Die Diagnose einer ernsthaften oder lebensbedrohlichen Krankheit kann diesem „erwachsenen Lebensfrühling" ein jähes Ende bereiten, für dessen Bewältigung keine bewussten inneren Arbeitsmodelle für den Umgang mit Krise, Gefahr und Verlust zur Verfügung stehen. In diesem Falle werden Bewältigungsmuster vorangegangener Generationen unbewusst übernommen (Boszormenyi-Nagy & Sparke, 1981). Dies kann wiederum dazu führen, dass Ehepartner in der Auseinandersetzung mit der neu eingetretenen Situation zu sehr unterschiedlichen individuellen Coping-Strategien greifen und sich dabei gegenseitig nicht mehr verstehen. In der Beratung ist es daher hilfreich, im Elterngespräch eine Genogramm-Anamnese zu erheben und gezielt danach zu fragen, welche Schicksalsschläge und Verlusterlebnisse es in der früheren Familienvorgeschichte gegeben hat (z. B. im Zweiten Weltkrieg), und was die heutigen Eltern darüber wissen, wie ihre eigenen Eltern und Großeltern mit diesen Herausforderungen des Schicksals umgegangen sind. Hierdurch können transgenerational tradierte familiäre Coping-Stile aufgedeckt und bewusst gemacht werden, was beiden Eltern hilft, ihr eigenes Coping-Verhalten sowie das des Partners besser zu verstehen und gegebenenfalls funktionalere Muster zu entwickeln.

Hierarchien und Rollenerwartungen

Ferner ist es sinnvoll, eine diagnostische Einschätzung der *Familienstruktur* vorzunehmen. Hierzu gehört das Rollenverständnis des Elternpaares vor Ausbruch einer Erkrankung und dessen eventuelle Neuorganisation aufgrund der Erkrankung, ebenso wie die Hierarchien und Rollenerwartungen alle Familienmitglieder betreffend, die oftmals durch die Krankheit eines Elternteils stark durcheinandergeraten können und neu reguliert werden müssen. Dies ist insbesondere dann der Fall, wenn dem erkrankten Elternteil bislang eine besonders starke und die Geschicke der Familie bestimmende Rolle im strukturellen Gefüge der Familie zukam.

Zukunftsentwurf

Schließlich ist für das Verständnis dessen, wie und wodurch die Familie sich im einzelnen belastet fühlt und welche Coping-Strategien sie entwickelt hat von zentralem Interesse, wie der *familiäre Zukunftsentwurf* vor Beginn der Erkrankung ausgesehen hat und wie er sich aktuell unter dem Eindruck der Erkrankung gestaltet.

Die folgende Auflistung enthält Vorschläge für diagnostische Fragen zu den einzelnen oben ausgeführten familiendiagnostischen Fenstern, die bei der jeweiligen Exploration hilfreich sein können.

Tabelle 4:
Diagnostische Fragen zu familiendiagnostischen Fenstern in der medizinischen
Familientherapie

Elterliche Krankheitsanamnese	– Wie haben beide Eltern auf die Eröffnung der Diagnose für den kranken Elternteil reagiert? – Wie hat der kranke Elternteil bislang seine Krankheitssymptome erlebt und verarbeitet? – Welche Erfahrungen haben die Eltern bisher mit medizinischen Behandlungen und Krankenhausaufenthalten gemacht? – Wie haben beide Eltern gegebenenfalls auf Symptomverbesserungen und -verschlechterungen sowie auf Schübe oder Rückfälle reagiert? – Wie wird derzeit die Prognose der elterlichen Erkrankung von den behandelnden Ärzten eingeschätzt? – Wie und worüber tauschen sich beide Eltern im Hinblick auf die Krankheit und ihre Prognose aus? – Wie sprechen die Eltern mit vertrauten Personen ihres erwachsenen sozialen Umfeldes über die Erkrankung und ihre Prognose?
Familiäre Wirklichkeit	– Wie hat sich der Familienalltag durch die elterliche Erkrankung verändert? – Welchen Aufwand an Zeit und Energie einzelner Familienmitglieder bindet die Erkrankung und ihre Behandlung, z. B. durch medizinische Maßnahmen, Arztbesuche, Krankenhausaufenthalte, Pflege etc.? – Wie belastet erlebt sich die Familie insgesamt durch die notwendige Alltagsbewältigung? – Gibt es Bereiche des gemeinsamen Familienlebens, in denen die elterliche Erkrankung keine Rolle spielt? – Welche zusätzlichen Aufgaben und Pflichten haben die Kinder in der Familie aufgrund der elterlichen Erkrankung zusätzlich übernommen? – Wieviel Zeit bleibt den einzelnen Familienmitgliedern neben der Alltagsbewältigung für selbstbestimmte Freizeitaktivitäten außerhalb der Familie?
Familienzyklus	– In welcher Phase des familiären Lebenszyklus befand sich die Familie zu Beginn der elterlichen Erkrankung? – In welcher Phase des familiären Lebenszyklus befindet sich die Familie aktuell? – Gibt es eine im aktuellen Familienleben präsente Großelterngeneration? – Wie hat sich möglicherweise der Umgang der Generationen untereinander in der erweiterten Großfamilie seit Bestehen der elterlichen Erkrankung verändert? – Gibt es durch atypische Altersabstände zwischen Geschwistern, Ehepartnern oder zwischen Eltern und Kindern eine atypische Konstellation parallel zu bewältigender lebenszyklischer Entwicklungsthemen in der Familie?

Kindliche Entwicklungsthemen	– In welcher Entwicklungsphase befanden sich die Kinder in der Familie zu Beginn der elterlichen Erkrankung? – In welcher Entwicklungsphase befinden sich die Kinder aktuell? – Gibt es seit Beginn der elterlichen Erkrankung Hinweise für von Kindern nicht altersangemessen bewältigte Entwicklungsaufgaben?
Mehrgenerationenperspektive	– Welche traumatischen Ereignisse und Erlebnisse hat es in der Entwicklung der Familie über die Generationen gegeben und wie wurden diese verarbeitet? – Finden sich in der Familiengeschichte tragische Todesfälle und andere Verlusterlebnisse? – Wie können die Familienmitglieder Trauer und andere mit Verlust verbundene Gefühle zulassen und ausdrücken? – Entwickelten die Eltern ihren bewussten Lebensstil und familiären Lebensentwurf vorwiegend in Identifikation oder in Gegenidentifikation zu ihren Ursprungsfamilien? – Welche aktuellen Verbindungen bestehen zwischen der aktuellen Kernfamilie und den jeweiligen Ursprungsfamilien beider Eltern?
Familienstruktur	– Welche expliziten und möglicherweise impliziten Rollen werden den einzelnen Familienmitgliedern zugeschrieben? – Gab es Veränderungen in der Rollenverteilung seit Auftreten der elterlichen Erkrankung? – Mit welchem mütterlichen oder väterlichen Selbstkonzept definierte der kranke Elternteil seine Rolle als Vater oder Mutter in der Familie? – In wieweit konnte dieses väterliche oder mütterliche Selbstkonzept im Familienleben seit Auftreten der Erkrankung aufrechterhalten werden oder in wieweit musste es modifiziert werden? – Gab es Einbrüche in der Wahrnehmung von Stärke oder Autorität des erkrankten Elternteils durch die restlichen Familienmitglieder? – Welche Persönlichkeitsmerkmale oder besonderen Fähigkeiten hat der erkrankte Elternteil zum Zeitpunkt der Partnerwahl für seinen Partner verkörpert? – Wie hat sich vor diesem Hintergrund möglicherweise die Rollenverteilung innerhalb der Partnerschaft durch die Erkrankung verändert?
Familiärer Zukunftsentwurf	– Wie sah der auf die Zukunft gerichtete Lebensentwurf der Familie vor Auftreten der elterlichen Erkrankung aus? – Welche Zukunftsperspektiven musste die Familie aufgrund der elterlichen Erkrankung revidieren? – Was wäre aus Sicht der Eltern in ihrem Leben vielleicht im Leben anders gelaufen, wenn die Krankheit nicht wäre? – Gibt es Delegationen unerfüllter Lebensziele der Eltern auf ihre Kinder?

Die beschriebenen diagnostischen Fenster sind in jedem Einzelfall unterschiedlich zueinander zu gewichten. Mal ist der Blick durch das eine Fenster diagnostisch besonders aufschlussreich, mal der Blick durch ein anderes. In jedem Falle sollte zu Beginn eines Beratungsprozesses versucht werden, ein Verständnis der familiären Bewältigungsstrategien und -stile zu entwickeln, was wir die *„Coping-Diagnose der Familie"* nennen, die sich meist aus den „Coping-Diagnosen" beider Eltern zusammensetzt. In einem Familiensystem mit Kindern, das sich mit einer existenziellen Stress-Belastung auseinandersetzt, orientieren sich Kinder am Coping-Verhalten der Eltern, da diese als Bindungsfiguren das Modell für den Umgang mit Gefahr verkörpern (Bowlby, 1988). Erst wenn der von beiden Eltern wesentlich geprägte familiäre Coping-Stil verstanden ist, der sich innerhalb eines breiten Spektrums lebensgeschichtlich gewachsener persönlicher Stile bewegen kann, ist der Bezugsrahmen klar, in dem sich kindliches Coping-Verhalten entwickelt und organisiert. Die inneren Arbeitsmodelle der Eltern für die Bewältigung von krisenhaften Lebenssituationen werden so zu modellhaften äußeren Arbeitsmodellen, an denen sich die Kinder orientieren. Diese werden vom Kind mit den in eigenen Bindungserfahrungen wurzelnden bereits vorhandenen inneren Arbeitsmodellen in Beziehung gesetzt und schließlich zu einem eigenen Coping-Modell integriert.

5.2.2 *Dialogische Psychoedukation*

Für Beratungskonzepte, die darauf abzielen, Eltern und Kinder in einer möglichst funktionalen Bewältigung einer ernsthaften oder chronischen Erkrankung zu unterstützen, spielen psychoedukative Elemente eine wichtige Rolle. Unter Psychoedukation werden hier alle Interventionen verstanden, bei denen die Vermittlung von informativem Wissen, welches für den Umgang mit der durch die elterliche Erkrankung geprägten familiären Belastungssituation als hilfreich erachtet wird, im Vordergrund steht. Dies dient der kognitiven Orientierung aller Beteiligten als wichtige Grundvoraussetzung für eine nicht-traumatische Verarbeitung einer Belastungssituation (vgl. Fischer & Riedesser, 1999). Systemisch betrachtet lässt sich für die Psychoedukation in einer Beratungssituation das Therapeutensystem als *Experten-System* definieren, das auf der Basis seiner professionellen Expertise dem *Klienten-System* gezielt Wissen und Information zur Verfügung stellt. Für unseren Beratungskontext legen wir großen Wert darauf, dass dies nicht im Sinne eines einseitigen Experten-Gefälles geschieht. Dies würde die Abhängigkeit des Familiensystems vom Experten-System einseitig betonen. Bezogen auf die medizinische Diagnose und die für die Krankheit zur Verfügung stehenden Behandlungsmöglichkeiten sind Patienten letztlich darauf angewiesen, sich der medizinischen Expertise ihrer Behandler anzuvertrauen. Auch wenn sie die Möglichkeit haben, sich unabhängig medizinische Informationen zu verschaffen und zweite oder dritte Experten-Meinungen einzuholen, müssen sie, wenn die Entscheidung für eine Behandlung ansteht, sich darauf einlassen, diese in die Hände der Ärzte ihres Vertrauens zu legen. Ausgehend von dieser meist akzeptierten Erfahrung kommen Eltern nicht selten mit der Erwartung zur psychosozialen Beratung, sich in Fragen des Umgangs mit ihren Kindern ebenso „passiv" dem Expertenrat anzuvertrauen. Die Situation ist hier jedoch eine andere. Wenn es um die Integration der durch die Krankheit und ihre Behandlung entstehenden Stressoren in das Familienleben sowie um deren Auswirkungen auf die familiären Beziehungen geht, treffen in der Beratungssituation zwei Experten-Systeme aufeinander, die beidseitig vom Austausch ihres Wissens profitieren können. Aus diesem Grunde schlagen wir für die Aspekte des Informationsaustausches in der Beratungssituation den Begriff der *dialogischen Psychoedukation* vor. Gemeint ist hier in aller Regel der Austausch zwischen dem Therapeuten-System und den Eltern, wobei diese vom professionellen Wissen des Familien- oder Kindertherapeuten profitieren und diese wiederum vom Patientenwissen. Der beratende Therapeut benötigt hierzu u. a. in folgenden Bereichen entsprechendes Fachwissen:

Dialog zwischen zwei Experten- systemen

- *Altersgerechte Informationspolitik gegenüber dem Kind:* Ist im Grundsatz geklärt, in welchem Maße Eltern ihre Kinder über ihre Krankheitssituation und geplante Behandlungsmaßnahmen sowie deren Risiken und Nebenwirkungen aufklären wollen, bedarf es einer entwicklungspsychologisch fundierten Beratung, wie eine solche Aufklärung dem Alter des Kindes angemessen ist, damit das Kind die ihm gegebenen Informationen begreifen und verarbeiten kann.
- *Konzepte von Krankheit und Tod:* Um Eltern beraten zu können, wie sie über die Themen Krankheit und Tod mit ihren Kindern ins Gespräch kommen können, bedarf es eines entsprechenden Wissens darüber, welches Verständnis von Krankheit und Tod ein Kind in einem bestimmten Alter üblicherweise hat. Insbesondere ist hierfür wichtig zu wissen, ob ein Kind bereits abstrakte Vorstellungen entwickeln kann oder ob es sich an den Geschehnissen sehr konkretistisch orientiert (vgl. Kap. 2.3).
- *Lebenszyklische Schwellensituationen:* Ausgehend von einem fundierten Wissen über die jeweiligen Entwicklungsaufgaben, die von einem Kind im Übergang von einer Entwicklungsstufe zur nächsten üblicherweise zu bewältigen sind, können Eltern für besondere Erschwernisse bei der kindlichen Bewältigung einer elterlichen Erkrankung gezielt sensibilisiert werden. Wichtige Schwellensituationen sind in diesem Zusammenhang die Eingliederung im Kindergarten und die Einschulung, die bei einer normalen Entwicklung einen wichtigen Schritt der Loslösung und Individuation von den Eltern bedeuten und vom Kind subjektiv als positiv besetzter Autonomiegewinn erlebt werden. Dies ist oft nicht möglich, wenn durch existenzielle Angst um die körperliche Unversehrtheit des kranken Elternteils Trennungs- und Verlustängste aktiviert werden.
- *Umgang mit dem medizinischen System:* Das Krankheitserleben und die Krankheitsverarbeitung der Eltern können im Einzelfall stark geprägt sein vom Gefühl, eine „Odyssee" durchlebt zu haben. Die Klärung bis-

heriger Erfahrungen mit dem medizinischen System ist wichtig und hilfreich, um Ängste und Erwartungen gegenüber dem professionellen Helfersystem einschätzen zu können. Auch wenn es hierbei wichtig ist, die Eigenständigkeit eines psychosozialen Hilfsangebotes zu verdeutlichen, kommt psychosozialen Helfern dennoch oft die Rolle zu, als Lotsen in einer aus Patientensicht bestehenden Wirrnis des medizinischen Systems zu fungieren. Hierbei ist besonders darauf zu achten, dass man sich als Therapeut nicht in die Beurteilung medizinischer Behandlungsmaßnahmen einmischt. Gleichwohl ist das im Arbeitsfeld der psychosozialen Medizin erworbene Wissen über das medizinische Versorgungssystem immens hilfreich, um Patienten in der Beratung dabei zu unterstützen, sich darin zurechtzufinden und Gefühle des passiven Ausgeliefertseins, die eine aktive Bewältigungsstrategie verhindern, abzubauen. Nicht selten steht eine solche Unterstützung der Eltern im Umgang mit dem medizinischen System am Anfang der Beratung und öffnet erst den Raum für emotionale Beziehungsthemen.

Der Therapeut als „Lotse" durch das medizinische System

- *Psychosoziales Unterstützungssystem:* Ebenso wichtig ist es, den Beratungskontext mit dem psychosozialen Hilfsangebot für Familien vernetzt zu betrachten und auf der Basis sorgsam gestellter Indikationen die Familie auch über ergänzende und weiterführende Möglichkeiten der sozialen Unterstützung oder psychotherapeutischen Begleitung zu beraten.
- *Spezifisches Krankheitswissen:* Auch wenn es wichtig ist, von Anfang an gegenüber der Familie klarzustellen, dass man als Vertreter des psychosozialen Hilfssystems kein Alternativ-Experte für medizinische Belange sein kann, ist spezifisches Krankheitswissen dennoch unabdingbar. Hierbei geht es nicht darum, in potenzieller Konkurrenz gegenüber den medizinischen Behandlern zu treten, sondern in erster Linie darum, krankheitsspezifische Belastungen und ihre prozesshafte Verarbeitung auf Seiten der Patienten und Familien gut zu kennen (vgl. Kap. 3).

Patienten und Angehörige haben andererseits in bestimmten Bereichen, die den Umgang mit ihrer Krankheit betreffen, einen Wissensvorsprung gegenüber dem therapeutischen System. Diesen in der Beratungssituation gezielt zu erfragen und zu nutzen ist nicht nur bereichernd für die Therapeuten, sondern stützt auch das Kompetenzerleben der Patienten, indem sie als Experten in eigener Sache gesehen und respektiert werden. Diese Expertise der Patienten, über die in der dialogischen Psychoedukation ein Austausch stattfinden sollte, erstreckt sich u. a. auf folgende Bereiche:

Patient als Experte in eigener Sache

- *Eigene Krankheitsbewältigung:* Patienten wissen meist sehr genau, welche krankheitsbedingten Situationen für sie besonders belastend sind und welcher Umgang mit ihrer Krankheit für sie selbst stimmig und hilfreich ist. Diesen mit einer therapeutischen Haltung zu erfragen, die die Expertise des Patienten in eigener Sache würdigt, ist für eine individuelle Interventionsplanung von großem Wert.

– *Selbsthilfesystem:* Oft sind Patienten, insbesondere wenn sie seit längerem krank sind, über das Netzwerk von Selbsthilfeorganistationen und -gruppen informiert und verfügen über dezidierte Erfahrungen damit. Ärzte und Therapeuten wissen hier über die Existenz dieser Organisationen hinaus oft vergleichsweise wenig Bescheid. Zudem erwarten Patienten aus Erfahrung und Gewohnheit oft, dass sich professionelle Helfer insbesondere im medizinischen System nicht gezielt für ihre diesbezüglichen Erfahrungen interessieren und lassen sie deshalb unerwähnt. Das Erfragen bisheriger Erfahrungen der Patienten mit dem Selbsthilfesystem bereichert ebenfalls das Wissen der Therapeuten über Möglichkeiten und Grenzen der Hilfen für Kranke außerhalb des professionellen Systems und bestärkt die Patienten in ihren eigenständigen Bemühungen um Vernetzung. Sie wirkt zudem einer möglicherweise latenten Befürchtung der Patienten entgegen, ihr Arzt oder Therapeut halte möglicherweise nicht allzu viel von nicht-professioneller Hilfe.

– *Patientenorganisationen:* Das Gleiche gilt für die Vernetzung mit Patientenorganisationen, die öffentlich die Interessen von Patientengruppen vertreten und ihren Mitgliedern über Rundbriefe und Mitgliederzeitschriften jeweils aktuelle Informationen zu Behandlungsmöglichkeiten und -erfahrungen anbieten sowie Foren zum Austausch unter Betroffenen bieten. Auch über die Angebote dieser Patientenorganisationen sind professionelle Helfer meist weniger informiert als die Patienten selbst und können von deren Erfahrungswissen für ihre Beratungskompetenz profitieren.

– *Laiensystem:* Viele Patienten mit chronischen Krankheiten suchen sich Hilfe und Rat bei nicht-medizinischen Helfern, oft in Ergänzung zu ihrer schulmedizinischen Behandlung. Hierzu gehören sowohl nicht-ärztliche Angebote alternativer Heilmethoden, als auch religiöse und spirituelle Unterstützung. Da sie meist nicht sicher sein können, wie ihr jeweils behandelnder Arzt persönlich zu diesen nicht-medizinischen Hilfsangeboten steht, sparen sie ihre diesbezüglichen Erfahrungen oftmals aus Arztgesprächen aus, es sei denn, Ärzte fragen gezielt und interessiert danach. Dies überträgt sich wiederum meist automatisch auf die Gesprächssituation mit psychosozialen Helfern, wenn diese institutionell dem medizinischen Hilfssystem zugerechnet werden. Daher ist es für medizinische Familientherapeuten hilfreich, Erfahrungen der Patienten mit diesem Laiensystem ungeachtet ihrer eigenen persönlichen Meinung zu alternativen Heilmethoden oder ihrer religiösen oder spirituellen Weltanschauungen, mit einer interessierten und respektvollen Haltung zu begegnen,

– *Informationen über das Internet:* Sind Patienten Internet-Nutzer, so kann man in der Regel voraussetzen, dass sie sich regelmäßig und ausführlich online über sämtliche im Netz verfügbaren Informationen zu ihrer Krankheit, zu neuen Behandlungsansätzen, führenden Behandlungszentren sowie über Patientenberichte informieren. Hierzu gehören auch Foren und

92

Chatrooms für betroffene Patienten. Über die Möglichkeiten und jeweils aktuellen Trends zu krankheitsbezogenen Informationen über das Internet sind Therapeuten ebenfalls meist deutlich weniger informiert als die Patienten selbst, die oft regelmäßig viel Zeit drauf verwenden, in eigener Sache zu recherchieren und mit diesem Wissensvorsprung gegenüber dem Therapeuten in die Beratung kommen. Therapeuten tun auch hier gut daran, diese Ressource zu nutzen, und gegebenenfalls die erworbene Expertise der Patienten in die dialogische Psychoedukation einzubeziehen.

Im Chat erworbener Wissensvorsprung

- *Entwicklung und Persönlichkeit der eigenen Kinder:* Bevor Therapeuten ihr entwicklungspsychologisches Wissen wie oben beschrieben darauf verwenden, Eltern zu beraten, welchen lebenszyklischen Schwellensituationen sie besondere Beachtung im Hinblick auf die Vulnerabilität ihrer Kinder für krankheitsbezogene Stressoren schenken sollten, oder wie eine Aufklärung zur Situation für ein Kind altersgerecht gestaltet werden kann, empfiehlt es sich, sich aus den Schilderungen der Eltern ein Bild vom individuellen Wesen des Kindes zu machen. Eltern haben in aller Regel ein gutes Gespür, was für ihre Kinder besonders beunruhigend sein kann und wissen auch über typische Verhaltensweisen, die signalisieren, dass ihre Kind gerade etwas für sich alleine „ausbrütet", bestens Bescheid. Wenn sie die Erfahrung machen, dass sich Therapeuten bemühen, zunächst den Wissens- und Erfahrungsvorsprung der Eltern bei der Einschätzung, wie ihre Kinder auf seelische Belastungen reagieren, zu nutzen, bevor sie ihre entwicklungspsychologische Fachkenntnis in die Beratung einbringen, fühlen sie sich besser verstanden.

Eltern sind Experten für das Wesen ihrer Kinder

5.2.3 Psychotherapeutisches Beziehungsangebot

Wenn eine medizinischen Familienberatung oder -therapie u. a. zum Ziel hat, seelischen Anpassungsstörungen bei Kindern kranker Eltern vorzubeugen, werden neben den im vorangehenden Abschnitt beschriebenen psychoedukativen Elementen einige Techniken und Arbeitsweisen eingesetzt, die in ein im engeren Sinne psychotherapeutisches Beziehungsangebot eingebettet sein müssen, welches durch ein entsprechendes Setting dazu geeignet ist, den Familienmitgliedern besonderen Vertrauensschutz, Empathie und Sicherheit zu vermitteln. Die folgenden psychotherapeutischen Techniken sind hierbei besonders relevant:

- *Empathisches Spiegeln:* Wird aufgrund der Mitteilungen des Klienten oder Patienten eine besondere emotionale Belastung oder Zerrissenheit spürbar, die bislang noch nicht oder wenig ausgesprochen wurde (z. B. latente Schuldgefühle bei einem Jugendlichen gegenüber dem kranken Elternteil), so sind diese empathisch zu verwörtern, so weit möglich unter Verwendung der eigenen Worte des Gegenübers.
- *Stützen und Entlasten:* Wo immer möglich, sollte auf eine geäußerte emotionale Belastung der Versuch folgen, im Gesprächskontakt Entlastung

anzubieten, sei es durch geduldiges Zuhören, durch Hervorheben der Legitimation der gefühlten Belastung oder durch eine authentische Anerkennung dessen, was die betreffende Person durchlitten oder geschafft hat. Als wichtige Grundregel für die Gestaltung einer Intervention kann gelten, dass in jeder einzelnen Sitzung darauf zu achten ist, dass die Gesprächspartner mit dem subjektiven Gefühl der Entlastung aus dem Kontakt gehen können. Darin unterscheidet sich die Arbeitsweise bspw. von konfliktbearbeitenden aufdeckenden Therapien, in denen eine einzelne Sitzung durchaus auch einmal schmerzhaft und aufwühlend sein kann.

Spürbare Entlastung nach jedem „face to face"-Kontakt

– *Klären:* Es ist wichtig, auf ungeklärte Dinge, die sich im Gespräch zwischen den Zeilen mitteilen, zu achten, um gegebenenfalls innezuhalten und durch gezieltes Nachfragen Klärungen herbeizuführen. Wird es beispielsweise im Elterngespräch für den Therapeuten unklar, wie beide Partner eine von den Ärzten mitgeteilte infauste Prognose einer Krebserkrankung subjektiv verstehen, weil beide Partner mit diffusen Andeutungen über dieses Thema hinwegzugehen scheinen, ist die klärende Nachfrage, wie beide Partner die prognostische Einschätzung der Ärzte verstanden haben, angezeigt. So wird die subjektive Realität beider Partner, die durchaus divergieren kann, benennbar und besprechbar. Unklarheiten der subjektiven Realität vermitteln sich meist bei angstbesetzten Themen. Der Therapeut vermittelt in diesem Fall durch seine klärenden Nachfragen, die ebenso behutsam wie beharrlich gestellt werden sollten, seine einfühlsame Unerschrockenheit im Umgang mit den Ängsten des Gegenübers. Die dem psychotherapeutischen Beziehungsangebot innewohnende Botschaft, die dieses von den meisten Alltagsbeziehungen der Patienten unterscheidet, lautet hierbei: „Hier können auch schwierige und angstauslösende Themen offen angesprochen werden, ohne dass du dich darum kümmern brauchst, ob ich dadurch vielleicht zu sehr erschüttert werden könnte!" (vgl. das offene Ansprechen suizidaler Ideen bei selbstgefährdenden Patienten). Meist entspannt sich durch solche Klärungen sich diffus vermittelnder Gesprächsinhalte eine latent angespannte Gesprächsatmosphäre deutlich.

Einfühlsame Unerschrockenheit zeigen

– *Narrative entwickeln:* Angst und Stress auslösende Lebensereignisse, die einen Menschen unerwartet treffen, führen oft dazu, dass die Erinnerungen an die Abfolge von Geschehnissen fragmentiert nebeneinander stehen. Dies trifft besonders für Kinder und Jugendliche zu, und zwar umso wahrscheinlicher, je jünger sie sind. Solchermaßen fragmentierte Erinnerungsbruchstücke erschweren die Bewältigung potenziell traumatischer Lebensereignisse, indem sie das Gefühl von Ich-Kontinuität schwächen und die für traumatisches Erleben typischen Gefühle von Hilflosigkeit und Ausgeliefertsein gegenüber den Geschehnissen verstärken (Fischer & Riedesser, 1999). Es stützt daher die Ich-Kräfte des Betroffenen vor einer traumatischen Verarbeitung, wenn er mithilfe moderierender Nachfragen selbst kohärente Narrative entwickelt, die die Erinnerungsfragmente zu einer chronologisch stimmigen erlebten Geschichte zusammenfügen. Bei Kindern vor Eintritt in das kognitive Stadium formaler Operationen (unter 12 Jahren) hat es sich hierbei besonders bewährt, im Einzelgespräch die berichteten Erlebnisse (z. B. Geburt eines Geschwisterchens, längerer Krankenhausaufenthalt der Mutter, Umzug der Familie etc.) auf einem Blatt Papier entlang einer gezeichneten „Lebenslinie von Geburt bis heute" aufzutragen.

– *Lebensgeschichtliche Sinnzusammenhänge herstellen:* Intrapsychisch repräsentieren sich in Individuen im Laufe ihres Lebens vielschichtige Wechselbeziehungen zwischen belastenden Lebensereignissen, ihrer individuellen Verarbeitung sowie den jeweils gewählten Bewältigungsstrategien. Letztere entsprechen *inneren Arbeitsmodellen* von Problembewältigung, die sich in der eigenen Lebensgeschichte aus dem Erleben belastender Situationen, hierbei gemachten hilfreichen oder enttäuschenden Beziehungserfahrungen sowie der eigenen Verarbeitung der Erlebnisse gebildet haben. Es ist für Familienmitglieder, die sich mit der ernsten Krankheit eines Elternteils auseinandersetzen, hilfreich, wenn sie über ihre eigene Bewältigung der Situation reflektieren lernen und so ihren Coping-Stil in einem biographischen Sinnzusammenhang verstehen können. Bewältigungsmuster eines kranken Elternteils, die für den Ehepartner befremdlich oder gar kränkend sind, beispielsweise, wenn dieser sich zunehmend in der Beziehung abschottet, um Angstgefühle für sich alleine zu verarbeiten, können so vor dem Hintergrund früherer Lebenserfahrungen verstanden und reflektiert werden. Dies trägt dazu bei, dass Familienmitglieder, wenn sie sehr unterschiedlich mit der Situation umgehen, die Entstehung solcher Muster gegenseitig besser verstehen und akzeptieren können. Zudem wird durch die entstandene Selbstreflexion erst die individuelle Überprüfung möglich, inwieweit ein bislang unternommener Bewältigungsversuch, der in einer früheren traumatischen Lebenssituation vielleicht aufgrund fehlender zwischenmenschlicher Unterstützung durchaus angemessen oder subjektiv alternativlos war, für die aktuelle Situation, in der stützende Familienbeziehungen vorhanden sind, überdenkenswert ist, oder ob andere Bewältigungsstrategien verfügbar sind, an der die Familie mehr Anteil nehmen kann.

Fallbeispiel

Frau M., 41 Jahre, Mutter von drei Kindern zwischen zwei und sieben Jahren, ist an einer besonders bösartigen Form von Brustkrebs erkrankt, die nach einer Operation eine Hochdosis-Chemotherapie nötig macht. Diese ist körperlich sehr belastend und führt zu erheblichen Nebenwirkungen wie Übelkeit, Kopfschmerzen und Erschöpfung. Die Kinder nehmen die Belastung der Mutter war und reagieren mit vermehrter Unruhe und Angst. Der älteste Sohn Ludger hat oft Angst beim Einschlafen und äußert in nächtlichen Angstzuständen den Wunsch, bei den Eltern im Bett schlafen zu dürfen. Dies wird ihm von der Mutter konsequent verwehrt, die fürchtet, ihn durch Verwöhnung in seiner Entwicklung zu schädigen. Die Mutter selbst berichtet im Elterngespräch, sie bestehe ihrerseits bislang darauf, allein zu ihren chemotherapeutischen Behandlungen zu fahren. Obwohl diese sie an die Grenze ihrer körperlichen und seelischen Belastbarkeit bringen würden, habe sie sich bislang nicht zugestehen können, ihren Mann oder ihre beste Freundin darum zu bitten, sie zu begleiten. Ihr Ehemann gibt an, er habe seiner Frau schon mehrfach angeboten, sich von seiner Arbeit frei zu nehmen, um sie dorthin zu fahren und während der Behandlung bei ihr zu sein, jedoch habe seine Frau stets gemeint, dies sei nicht nötig. Als der Therapeut Frau M. fragt, welche Erinnerungen sie an ihre Kindheit habe, wann sie geweint habe, und wer dann bei ihr gewesen sei, um sie zu trösten, hält sie lange inne und meint schließlich, ihr falle keine einzige Erinnerung ein, in der sie als Kind geweint habe. Der Therapeut fragt nach, ob sie sich erinnern könne, als Kind Angst gehabt zu haben. Nach kurzem Nachdenken erzählt Frau M. folgende Begebenheit:

„Als wir Kinder waren, sind meine Eltern schon sehr früh regelmäßig am Wochenende abends ausgegangen und haben meinen kleinen Bruder und mich zuhause allein gelassen. Ich war vielleicht acht oder so und war die Ältere. Meine Eltern haben mir eingeschärft, dass ich auf meinen Bruder aufpassen muss. Sie sagten: ‚Hier ist das Telefon, aber ruf uns nur an, wenn es wirklich wichtig ist.' Ich hab gedacht, ich darf nur anrufen, wenn etwas Schlimmes passiert ist oder so. Jedenfalls nicht, wenn ich einfach nur Angst habe. Und ich hatte immer schreckliche Angst allein mit meinem Bruder zuhause zu sein. Das musste ich dann ganz allein mit mir abmachen. Ich kann mich nicht erinnern, dass ich jemals meine Eltern angerufen hab."

Im weiteren Gespräch lässt sich herausarbeiten, wie Frau M. im Laufe ihres Lebens durch diese und ähnliche Erfahrungen als Kind das Verbot verinnerlicht hat, ihre Bedürftigkeit nach Anlehnung und Trost in Situationen, in den sie sich schwach fühlt oder ängstlich ist, zuzulassen oder gar zu äußern. Auch ihre vielleicht allzu strikte Haltung gegenüber den aktuellen Anklammerungsbedürfnissen ihres ängstlichen Sohnes lässt sich vor diesem Hintergrund offen hinterfragen.[4] Es kostet Frau M. spürbare Überwindung, im Beisein ihres Mannes ihren Wunsch nach seiner Nähe bei der Chemotherapie auszusprechen. Erst nach mehrmaliger Bestätigung durch den Therapeuten und ihren Mann, dass dies ein menschlich völlig nachvollziehbarer und der Stresssituation angemessener Wunsch sei, lässt sie sich mit dem sichtlichen Gefühl der Entlastung auf die Vorstellung ein, dieses Bedürfnis künftig mehr in die Partnerbeziehung einzubringen.

---

4 Bindungstheoretisch betrachtet handelt es sich hier in ausgeprägter Form um einen ängstlich-vermeidenden Bindungsstil (Typ A nach Ainsworth et al., 1978, bzw. Main et al., 1985)

5.3 Das Hamburger COSIP-Beratungskonzept

5.3.1 Entstehung und Kontext

Im Sommer 1999 eröffneten wir an der Klinik für Kinder- und Jugendpsychiatrie und Psychotherapie des Universitätsklinikums Hamburg-Eppendorf als Spezialsprechstunde unserer Institutsambulanz die Beratungsstelle „Kinder körperlich kranker Eltern," die sich zunächst vorwiegend aus Spendengeldern finanzierte.[5] In flexiblen Settings, zu denen neben intitialen supportiven Elterngesprächen bedarfsorientiert sowohl Einzelsitzungen mit Kindern, wie auch Familiengespräche gehören, wird hier betroffenen Familien eine präventive Intervention angeboten, die sowohl psychoedukative als auch psychotherapeutische Elemente enthält (siehe Kap. 5.2). Ein Ausgangspunkt war unsere langjährige klinische Erfahrung, dass bei behandlungsbedürftigen Störungen in der Kinder- und Jugendpsychiatrie die körperliche Erkrankung eines Elternteils in der Vorgeschichte unserer Patienten überzufällig häufig eine gewichtige Rolle zu spielen schien, wobei behandlungsbedürftige Symptome oftmals erst nach einer mehrjährigen Latenz nach einer nicht hinreichend gelungenen Bewältigung der elterlichen Krankheit aufzutreten schienen. Ziel war, ein möglichst niedrigschwelliges präventiv ausgerichtetes Beratungsangebot für Familien mit einem körperlich kranken Elternteil zu schaffen, bei dem die Inanspruchnahme bereits durch die ernsthafte elterliche Erkrankung und die damit einhergehende familiäre Belastungssituation legitimiert sein soll, völlig unanhängig davon, ob ein Kind in der Familie psychisch auffällig ist oder nicht. Dies entspricht unseren Auffassungen zur symptomunabhängigen Indikationsstellung für präventiv psychotherapeutische Maßnahmen bei potenziell traumatogenen Belastungs- und Risikokonstellationen (Romer & Riedesser, 1999). Die Ansiedelung dieses Beratungsangebotes innerhalb einer kinder- und jugendpsychiatrischen Universitätsklinik hatte sowohl Vor- als auch Nachteile. Ein wichtiger Vorteil bestand in der Möglichkeit der Vernetzung mit somatischen Behandlungseinheiten innerhalb unserer Universitätsklinik (onkologische Abteilungen, Einrichtung für Knochenmarktransplantation, MS-Sprechstunde etc.), denen wir – von medizinischer Institution zu medizinischer Institution – Konsil- und Liaisondienste für ihre Patienten mit minderjährigen Kindern anbieten. Dieser institutionelle Rahmen einschließlich der Parallelität der hierarchischen Systeme (z. B. ersichtlich in Sondierungsgesprächen zwischen leitenden Ärzten) erleichterte die Implementierung des Beratungsangebotes und dessen Akzeptanz von Seiten der somatischen Liaisonpartner. Ein Nachteil bestand darin, dass ratsuchende Familien eine psychiatrische Institution in Anspruch nehmen mussten, ohne ein definierbares psychiatrisches Problem zu haben, was der gewünschten Niedrigschwelligkeit zu-

Vor-überlegungen

Vor- und Nachteile des institutionellen Kontexts

---

5 Siehe auch Danksagung S. 3

nächst entgegenstand. Hier erwies sich ein offensiver Umgang mit vermuteten latenten Ängsten der Patientenfamilien vor einer „Psychiatrisierung" bei körperlicher Krankheit durch eine breit angelegte Öffentlichkeitsarbeit, die den präventiven Charakter des Angebotes hervorhob, als hilfreich und notwendig. In den Jahren 2002 bis 2004 wurde die Beratungsstelle im Rahmen des COSIP-Projektes zur Versorgungsforschung von der EU gefördert, was die personellen Kapazitäten erweiterte und eine Ausweitung des Angebotes insbesondere im Bereich der Liaison-Kooperationen mit somatischen Behandlungseinheiten erlaubte[6]. In dieser Zeit wurde die Beratungsstelle zudem überregional zunehmend bekannt. Seit Abschluss des COSIP-Projektes im Frühjahr 2005 besteht die Beratungsstelle unter dem mittlerweile bekannten Namen „COSIP" als Spezialsprechstunde fort. Neben Familien, die sich selbst an uns wenden, werden körperlich kranke Patienten mit minderjährigen Kindern von ihren behandelnden Ärzten oder Psychotherapeuten an die Beratungsstelle verwiesen.

5.3.2 Interventionsziele

Die zehn Ziele des COSIP-Beratungskonzepts

Auf der Basis theoretischer Grundannahmen, empirischer Befunde und klinischer Erfahrung wurden eine Reihe sinnvoller Beratungsziele festgelegt, die für die Prävention seelischer Störungen bei Kindern körperlich kranker Eltern sinnvoll scheinen (Romer et al., 2005). Von diesen wiederum werden hier zehn Interventionsziele ausgeführt, die sich in einer eigenen Evaluationsuntersuchung aus Sicht der befragten Eltern, Kinder und Therapeuten als relevant erwiesen (Paschen et al., 2007, in Druck). So gilt als einer der wichtigsten protektiven Faktoren die *offene Kommunikation über die Erkrankung* innerhalb der Familie, die wesentlich zu einer positiven Anpassung beitragen kann (Siegel et al., 1996; Lewis et al., 1985; Cohen et al., 1977; Steck et al., 1999). Betroffene Familien tun sich hiermit oftmals schwer (Lewandowski, 1996). Bei Krebserkrankungen mit terminaler Prognose konnte gezeigt werden, dass insbesondere jüngeren Kindern oft keinerlei Informationen oder Erklärungen gegeben wurden (Siegel et al., 1996). Verantwortlich hierfür ist vermutlich die Angst vieler Eltern, ihre Kinder mit der bedrohlichen Realität zu konfrontieren. Eine weitere Ursache der unzureichenden Kommunikation kann in der Unterschiedlichkeit der Coping-Strategien jedes Familienmitgliedes begründet liegen. So gilt es, in der Beratung, einen *flexiblen Umgang mit divergenten Bedürfnissen* zu fördern und jedem Einzelnen zunächst einmal zu verdeutlichen, dass vielleicht jedes Familienmitglied anders mit der Situation umgeht. Durch Ver-

---

6 Eine ausführliche qualitative Analyse der Erfahrungen bei der Implementierung von speziellen Konsil- und Liaisondiensten für körperlich ernsthaft erkrankte Eltern mit minderjährigen Kindern ist anderweitig publiziert (Romer et al., 2007).

änderungen im familiären Rollengefüge kann es ferner dazu kommen, dass Kinder vermehrt Verantwortungen der Eltern übernehmen, beispielsweise indem sie kleinere Geschwister beaufsichtigen, in die Pflege des erkrankten Elternteils eingebunden sind oder den regressiv bedürftigen kranken Elternteils „bemuttern". Mit Blick auf die in Kapitel 2.2 beschriebene Tendenz, dass Kinder kranker Eltern häufig parentifiziert werden, ist die *Reduktion altersunangemessener Parentifizierung* erklärtes Interventionsziel. Häufig sind beide Eltern für ihre Kinder emotional deutlich weniger verfügbar. Dies kann zu einer nachhaltigen Verunsicherung ihrer Elternkompetenz führen (Lewandowski, 1992). Daher sind die *Stützung des elterlichen Kompetenzerlebens* sowie der *Verbesserung der emotionalen Verfügbarkeit* elternbezogene Ziele. Bezogen auf die Kinder steht die *Verbesserung ihrer kognitiven Orientierung* oft am Anfang der Beratung. Diese soll dem einzelnen Kind dabei helfen, die Situation zu begreifen und soll Ohnmachtsgefühlen des passiven Ausgeliefertseins an die äußeren Belastungsfaktoren entgegenwirken (Fischer & Riedesser, 1999). Von Seiten der Kinder wird im Umgang mit einer schweren elterlichen Erkrankung die subjektiv erlebte Kontrollierbarkeit meist gering eingeschätzt, was zu einem beeinträchtigten Gefühl der Selbstwirksamkeit führt. In der Folge werden oft passive Bewältigungsstrategien gewählt, die sich in Rückzugs- und Vermeidungsverhalten äußern. Die Ermöglichung einer *aktiven Bewältigungsstrategie,* z. B. durch Informationssuche, bewusste Suche nach emotionaler Unterstützung bei vertrauten Personen oder durch Einbettung der Geschehnisse in ein eigenes sinngebendes Narrativ (Reframing) fördert ein funktionales Stressmanagement (Compas et al., 1996) und ist deshalb ebenfalls ein erklärtes Ziel der Beratung. Daneben ist es in Familien, in denen ein Elternteil körperlich so ernst erkrankt ist, dass die Möglichkeit besteht, dass er an den Folgen der Krankheit in absehbarer Zeit sterben wird, wichtig zu überlegen, in welcher Weise ein Kind auf diese traurige Realität vorbereitet werden kann. Es wurde wiederholt gezeigt, dass es vorteilhaft ist, wenn Kinder rechtzeitig über den möglichen Tod der Eltern aufgeklärt werden (Christ, 2000; Saldinger et al., 1999). Indem sich ein Kind in seiner Vorstellung und in Gesprächen damit auseinandersetzt, kann es sich auf das potenziell traumatische Ereignis einstellen, angemessen Abschied nehmen, Fragen stellen und sich insgesamt mehr in die Themen und Gefühle, die die Familie bewegen, einbezogen fühlen (Saldinger et al., 1999). Daher ist in Fällen, in denen der Tod eines Elternteils droht oder bevorsteht, die *antizipierende Trauerarbeit* des Kindes von zentraler Bedeutung. Bestehen *ambivalente Gefühle* eines Kindes gegenüber einem vom Tod bedrohten Elternteil, sind diese nur schwer integrierbar und werden meist extrem schuldhaft verarbeitet, bzw. erschweren nachhaltig den späteren Trauerprozess. Ein empathisches Bewusstmachen und Legitimieren unterschiedlich emotional besetzter Anteile in der Beziehung zu beiden Eltern als normales Phänomen einer lebendigen Eltern-Kind-Beziehung als erster Schritt zu deren *Integration* erscheint daher als Beratungsziel geeignet, um betroffene Kinder

Ziele		Diagnostische Fragen
die Familie betreffend:	– Offenere Kommunikation über die elterliche Erkrankung	– Wie offen sprechen die Eltern im Erwachsenensystem (Partner/Freunde) über die Erkrankung und worüber? – Was wurde den Kindern bisher mitgeteilt und was nicht? – Welche Überlegungen haben die Eltern hinsichtlich ihrer „Informationspolitik" gegenüber den Kindern angestellt?
	– flexiblerer Umgang mit divergenten Bedürfnissen einzelner Familienmitglieder – Reduzierung altersunangemessener Parentifizierung	– Wie werden Bedürfnisse einzelner Familienmitglieder innerhalb der Familie wahrgenommen? – Wie wird auf unterschiedliche Bedürfnisse einzelner Familienmitglieder eingegangen? – In welchem Maße übernehmen Kinder Aufgaben oder Verantwortung von Erwachsenen? – Inwieweit scheint dies altersangemessen/altersunangemessen?
die Eltern betreffend:	– Stützung des elterlichen Kompetenzerlebens	– Inwieweit fühlt sich der gesunde Elternteil im Umgang mit seinem Kind/seinen Kindern kompetent? – Inwieweit fühlt sich der kranke Elternteil im Umgang mit seinem Kind/seinen Kindern kompetent?
	– Erhöhung der emotionalen Verfügbarkeit der Eltern	– Inwieweit kann der gesunde Elternteil angemessen auf die Gefühle seines Kindes/seiner Kinder eingehen? – Inwieweit kann der kranke Elternteil angemessen auf die Gefühle seines Kindes/seiner Kinder eingehen?
das Kind betreffend:	– bessere kognitive Orientierung	– Was hat das Kind von den durch die Erwachsenen gegebenen Informationen zur elterlichen Erkrankung bisher verstanden?
	– Legitimierung eigener Gefühle und Bedürfnisse	– Welche Bedeutung misst das Kind eigenen Gefühlen bei? – Inwieweit gestattet sich das Kind, eigene Bedürfnissen zu benennen/ihnen nachzugehen?
	– aktiver Bewältigungsmodus	– Welche Coping-Strategien stehen dem Kind zur Verfügung, um mit Problemen, die durch die elterliche Erkrankung entstehen, zurecht zu kommen?
	– Integration ambivalenter Gefühle	– Inwieweit kann das Kind ambivalente Gefühle gegenüber dem kranken Elternteil bei sich wahrnehmen und sie ggf. ausdrücken?
	– Unterstützung antizipierender Trauerarbeit	– Inwieweit beschäftigt sich das Kind mit dem möglichen Verlust des erkrankten Elternteils?

von latenten Schuldgefühlen zu entlasten und so einen angemessenen Trauerprozess zu ermöglichen. Für Kinder kann zudem die vermehrte Übernahme von Verantwortung und Aufgaben im Haushalt bedeuten, dass ihnen weniger Zeit für altersgemäße Beschäftigungen mit Gleichaltrigen bleibt (Hoover et al., 1957; Litman, 1974; Yuditsky & Kenyon, 1979). In der Beratung werden die Kinder daher darin bestärkt, dass ihre *eigenen Bedürfnisse* die sie unabhängig von den Eltern haben, legitim sind.

Tabelle 5 zeigt in einer Auflistung die zehn Ziele des Hamburger COSIP-Beratungskonzepts.

5.3.3 Das Setting

In einem Zeitraum von sechs bis acht Monaten werden in variablen Settings in der Regel zwischen drei und acht Beratungssitzungen angeboten. Eine initiale diagnostische Phase (2 bis 3 Sitzungen) setzt sich aus einem Erstinterview wenn möglich mit beiden Eltern und einer oder zwei darauffolgenden Sitzungen mit dem Kind oder Jugendlichen zusammen (vgl. Abb. 3). In Familien mit mehreren Kindern, werden diese in der Regel einzeln zu je einem Gespräch eingeladen. Nach Abschluss dieser diagnostischen Phase, die durch den gestalteten empathischen Dialog bereits Interventionscharakter hat, wird in einer supervidierten Teambesprechung die weitere flexibel angepasste Intervention geplant. Hierzu gehört, dass auf der Basis der wichtigsten identifizierten Probleme, durch die Kind und Familie in potenziell entwicklungshemmender Weise psychisch belastet scheinen, aus den o. g. Interventionszielen die beiden vorrangigsten als Fokus der Intervention festgelegt werden. Danach wird das für die Erreichung der so fokussierten Ziele geeignet erscheinende Beratungs-Setting definiert. Hierzu gehört eine geplante Anzahl von Sitzungen, ein günstig erscheinender Zeitabstand zwischen denselben sowie die Wahl des Systems oder Subsystems, mit dem jeweils Gespräche geführt werden sollten. In Betracht kommen die Fortsetzung der supportiven Elternberatung, Einzelsitzungen mit einem Kind, Subsystem-Sitzungen nur mit den Geschwistern sowie Familiensitzungen. Auf der Grundlage der so entstandenen Interventionsplanung folgt nun die fokussierte Interventionsphase, die sich über weitere zwei bis sechs Sitzungen erstrecken kann. Diese wird meist mit einem bilanzierenden Familiengespräch abgeschlossen. Ergibt sich danach ein Bedarf für eine weiterführende einzelpsychotherapeutische oder familientherapeutische Intervention, wird diese unter Einbeziehung des zur Verfügung stehenden Versorgungsnetzes vor Ort eingeleitet. Für indizierte höherfrequente psychotherapeutische Behandlungen einzelner Familienmitglieder wird an geeignete Therapeuten verwiesen. Niederfrequente familientherapeutische Begleitungen werden als Fortsetzung der beschriebenen Intervention in unserer Beratungsstelle angeboten, sofern die personellen Kapazitäten dies erlauben. Ein wichtiges Element des Bera-

Standardisierte initiale diagnostische Phase

Flexible Interventionsphase in variablen Settings

tungskonzeptes ist gleichwohl, dass allen Familien, die die Beratung regelhaft abschließen, mitgeteilt wird, das sie sich jederzeit bei künftig auftretenden Problemen wieder an die COSIP-Beratungsstelle wenden können. Dies wirkt erfahrungsgemäß beruhigend auf die Familien, die häufig keinen weiteren Therapiebedarf haben, in größeren Abständen jedoch, wenn Entwicklungsschritte der Kinder oder Verschlechterungen des Krankheitsverlaufes des erkrankten Elternteils Neuanpassungen des Familiensystems erforderlich machen, gerne niederschwellig an die gemachte Beratungserfahrung anknüpfen. In diesem angebotenen Nachsorge-Setting „on demand" sind fortgesetzte Beratungsverläufe über mehrere Jahre, in denen Eltern oder Familien sich in Abständen von sechs bis acht Monaten jeweils nur für eine oder zwei Sitzungen melden, typisch. Die Funktion der stabil verfügbaren Anlaufstelle, bei der man Ängste und Sorgen deponiert hat, und die langfristig für kurz dauernde Wiederannäherungen zur Verfügung steht, scheint unter bindungstheoretischen Gesichtspunkten als *sichere Basis* (Bowlby, 1988) für von existenzieller Bedrohung betroffene Familiensysteme bedeutsam und trägt zu deren Stabilisierung bei.

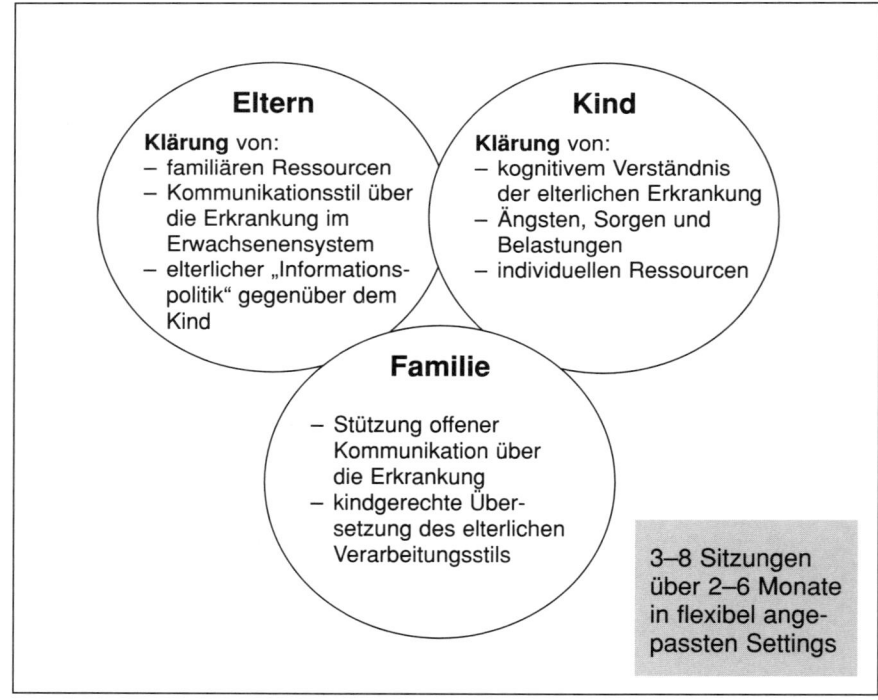

Abbildung 3:
Das Hamburger COSIP-Beratungskonzept für Familien mit einem
körperlich erkrankten Elternteil

Im Folgenden werden für die drei häufigsten Settings (Elterngespräche, Gespräche mit Kindern, Familiengespräche) die wichtigsten Hinweise und Themen zusammengefasst, an denen sich die Therapeuten bei der Durchführung der Intervention im Sinne eines halbstrukturierten Vorgehens orientieren.

5.3.3.1 Elterngespräche

Wie im typischen kinder- und jugendpsychotherapeutischen Setting dient das initiale Elterninterview in erster Linie dazu, ein vertrauensvolles Arbeitsbündnis mit beiden Eltern zu knüpfen. Bevor Kinder vorgestellt werden, sollen Eltern durch den Beziehungskontakt mit dem Therapeuten ein gutes Gefühl bei der Vorstellung bekommen, dass dieser sich der seelischen Belange ihrer Kinder annehmen wird. Eine Besonderheit dieses speziellen Beratungskontexts besteht darin, dass ein durch einen Elternteil bedingtes Problem, nämlich dessen Erkrankung, die Inanspruchnahme begründet, während die Kinder meist von der Familie bislang nicht als „Träger" eines Problems definiert worden sind. Da der kranke Elternteil wiederum mit seiner Krankheit im medizinischen System bereits professionell versorgt wird und nicht selten sogar zusätzlich in psychologischer Betreuung ist, ist die Rolle des Familien- oder Kindertherapeuten von Anfang an klar zu definieren. Dies geschieht u. a. im Gespräch durch eine Fokussierung auf das aktuelle Erleben beider Eltern von Elternschaft und Elternrolle. Bisweilen ist es aufgrund des beeinträchtigten Gesundheitszustandes des kranken Partners schwierig, dass beide Eltern zum Gespräch kommen. In der Tat richtet sich in kritischen Krankheitsphasen das Hauptaugenmerk einer kindzentrierten Familienintervention auf den gesunden Elternteil, der die Kinder beispielsweise während eines längeren Krankenhausaufenthaltes des kranken Partners als real verfügbare Bindungsperson durch diese Zeit begleitet. Zudem soll in solchen Phasen der kranke Elternteil weitestmöglich von zusätzlicher Verantwortungsübernahme für das aktuelle seelische Wohlergehen seiner Kinder entlastet werden, um sich mit seiner ganzen Kraft auf seinen beeinträchtigten Gesundheitszustand und dessen Behandlung konzentrieren zu können. Dennoch sollte durch größtmögliche Flexibilität in der Setting-Gestaltung alles versucht werden, um dem kranken Elternteil zu ermöglichen, zumindest am ersten Elterninterview teilzunehmen, beispielsweise durch Führung des Gespräches am Krankenbett. Dies unterstreicht die Wichtigkeit der Sicht beider Eltern auf die aktuelle familiäre Situation und legitimiert die weiterführenden Interventionen des Therapeuten unter Einbeziehung der Kinder, da dieser von beiden Eltern hierzu einen Auftrag mit entsprechendem persönlichem Vertrauensvorschuss hat.

Das Arbeitsbündnis mit den Eltern

Bei der Klärung des Auftrages geht es zunächst darum, den Eltern Gelegenheit zu geben, alle Sorgen, die sie sich im Zusammenhang mit ihrer Elternrolle und ihren Kindern machen, Raum zu geben und ihr Hauptanliegen für

Klärung des Auftrags

103

eine Familienberatung zu formulieren. Um im weiteren Verlauf der diagnostischen Phase zu einem Eindruck zu gelangen, wie sich die seelische Belastung eines Kindes subjektiv gestaltet und welche Bewältigungsmöglichkeiten ihm zur Verfügung stehen, ist es vorab unabdingbar, genau die gleichen Fragen aus der Erlebensperspektive der Eltern geklärt zu haben. Hierzu ist es wichtig, eine psychosozial gewichtete Krankheitsanamnese zu erheben (siehe Kap. 5.2.1), die subjektive Belastung der Eltern zu verstehen, ein Bild von den vorhandenen familiären Ressourcen, der aktuellen realen Alltagsbelastung der Gesamtfamilie zu bekommen (ebd.) sowie zu einer „Coping-Diagnose" beider Eltern zu kommen. Hiermit ist ein Verständnis dafür gemeint, mit welchen individuellen Strategien beide Eltern versuchen, die durch die Krankheit belastete Lebenssituation zu bewältigen. Hierzu eignet sich in der Regel die Frage danach, wie beide Eltern miteinander sowie mit den engsten Vertrauten ihres erwachsenen Beziehungsumfeldes über die Situation im Gespräch sind, und welche Themen dabei vorwiegend eine Rolle spielen. Auch die Frage, was in Augenblicken der Angst, Traurigkeit oder Verzweiflung individuell hilfreich erlebt wird oder dem betreffenden Elternteil wieder Kraft gibt, kann aufschlussreich sein. Für die therapeutische Beziehungsgestaltung zu den Eltern ist bei dieser gezielten Exploration eine vorbehaltlos annehmende und die individuellen Coping-Bemühungen respektierende Haltung wesentlich. Eltern sollten authentisch spüren, dass der Therapeut ihre persönliche Art der Stressbewältigung respektiert und sie nicht etwa als pathologisches Abwehrmanöver betrachtet. In der Tat werden auch diejenigen persönlichen Coping-Versuche im Umgang mit existenziellen Gefahren, die gemeinhin als eher dysfunktional gelten, wie beispielsweise die Vermeidung der Auseinandersetzung mit der bedrohlichen Realität oder deren komplette Verleugnung, meist vor dem Hintergrund der individuellen Lebensgeschichte stimmig verstehbar (siehe Kap. 5.2.1) und sind für den Betroffenen vielleicht der derzeit einzige Weg, eine vorübergehende psychische Stabilisierung zu erreichen. Sie sind daher im Rahmen von Familieninterventionen grundsätzlich nicht in Frage zu stellen oder gar durch konfrontative Abwehrdeutungen aufzudecken. Sollte der Familiendiagnostiker in Einzelfällen zu der Einschätzung gelangen, dass eine individuell gewählte Coping-Strategie dem betroffenen Elternteil selbst in einer Weise schadet, die seinen subjektiven Leidensdruck erhöht, so kommt dies einer Indikationsstellung für eine individuelle Psychotherapie gleich und der Fokus der Intervention richtet sich nunmehr darauf, den Patienten hierfür zu motivieren. Die vorbehaltlos respektierende Haltung gegenüber dem Krankheitserleben und den Coping-Bemühungen der Eltern beugt auch deren latenten Ängsten gegenüber dem Familien- oder Kindertherapeuten vor, dieser suche womöglich danach, was sie im Umgang mit ihrer Krankheit oder ihren Kindern „falsch gemacht" haben könnten. Der explorierende Fokus auf die Kommunikation über krankheitsbezogene Themen innerhalb des erwachsenen Beziehungsumfeldes hat neben der indirekten Erschließung des elterlichen Bewältigungsstils den Vorteil, dass

Die „Coping-Diagnose" der Eltern

das Gespräch sich leicht auf einen kindzentrierten Fokus überleiten lässt. So kann, wenn ein Eindruck davon entstanden ist, wie und worüber die Eltern miteinander sowie mit erwachsenen Familienangehörigen oder engsten Freunden zum Thema Krankheit sprechen, die sich daraus ergebende bislang gewählte „Informationspolitik" der Eltern gegenüber den Kindern erfragt werden. Es macht wenig Sinn, Eltern danach zu fragen, was sie wie ihren Kindern über ihre Krankheit erklärt haben, bevor man kein klares Bild über die entsprechende Kommunikation innerhalb des Erwachsenensystems hat. Diese ist selten deckungsgleich mit den ärztlichen Mitteilungen in medizinischen Aufklärungsgesprächen, sondern durch subjektives Krankheitserleben und individuelle Coping-Bemühungen bereits selektiv gefiltert. Andererseits kann immer nur das, worüber kranke Eltern sich mit vertrauten anderen Erwachsenen bereits austauschen, Ausgangspunkt der Überlegungen sein, was Eltern hiervon in gleicher Weise mit ihren Kindern teilen möchten und was nicht. Nur so bleibt es im Gespräch klar, welche Überlegungen oder Unsicherheiten der Eltern in die bislang gewählte „Informationspolitik" gegenüber ihren Kindern einfließen, d. h. durch die Generationengrenze („Kinder sind noch zu jung") bedingt sind. Kommen auf die Frage, was von den mit vertrauten Erwachsenen geteilten Informationen und Themen die Eltern bislang mit ihren Kindern geteilt haben und was nicht, Unsicherheiten der Eltern zur Sprache, welche Information dem Alter der Kinder angemessen ist, geht es zunächst darum, die Besorgnis der Eltern, die mit der Vorstellung verbunden ist, die Kinder könnten durch mehr Information überfordert sein, zu verstehen und durchzuarbeiten. Meist stellt sich hierbei heraus, dass es Eltern spontan einleuchtet, dass es für Kinder genauso hilfreich und angstmindernd ist, über eine bedrohliche Situation gut Bescheid zu wissen und sprechen zu können sowie an dem, was die Familie bewegt, teilzuhaben, wie für erwachsene Familienmitglieder. Auch zeigt sich, dass die Verunsicherung sich in erster Linie um die Frage nach einer für das Kind angemessenen Form oder Sprache dreht („Ich weiß nicht, wie ich das meinem Kind sagen soll"). An dieser Stelle kann dann in psychoedukativen Sinne (siehe Kap. 5.2) die entwicklungspsychologische Expertise des Familien- oder Kindertherapeuten dialogisch einfließen. Auf der Basis der im Gespräch herausgearbeiteten durch beide Eltern autorisierten Kommunikation über die Krankheit gegenüber vertrauten Erwachsenen kann im Sinne einer kindgerechten Übersetzungsarbeit eine altersgerechte Einbeziehung von Kindern in die innerfamiliäre Kommunikation vorbereitet werden. Hierbei ist besonders darauf zu achten, dass diese Einbeziehung der Kinder sich nicht ausschließlich auf Krankheitswissen beziehen, sondern geeignet sein sollte, den Kindern auch die von ihnen ohnehin erfühlten emotionalen Reaktionen sowie die daraus resultierenden Verhaltensweisen der Eltern verständlicher zu machen. Äußern Eltern ihre bleibende Besorgnis, ihre Kinder vor der traurigen Wahrheit ihrer ernsten Erkrankung schützen zu wollen, empfiehlt sich zunächst ein Austausch darüber, was ihnen bislang selbst geholfen hat, mit ihrer eigenen Angst und

105

Traurigkeit besser umgehen zu können. Wenn es im Gespräch möglich wird, herauszuarbeiten, dass für die Eltern das Gefühl, gut über ihre Situation aufgeklärt zu sein sowie die Erfahrung, sich innerhalb ihrer Partnerschaft offen über ihre Gefühle austauschen zu können, hilfreich für die eigene Angstbewältigung war, kann die Vorstellung, es liege nahe, dass es für die Kinder ähnlich wäre, angeregt werden („Was Sie selbst als hilfreich erlebt haben, kann im Grunde für Ihre Kinder nicht falsch sein"). In jedem Falle ist jedoch die Haltung der Eltern zu respektieren und auf eine strikte Wahrung der elterlichen Federführung in dieser Frage zu achten, indem klar gestellt wird, dass jegliche krankheitsbezogenen Informationen nur von den Eltern selbst ihren Kindern mitgeteilt werden sollen bzw. auf Wunsch der Eltern von behandelnden Ärzten in einem Aufklärungsgespräch für Familienangehörige, niemals jedoch durch den Familien- oder Kindertherapeuten.

Die „Aufklärungs-
hoheit"
der Eltern
respektieren

Ergänzende diagnostische Fragen für das Elternerstinterview

- Was ist das Hauptanliegen der Eltern, das sie in die Beratung geführt hat?
- Wodurch ist die Familie im Alltag aktuell am meisten belastet?
- Welche familiären Ressourcen stehen zur Verfügung?
- Wie erleben die Eltern derzeit ihre Elternschaft und Elternrolle?
- Welche Sorgen und Fragen beschäftigen die Eltern im Hinblick auf ihre Kinder?

Häufige Anliegen von Eltern

Bei den von den Eltern in die Beratungssituation eingebrachten Fragen und Anliegen sind nach unserer Erfahrung folgende häufig:
- Unsicherheit darüber, wie die Kinder mit der Situation zurechtkommen („Woran erkenne ich, ob meine Kinder Hilfe brauchen?", „Was mache ich, wenn mein Kind mit seinen Problemen nicht zu mir kommt?"): Hier geht es aus therapeutischer Sicht darum, die Eltern von der alleinigen Verantwortung zu entlasten, die möglicherweise bestehende seelische Not der Kinder wahrzunehmen und aufzugreifen. Hier reicht oft bereits der Hinweis, dass es eher die Regel als die Ausnahme ist, wenn Kinder ernsthaft erkrankter Eltern ihre Sorgen und Ängste nach Kräften versuchen, von diesen fernzuhalten und dass dies nichts mit fehlendem Vertrauen gegenüber den Eltern zu tun hat, sondern vor allem mit dem Wunsch, diese zu schonen (Romer et al., 2002). Meist leuchtet dies den Eltern ein und sie können sich ohne gekränkt zu sein auf die Vorstellung einlassen, dass es Kindern und Jugendlichen in dieser Situation oft leichter fällt, sich mit ihren Ängsten und Sorgen einem Außenstehenden zu öffnen.
- Sorge, die belastete Familiensituation könne die seelische Entwicklung der Kinder nachhaltig schädigen („Ich will nicht, dass mein Kind davon

einen Knacks bekommt?"): Hier ist es wichtig zu betonen, dass die Erfahrung, mit einem kranken Elternteil aufzuwachsen, keineswegs automatisch zu psychischen Problemen bei Kindern führt, sondern dass Kinder sehr wohl an dieser Erfahrung in ihrem Sinn für soziale Verantwortlichkeit reifen können, vor allem wenn sie die Erfahrung machen, dass ihre Familie Wege findet und vorlebt, eine solche Situation zu meistern.

– Umgang mit der Erfahrung, dass manche Freunde und Nachbarn sich zurückziehen („... wenn andere Menschen auf Abstand gehen?") und auch die Kinder ihre Freunde nicht mehr mit nach Hause bringen („... wenn andere Kinder nicht mehr zu Besuch kommen?"): In der Tat fällt Eltern eine seit Beginn der Krankheit zunehmende soziale Isolation zuweilen erst auf, wenn die Freunde der Kinder nicht mehr zu ihnen nach Hause kommen. Hintergrund ist dabei meist eine diffuse Scham der Kinder gegenüber ihren Freunden. Diese spiegelt jedoch wiederum das vorgelebte Verhalten der Eltern wieder. Wenn diese die Krankheit vorwiegend als interne Familienangelegenheit begreifen und einen offenen Austausch mit ihrem erwachsenen sozialen Umfeld vermeiden, werden sich die Kinder genau so verhalten. Hingegen wenn Eltern mit Freunden und Nachbarn offen und unbefangen die Wirklichkeit der Krankheit teilen, haben die Kinder sowohl ein Modell, als auch die unausgesprochene Erlaubnis, diesen Teil der innerfamiliären Wirklichkeit über die Außengrenzen der Familie hinweg mit ihren Freunden zu teilen. Therapeutisch geht es bei diesem Thema deshalb vorwiegend darum, zu erkunden, welcher innerfamiliäre und außerfamiliäre Umgang mit der Krankheit für die Eltern stimmig und von ihnen gewollt ist sowie ihnen die Modellfunktion für ihre Kinder bewusst zu machen.

Wenn andere Kinder nicht mehr zu Besuch kommen

– Unsicherheit im Umgang mit ungestellten Fragen der Kinder („Ich habe das Gefühl, mein Kind weiß genau was los ist, aber fragt nie."): In aller Regel reicht für Kinder die einmalige Erfahrung, auf eine gestellte Frage von ihren Eltern eine ausweichende Antwort zu bekommen, und sei es auch nur aus deren Gefühl, im Moment zu unvorbereitet für eine angemessene Antwort zu sein, und sie stellen diese Frage nie wieder. Zu deutlich sind die nicht-verbalen Signale der Eltern, dass durch die Frage ein für sie unangenehmes Thema berührt wird. Dies ist ähnlich wie bei der sexuellen Aufklärung, bei der sich Eltern auch immer wieder wundern, wenn ihre Kinder nie von sich aus fragen. Oft erinnern die Eltern die Situation gar nicht, in der sie eine ausweichende Antwort gegeben haben, oder einfach nur im ersten Moment sichtlich „geschluckt" haben. Für Kinder genügt dies, um ebenfalls dieses Thema zu vermeiden. Hier empfiehlt es sich für den Therapeuten, Eltern in ihrer intuitiven Empathie mit ihren Kindern zu bestärken und sie zu fragen, was sie glauben womit ihre Kinder beschäftigt sind und welche ungestellte Fragen im Raum sein könnten. Lassen sich so von den Eltern intuitiv erahnte fiktive Fragen und Themen der Kinder herausarbeiten, ermutigen wir die Eltern,

Ungestellte Fragen

das Gespräch mit ihren Kindern zu suchen, und diese Fragen und Themen offen anzusprechen („Ich hab mir überlegt, dass du dich vielleicht schon gefragt hast, …").

Zum Abschluss eines Elternerstgesprächs sollte immer geklärt werden, ob in einem nächsten Schritt die Vorstellung des Kindes oder der Kinder gewünscht wird. Wird dies von den Eltern bejaht, sollte genau besprochen werden, wie Eltern ihr Kind über die geplante Vorstellung informieren und es darauf vorbereiten. Dies ist besonders wichtig, weil, wie oben ausgeführt, der spezielle Vorstellungskontext sich über die elterliche Krankheit begründet und es für Kinder oft nicht unmittelbar verständlich ist, warum sie zu einem Psychotherapeuten kommen sollen. Bei der Instruktion sollte darauf geachtet werden, dass den Kindern vorab klar ist, dass die Eltern mit dem Therapeuten bereits ein Gespräch geführt haben, dass dieser nicht für die medizinische Behandlung des erkrankten Elternteils verantwortlich ist, sondern speziell dafür da sei, sich um die „Sorgen" in der Familie allgemein sowie um die der Kinder im besonderen kümmern. Keinesfalls sollte dem Kind suggeriert werden, dass die Vorstellung zur Beratung erfolgt, weil die Erwachsenen annehmen, dass es ihm wegen der elterlichen Krankheit „schlecht" gehe.

Vorbereitung des Kindes auf ein Erstgespräch *(Marginalie)*

5.3.3.2 Gespräche mit Kindern und Jugendlichen

Wenn mit beiden Eltern einvernehmlich vereinbart worden ist, dass ihr Kind zu Einzelgesprächen gesehen werden soll, führen wir diese ab etwa dem Alter von drei Jahren zunächst als diagnostische Sitzungen durch. In Familien mit mehreren Kindern werden diese zu getrennten Einzelsitzungen eingeladen mit der Option, an einem Folgetermin alle Geschwister zu einem gemeinsamen Termin einzuladen. Grund hierfür ist, dass wir zunächst versuchen wollen, jedem Kind einen geschützten Rahmen anzubieten, in dem es seine möglicherweise vor den anderen Familienmitglieder bislang verborgen gehaltenen Ängste und Sorgen mitteilen kann. Wenn es in der Familie bislang unausgesprochene Ängste gibt, was häufig der Fall ist, weil unter existenziell bedrohlicher Stressbelastung alle Familienmitglieder dazu neigen, sich gegenseitig von ihren Ängsten zu verschonen, sollte keiner vor den anderen unvorbereitet mit seinen Ängsten „geoutet" werden. Zudem erlaubt das zunächst für jedes Kind getrennte Setting, mit Geschwistern unterschiedlichen Alters deren Sorgen jeweils in einer altersgerechten Weise aufzugreifen und zu verwörtern. Wichtig zu Beginn jedes Erstgesprächs mit einem Kind oder Jugendlichen ist, den Anlass des Gespräches, das durch die Eltern motiviert ist, aufzugreifen und die Rolle des Therapeuten sowie die Regeln der therapeutischen Schweigepflicht auch gegeüber den Eltern in einer für das Kind verständlichen Weise zu erläutern. Auch empfiehlt es sich, das Kind oder den Jugendlichen gezielt danach zu fragen, wie es oder er selbst zu der Idee steht, zu einem solchen Termin zu kommen, um etwaige

Mit Geschwistern zunächst einzeln sprechen *(Marginalie)*

Vorbehalte und Erwartungsängste, sofern sie mitteilbar sind, gleich zu Beginn des Dialoges aufgreifen und ausräumen zu können. Neben einer vertrauensbildenden Beziehungsaufnahme ist vorrangiges Ziel des Erstkontaktes mit dem Kind oder Jugendlichen, dessen bisherige kognitive Orientierung zur elterlichen Erkrankung und ihrer Behandlung zu explorieren und in ein altersentsprechend gut verständliches zusammenhängendes Narrativ einzuflechten. Das äußere Bezugssystem hierfür ist nicht die dem Therapeuten bekannte Krankheitsanamnese des kranken Elternteils, sondern die von den Eltern dem Kind mitgeteilten Informationen zur Krankheit. Hierbei stellt sich häufig heraus, dass sich die Mitteilungen der Eltern und das bislang vom Kind entwickelte Verständnis zur Krankheit keineswegs decken. Dies ist besonders dann der Fall, wenn die Eltern das Kind nur einmal aufgeklärt haben in der Annahme, dass dies ausreichend ist, damit das Kind „von nun an Bescheid weiß." Diese Divergenz zwischen faktisch erfolgter Aufklärung und subjektiv verarbeiteter Wirklichkeit ist in gleicher Weise auch zwischen Ärzten und Patienten zu beobachten. Um die Informationen zu einer schweren Erkrankung verarbeiten zu können, reicht eine einmalige Aufklärung auch bei Erwachsenen nicht aus, sondern ist ein fortlaufender Dialog nötig. Deshalb ist ein wichtiger Ausgangspunkt, um zu einer diagnostischen Einschätzung zu gelangen, wodurch das Kind subjektiv belastet ist und welche Bewältigungsmöglichkeiten es verfügbar hat (Coping-Diagnose des Kindes), das bisherige Krankheitsverständnis des Kindes zu erfragen. Neben dem Verständnis für die Art der Erkrankung und ihrer Auswirkungen für den kranken Elternteil sollte gezielt nach den Ätiologiemodellen des Kindes gefragt werden. Hierbei wird bisweilen erstmals deutlich, dass ein Kind irrationale Verursachungsideen hat, die Krankheit mitverschuldet zu haben oder irrtümlich von einer Ansteckungsgefahr für sich selbst ausgeht. Eine wichtige Grundregel ist, dass die von den Eltern gewählte Form der Mitteilungen an das Kind geachtet wird und dass der Therapeut keine darüber hinausgehenden wesentlichen zusätzlichen Informationen an das Kind gibt, die es von den Eltern oder deren Ärzten noch nicht erhalten hat. Gleichwohl können und sollen zu Tage getretene Missverständnisse auf Seiten des Kindes zur erhaltenen Aufklärung oder selbst ergänzte irrationale Vorstellungen aufgegriffen und durch richtigstellende Erläuterungen möglichst ausgeräumt werden. Tauchen in diesem Dialog, in dem das vom Kind verstandene Narrativ zur elterlichen Krankengeschichte entwickelt wird, bislang unbeantwortete oder erstmals gestellte Fragen des Kindes auf, sollten diese gesammelt werden. Daraufhin sollte ein Gespräch mit den Eltern oder deren Ärzten vorbereitet werden, in dem das Kind diese Fragen aus erster Hand beantwortet bekommen sollte. Wenn ein zusammenhängendes Narrativ zum elterlichen Krankheitsgeschehen aus der Erlebnisperspektive des Kindes oder Jugendlichen dialogisch entwickelt ist, welches sich meistens mehr an den konkreten Auswirkungen der Krankheit auf den Familienalltag orientiert als an medizinischen Fakten, entsteht ein erster Eindruck von der kognitiven Orientierung des Kindes zur Situation. Nun kann

Die kognitive Orientierung des Kindes explorieren

Aufklärung als fortlaufender Dialog

109

das Erleben einschließlich aller Sorgen und Ängste erfragt und zu diesem kognitiven Orientierungsrahmen in Beziehung gesetzt werden. Im Erleben des Kindes, welches vielleicht erstmalig über seine Angst um den kranken Elternteil spricht, ermöglicht dies, diese Ängste einer vorher gemeinsam benannten und so mit dem Therapeuten geteilten Realität zuzuordnen. Eine weitere wichtige Erfahrung im Gespräch über Sorgen und Ängste, mit denen das Kind beschäftigt ist, ist deren grundsätzliche Legitimierung. Das

Gefühle von Sorgen und Angst legitimieren

Gefühl mit diesen Sorgen nicht alleine zu stehen kann dem Kind in aller Regel dadurch leicht vor Augen geführt werden, dass man es fragt, was es denn glaubt, wie es damit den anderen Familienmitgliedern gehe. Wenn alle in einer Familie sich Sorgen machen und auch bisweilen Angst haben und traurig sind, erfühlen dies die Familienmitglieder intuitiv untereinander, auch wenn sie sich noch so große Mühe geben, diese Gefühle voreinander zu verbergen. Insbesondere Kinder haben hierfür ausgesprochen gute Antennen. Fragt man sie gezielt nach ihren gefühlten Wahrnehmungen und „autorisiert" hierdurch ihre empathischen Antennen, können sie meist differenziert beschreiben, wer in der Familie Angst hat oder traurig ist sowie wer dies offen zeigt und bei wem sie das nur „einfach so spüren." Kommen so vom Kind wahrgenommene Ängste und Sorgen der anderen Familienmitglieder zur Sprache, fällt es ihm meist leichter, über die eigenen zu sprechen. Zudem wird nun das Angebot, in einem späteren Familiengespräch zu versuchen, dabei zu helfen, dass sich alle einmal über ihre Sorgen austauschen, von den Kindern meist interessiert aufgenommen. Wenn im Dialog ein Bild entstanden ist, womit das Kind oder der Jugendliche im Hinblick auf die elterliche Erkrankung am meisten beschäftigt ist und was dabei von ihm subjektiv als belastend erlebt wird, können auf dem Weg zur Coping-Diagnose des Kindes nun die in dessen Erleben verfügbaren intrapsychischen und familiären Ressourcen sowie bislang gewählte Bewältigungsversuche eruiert werden. Hierzu gehört die Frage danach, inwieweit die Bewältigungsstrategien der Eltern bewusst wahrgenommen werden (z. B.

Die Coping-Strategien des Kindes explorieren

„Weißt du, was dein Papa macht, wenn er traurig ist, damit es ihm wieder besser geht?") sowie gezielte Fragen danach, was das Kind in Momenten, in denen es sich „schlecht fühlt," tut, um besser mit diesem Gefühl zurechtzukommen. Hierbei treten nicht selten auch bei jüngeren Kindern bewusst gewählte Strategien zur Selbstregulation zutage wie gezielte Ablenkung („dann geh ich draußen spielen und versuche, nicht daran zu denken"), Trostsuche bei Stofftieren oder Rituale zur Stressableitung („dann schreib ich das auf einen Zettel und leg den unter das Kopfkissen"). Ebenso werden Wünsche und Versuche deutlich, in solchen Situationen die Nähe zu einer vertrauten Person herzustellen. Neben der diagnostischen Klärung, welche Bewältigungsstrategien dem Kind zur Verfügung stehen ist ein therapeutisches Ziel dieses Dialogs, die psychische Arbeit, die das Kind bei der Angst- und Stressbewältigung zu leisten hat, anzuerkennen. Des weiteren geht es darum, das Kind in seinen diesbezüglichen Bemühungen und Wünschen nach Entlastung zu bestärken sowie durch den Blick auf die Fa-

110

milie das Interesse nach mehr Austausch mit Eltern und Geschwistern zu wecken, um so die Familie als wichtige Ressource für Anlehnung und gemeinsame Problembewältigung mehr nutzen zu können.

Ergänzende diagnostische Fragen für das Erstinterview mit dem Kind/Jugendlichen

– Was hat das Kind/der Jugendliche bisher von der elterlichen Erkrankung, ihrer Behandlung und Prognose verstanden?
– Wie erlebt das Kind/der Jugendliche die Auswirkungen der Krankheit auf das Familienleben? Was wäre in der Vorstellung des Kindes/Jugendlichen in der Familie anders, wenn der Elternteil wieder völlig gesund wäre?
– Welche Vorstellungen hat das Kind/der Jugendliche von der Verursachung der Krankheit?
– Womit ist das Kind/der Jugendliche in Bezug auf die elterliche Krankheit innerlich am meisten beschäftigt? Welche Sorgen und Ängste gibt es dabei?
– Was nimmt das Kind von Sorgen und Ängsten der Eltern und Geschwister wahr?
– Gibt es Situationen, in denen sich das Kind/der Jugendliche schlecht fühlt?
– Welche Bewältigungsversuche stehen ihm in solchen Situationen zur Verfügung?
– Gibt es Lebensbereiche, die von der elterlichen Erkrankung unberührt sind?

Nach unserer Erfahrung sind es vor allem folgenden Themen, mit denen Kinder im Zusammenhang mit der elterlichen Krankheit innerlich beschäftigt sind:
– Sie versuchen, ihre Ängste und Sorgen von den Eltern fernzuhalten;
– sie wollen dem kranken Elternteil gerne Trost spenden;
– sie haben Angst, den Elternteil zu verlieren;
– sie leiden unter dem Ohnmachtsgefühl, nichts gegen die Krankheit tun zu können;
– sie haben Angst, was in der Zukunft aus der Familie und aus ihnen wird.

Neben den oben beschriebenen Schritten auf dem Weg zu einer „Coping-Diagnose" des Kindes, soll der therapeutische Dialog das Kind anregen, sich bewusst auf der Basis seines Krankheitsverständnisses mit dem äußeren Stressor auseinanderzusetzen sowie alle Fragen zu stellen, die ihm bei dieser Auseinandersetzung helfen können, auch die, die es bislang nicht gestellt hat. Zudem soll es ermutigt werden, eigene Gefühle und Bedürfnisse wahrzunehmen und ernst zu nehmen. Ferner soll ein Raum geschaffen werden, in dem zwiespältige Gefühle ebenso Platz haben wie Gedanken zur ferneren Zukunft, wenn diese in der Familie aktuell nicht laut gedacht werden.

Am Ende des Erstinterviews mit dem Kind oder Jugendlichen, das sich auch über zwei Gesprächstermine erstrecken kann, sollte geklärt werden, ob und in welchem Setting das Gespräch fortgesetzt werden soll.

5.3.3.3 Familiengespräche

Wenn in den Elterngesprächen und den Einzelsitzungen mit Kindern und Jugendlichen mit beiden Seiten festgestellt werden kann, dass es bislang in der Familie nicht offen ausgesprochene Themen gibt, mit denen gleichwohl alle beschäftigt sind, und lässt sich zudem ein Wunsch aller Familienmitglieder nach offenerem Austausch darüber benennen, begründet dies einen Auftrag an die Therapeuten, zu einem Familiengespräch einzuladen. Es hat sich gezeigt, dass solche Sitzungen sehr fruchtbar und entlastend für alle Familienmitglieder sein können. Allerdings benötigen sie eine sorgsame Vorbereitung in den genannten getrennten Settings mit Eltern und Kindern, in denen die Ängste und Verunsicherungen auf beiden Seiten, die zu einer Vermeidung offener Kommunikation führen, verstanden und durchgearbeitet wurden. Kinder werden sich über ihre eigenen Ängste und Sorgen, die sie sich um den kranken Elternteil machen, vor den restlichen Familienmitgliedern in der Regel nur öffnen können, wenn sie vorher im geschützten Rahmen von ihren sekundären Ängsten davor, den ohnehin sichtlich belasteten Eltern auch noch zusätzlich ihre Sorgen zuzumuten, entlastet wurden. Zudem können wir bei jeder potenziell lebensbedrohlichen elterlichen Erkrankung in der Regel davon ausgehen, dass unabhängig von einer bei konsequenter Behandlung keineswegs lebensbedrohlichen Prognose, wie beispielsweise bei insulinpflichtigem Diabetes, hämodialysepflichtiger Niereninsuffizienz oder Krebs im Frühstadium, Kinder spätestens ab dem Schulalter mit konkreten Ängsten beschäftigt sind, der kranke Elternteil könne sterben (Romer et al., 2006). Wenn sie diese Ängste bislang gegenüber den Eltern nicht geäußert haben, werden sie es auch nicht erstmals in einem Familiengespräch tun, wenn sie nicht vorher einmal bereits die emotionale Erfahrung gemacht haben, dass es entlastend ist, darüber zu sprechen.

Auch wenn die Kommunikation über die Krankheit in der Familie weitgehend offen ist, kann es einen Bedarf für begleitete Familiensitzungen geben, vor allem dann, wenn die Coping-Strategien der einzelnen Familienmitglieder stark divergieren und dies zu Missverständnissen im Umgang miteinander führt. In diesem Falle ist es für Familien hilfreich, wenn die persönlichen Umgangsstile der einzelnen Mitglieder mit moderierender Hilfe der Therapeuten herausgearbeitet und benannt werden können. Dies beugt Kränkungen vor, die beispielsweise durch das Rückzugsverhalten einzelner ausgelöst werden können und trägt zu einem respektvollen Umgang mit den Bedürfnissen jedes Einzelnen in der Familie bei.

Wird nach den initialen diagnostischen Sitzungen mit Eltern und Kindern die Intervention in getrennten Settings für indiziert gehalten und als supportive Elternberatung oder fokale Kurztherapie mit dem Kind oder Jugendlichen fortgesetzt, empfiehlt es sich, diese Intervention mit einem Familiengespräch abzuschließen, in dem die Erlebnisperspektiven aller nochmals zusammen getragen, etwaige Veränderungen seit Beginn der Intervention gewürdigt, die Wünsche der einzelnen für den künftigen Umgang miteinander gemeinsam benannt werden und die Therapeuten sich von allen Familienmitgliedern verabschieden können. Das Familiengespräch als Abschluss einer Intervention

Für Familiensitzungen in der COSIP-Beratung sind u. a. die folgenden familientherapeutischen Interventionstechniken besonders wichtig:
- *Ressourcen herausarbeiten:* Nach Möglichkeit ist zu versuchen, die Familie in ihrem Selbstbild als zur kompetenten Krisenbewältigung befähigtes System zu stützen. Das Bedürfnis nach einer entsprechenden familiären Selbstdefinition kann in einer von körperlicher Erkrankung eines Elternteils betroffenen Familie so groß sein, dass psychosoziale Hilfsangebote gänzlich abgelehnt werden („Schön, dass es dieses Angebot gibt, aber bei uns ist alles im grünen Bereich."). Gerade niedrigschwellige Beratungsangebote für körperlich Kranke und ihre Familien müssen deren latenten Ängste vor einer möglichen Stigmatisierung als „psychosoziale Problemfamilien" durch das professionelle System sorgsam im Blick haben und gegebenenfalls frühzeitig aufgreifen. Dies macht einen konsequent ressourcenorientierten Blick des Therapeuten auf das Familiensystem sowie dessen authentische Vermittlung im Familiengespräch in diesem Kontext besonders wichtig. Dieser ist auch noch aus einem wichtigen anderen Grund unabdingbar: Sowohl die Familie, als auch die Therapeuten stehen dem die Konsultation ursächlich begründenden Problem – der elterlichen Krankheit und ihrem Verlauf – komplett ohnmächtig gegenüber. Hingegen können beide Seiten vieles dazu beitragen, dass die Familie mit der Situation fertig wird, ohne dass einzelne ihrer Mitglieder daran seelisch erkranken. Im Gegensatz zu Familien, die in psychiatrischen Behandlungskontexten vorstellig werden, sind psychopathologisch auffällige familiäre Beziehungen in Familien mit körperlich kranken Eltern nicht häufiger als in der Normalbevölkerung (Kabacoff et al., 1990). Diese Familien haben demnach oft sehr eindrucksvolle Fähigkeiten, schwierige Situationen zu meistern, die angesichts der Herausforderung des Schicksals, die die Krankheit bedeutet, mobilisiert werden können. Zudem sind die Bindungskräfte in der Familie durch die existenzielle Gefahr, die eine schwere Krankheit bedeutet, meist maximal aktiviert, was die Familienkohäsion stützt und die Bereitschaft der Familienmitglieder erhöht, füreinander da zu sein (vgl. Kap. 2.2). Gelingt es, im Familiengespräch an gemeinsam erinnerte Angst vor Stigmatisierung zur „Problemfamilie"

Begebenheiten anknüpfen, bei denen die Familie schwierige Lebenssituationen zu meistern hatte, lenkt dies den Blick der Familienmitglieder auf ihre verfügbaren Ressourcen zur Problembewältigung.

- *Kommunikation verbessern:* Nicht selten leiden die einzelnen Familienmitglieder vor allem unter einer innerfamiliären Sprachlosigkeit über die Krankheit und ihre potenziellen Folgen, die in der tiefen Verunsicherung darüber wurzelt, wie man denn am besten Themen anspricht, von denen man annimmt, dass sie den anderen ebenso belasten wie einen selbst: Dies ist eine Konstellation, die fast zwangsläufig zur allseitigen Vermeidung des Themas führt. Hinzu kommen spezifische Verunsicherungen, die an der Generationengrenze zwischen Eltern und Kindern entstehen, etwa wenn Eltern nicht einschätzen können, wie viel Kinder von der Information einer ernsten Prognose verstehen und verarbeiten können. Ein erster Schritt kann dann sein, eine gemeinsame geteilte Wirklichkeit aller Familienmitglieder bezogen auf das Wissen zur elterlichen Erkrankung herzustellen. In Familien mit mehreren Kindern stellt sich hierbei nicht selten heraus, dass die älteren Kinder ausführlicher informiert und demnach besser zur Situation orientiert waren als die jüngeren. Dies muss keineswegs von den Eltern bewusst so intendiert gewesen sein. Ältere Kinder haben oft in Alltagssituationen mehr Gelegenheit, an Gesprächen Erwachsener teilzuhaben, bei denen sie entsprechende zusätzliche Informationen aufnehmen. Wenn eine ängstlich getönte Ernsthaftigkeit die Atmosphäre prägt, teilt sich dies den Kindern leicht als unausgesprochener Geheimhaltungsdruck mit, so dass sie für sich fühlen, es sei wohl besser, das Gehörte nicht mit den jüngeren Geschwistern zu teilen. Gelingt die Herstellung einer gemeinsamen geteilten Wirklichkeit, an der sich alle Familienmitglieder miteinander orientieren können, profitieren insbesondere die jüngeren Kinder in der Familie für ihre Bewältigung der Situation enorm davon, an dieser geteilten Wirklichkeit teilhaben zu können. Neben der so geteilten äußeren Realität der elterlichen Erkrankung ist die innerfamiliäre Kommunikation über die individuellen Ängste und Sorgen der einzelnen Familienmitglieder sowie über deren Versuche, mit diesen zurecht zu kommen, hilfreich und entlastend. Wenn Kinder beispielsweise ein greifbares Bild davon bekommen, dass ihre krebskranke Mutter, so stark und tapfer sie insgesamt sein mag, auch manchmal mutlos und traurig wird, jedoch nach einer Weile wieder Kraft und Hoffnung schöpft, wobei ihr der Halt, den ihre Familie ihr gibt, besonders hilft, fühlen sie, dass es auch für sie legitim ist, stark wechselnde Gefühle zur Situation zu haben und zu äußern.

- *Divergente Bedürfnisse klären:* In Familien mit einem körperlich kranken Elternteil entstehen durch die stark unterschiedlichen Erlebnisperspektiven der Familienmitglieder mitunter stark divergierende Bedürfnisse (siehe Kap. 2.2). So kann der kranke Elternteil vorwiegend mit der Angst vor einem bald anstehenden medizinischen Eingriff beschäftigt sein, während sein Ehepartner vor allem durch die physische Erschöpfung belastet ist, die in einer immens erhöhten Alltagsbelastung neben der Begleitung des kranken Partners begründet ist. Unabhängig davon ringen Kinder darum, welchen Platz ihre altersgerechten Freizeitaktivitäten außerhalb der Familie haben können. Der Familientherapeut sollte daher von solchermaßen divergierenden Erlebnisperspektiven und dazugehörigen individuell verschiedenen Bedürfnissen ausgehen und diese im Beisein der ganzen Familie von jedem Familienmitglied erfragen. Die Klärung divergenter Bedürfnislagen und der Austausch darüber hilft Familien dabei, sich auf diese einzustellen und beugt insbesondere kränkenden Missverständnissen zwischen den einzelnen Familienmitgliedern im Alltag vor.

— *Familienbilder entwickeln:* Für die Integration der soeben beschriebenen divergenten Erlebnisperspektiven einzelner Familienmitglieder, was die Auswirkungen der elterlichen Erkrankung auf das Familienleben betrifft, ist es mitunter hilfreich, diese mit der Familie in ein gemeinsames Bild der Familiensituation zu bringen, in dem sich die einzelnen Familienmitglieder wiederfinden können. Die Anregung, für die aktuelle Lebenssituation der Familie eine bildhafte Metapher (z. B. Landschaft oder Gebäude) zu entwickeln, spricht das emotionale Erleben ebenso wie die kognitive Verarbeitung der Situation an. Vor allem Kinder, denen es oft leichter fällt als Erwachsenen, sich mit bildhaften Symbolen auszudrücken, können sich spontan mit ihren Einfällen einbringen, und so dazu beitragen, dass die Beschreibung der familiären Lebenssituation nicht allein durch die Eltern erfolgt. Gelingt es, ein solches Bild mit der Familie zu entwickeln, kann versucht werden, an das familiäre Selbstkonzept vor Beginn der elterlichen Erkrankung anzuknüpfen, indem die Familie gebeten wird, miteinander zu überlegen, wie dieses Bild wohl ausgesehen haben könnte, als der betreffende Elternteil noch gesund war und wie sich das Bild verändern würde, wenn er wieder ganz gesund werden würde.

— *Arbeiten an Beziehungs- und Systemgrenzen:* Schwer zu verarbeitendes seelisches Leid kann in Familien mit einem körperlich kranken Elternteil dann entstehen, wenn Grenzen nicht intakt sind. So kann beispielsweise in der Familie ein Klima undifferenzierter Gefühlsansteckung (affect contagion) herrschen, bei dem sich die einzelnen Familienmitglieder untereinander ihre belasteten Stimmungszustände zu eigen machen, so wie dies Minuchin für sogenannte „psychosomatische Familien" mit dem Begriff des „enmeshment" (Verfilzung, Verstrickung), beschrieben hat (Minuchin et al., 1978). In diesem Fall gelingt es Kindern und Jugendlichen kaum, sich einerseits in die Belastung ihrer Eltern einzufühlen, sich dabei jedoch auch mit unabhängingen eigenen Gefühlen von Freude über andere Dinge abzugrenzen. In einer solchen Situation geht es, wenn es dem kranken Elternteil schlecht geht, allen in der Familie schlecht. Umgekehrt kann es Kindern nur gut gehen, so lange es den Eltern auch gut geht. Eine solche Situation macht familienthera-

Gefühlsansteckung bei nicht intakten Grenzen in der Familie

peutisches Arbeiten an der Legitimierung, Etablierung und Stabilisierung von angemessenen Beziehungsgrenzen nötig, um eine weniger „verfilzte" interpersonale Affektregulation zu ermöglichen. Des weiteren können Systemgrenzen zum Fokus familientherapeutischer Interventionen werden, beispielsweise wenn die *Generationengrenze* zwischen Eltern und Kind durch eine altersunangemessene Parentifizierung des Kindes aufgelöst ist, oder wenn die *Außengrenze* der Familie zu wenig durchlässig wird mit der Folge, dass die Familie weitgehend isoliert ist, die Eltern kaum soziale Außenkontakte pflegen, und die Kinder in der Freizeit ebenfalls wenig Kontakte mit Gleichaltrigen außerhalb der Familie haben.

5.3.4 Akute Kriseninterventionen im Krankenhaus

Es zeigte sich beim Praktizieren des beschriebenen präventiven Beratungskonzeptes rasch, dass in Ergänzung ein Konzept für akute Kriseninterventionen im Krankenhaus nötig war, insbesondere für akute Situationen mit tödlichen Komplikationen. Das vorrangige Ziel unserer Kriseninterventionen bei solchen tragischen Verläufen einer elterlichen Erkrankung ist, einer nachhaltigen traumatischen Verarbeitung des unabwendbaren traurigen und schmerzvollen Verlusterlebnisses von Seiten des Kindes vorzubeugen, indem das Entstehen von Desorientiertheit sowie von Gefühlen des hilflosen Ausgeliefertseins an eine undurchschaubare Verkettung von schockierenden oder ängstigenden Erlebnissen weitestmöglich vermieden wird (vgl. Fischer & Riedesser, 1999). Die hierfür geeigneten Vorgehensweisen, die Kinder durch eine solche erschütternde Erfahrung hindurch begleiten helfen, sind ausführlich in Kapitel 4 dargestellt.

Zusammenfassung

Eine präventiv ausgerichtete kindzentrierte medizinische Familienberatung oder -therapie für Familien mit einem körperlich erkrankten Elternteil benötigt eine flexible Handhabung verschiedener Gesprächs-Settings. Elterngespräche, Einzelgespräche mit Kindern sowie Familiengespräche gehören dazu wie auch Gespräche mit medizinischem Personal in Krankenhäusern und Arztpraxen. Unabhängig von der Wahl des Settings im Einzelfall ist die Denk- und Arbeitsweise familientherapeutisch. Interventionen in diesem Kontext sind oft niederfrequent und bedürfen einer sorgsamen Indikationsstellung und einer ebenso reflektierten und kommunizierten Setting-Gestaltung. Die zur Anwendung kommenden Interventionstechniken unterscheiden sich in der Regel nicht grundsätzlich von denen in anderen psychotherapeutischen und familientherapeutischen Arbeitsfeldern. Als wichtige Besonderheit kann die notwendige Aufmerksamkeit gelten, die der Klärung des jeweiligen Inanspruchnahme-Kontextes gewidmet werden sollte. Er ist dadurch gekennzeichnet, dass die medizinische Krankheit eines Elternteils in der Regel die Inanspruchnahme begründet. die psychische Situation der Kinder soll besondere Beachtung finden, obwohl diese meist von der Familie bislang nicht als „Problemträger" definiert wurden. Wie in anderen Kurztherapien ist die zu Beginn jeder Intervention sorgfältig zu erarbeitende Fokus-Setzung von großer Bedeutung, die hier unter Einbeziehung der Möglichkeiten und Grenzen des medizinischen Kontexts erfolgen muss. Vorrangiges Ziel kindzentrierter familientherapeutischer Interventionen ist, Prozesse in der Familie in Gang zu setzen, die eine möglichst funktionale Bewältigung der Situation durch Eltern und Kinder ermöglichen und so die Bewältigungskompetenzen des Familiensystems stützen.

6   Schwierige therapeutische Situationen

Im folgenden Kapitel werden einige schwierige Situationen beschrieben und diskutiert, die sich im therapeutischen oder beratenden Prozess mit Familien mit einem körperlich kranken Elternteil für Therapeuten ergeben können. Die Auswahl der Konstellationen sowie die therapeutischen Empfehlungen für den Umgang mit ihnen entstammen der Aufarbeitung von Protokollen, die über den Zeitraum von drei Jahren regelmäßig in den Fall-Supervisionen in unserer Beratungsstelle geführt wurden.

6.1   Umgang mit „unaussprechlichen" Gedanken

In dem im vorangegangenen Kapitel beschriebenen Vorgehen initial getrennter Sitzungen mit Eltern und Kindern ergibt sich in Einzelsitzungen mit Kindern und Jugendlichen nicht selten, dass diese andeutungsweise **Todeswünsche** durchblicken lassen, dass sie in ihren Fantasien über einen möglichen Tod des erkrankten Elternteils dieses Ereignis nicht nur als Katastrophe für sich selbst erleben würden, sondern auch positive Aspekte darin sehen könnten. Dies gehört zu normalen Phänomenen der antizipierenden Trauerarbeit bei Kindern, verursacht jedoch heftige Schuldgefühle. Das kann dazu führen, dass entsprechende Gedanken nur schwer zu Ende gedacht oder ausgesprochen werden können. Werden sie ausgesprochen, machen die Kinder häufig die Erfahrung, dass Erwachsene erschrocken wenn nicht gar entsetzt reagieren. So können Arrangements der Ersatzbetreuung, die von den Eltern fürsorglich für längere Krankenhausaufenthalte einer Mutter getroffen wurden (z. B. bei einer Tagespflegemutter, zu der das Kind eine gute Bindung hat) für das Kind, das die Erfahrung macht, gut versorgt zu sein, sehr tröstlich sein („eigentlich geht es mir da richtig gut"). Diese Erfahrung kann wiederum dazu beitragen, dass das Kind in seiner inneren Vorbereitung auf den möglichen Verlust des Elternteils versucht, die angstbesetzte, hilflose Passivität vorauseilend in Aktivität umzuwandeln, indem es die innere Bindung an den erkrankten Elternteil zu lösen beginnt und seine Bindungsanker zur bereits verfügbaren Ersatzbindungsperson auswirft. Aus dem Wunsch heraus, dass auch für den Fall des schmerzlichen Verlustes des kranken Elternteils immer jemand da sein möge, der sich liebevoll um das Kind kümmert, können vereinzelt Wunschfantasien entstehen, in denen sich das Kind die nicht bedrohte Fürsorge durch die bereits real verfügbare Ersatzbindungsperson herbeisehnt.

Je abhängiger ein Kind noch von der konkreten Betreuung und Versorgung durch seine erwachsene Bindungsperson ist, desto konkreter ist es bei der inneren Vorbereitung auf einen möglichen Verlust eines Elternteils mit der Frage beschäftigt, wer sich in diesem Falle wann und wie um es küm-

Die Eltern der elfjährigen Susanne sind beide als Akademiker voll berufstätig. Susannes Mutter stillte wenige Monate nach der Geburt ab, um wieder in ihren Beruf einsteigen zu können. Bis zur Einschulung wurde Susanne von einer in der Nachbarschaft der Eltern lebenden Tagesmutter tagsüber voll betreut, zu der sie eine innige emotionale Bindung entwickelte. Auch während der Grundschulzeit pflegte die Familie ein Betreuungsarrangement, in dem Susanne an Werktagen jeweils nach der Schule noch wenige Stunden nachmittags von ihrer vertrauten Tagesmutter betreut wurde, bis sie am Spätnachmittag von der Mutter dann nach Hause abgeholt wurde. Als Susannes Mutter nun an Leukämie erkrankt und für längere Krankenhausaufenthalte plötzlich von zu Hause abwesend ist, stimmen die Eltern mit Susannes Tagesmutter ab, dass diese in dieser Zeit sich voll um Susanne kümmert und Susanne auch bei ihr übernachtet. Als schließlich eine Knochenmarktransplantation geplant wird und die Mutter wieder für ca. 6 bis 8 Wochen hierzu ins Krankenhaus muss, lebt Susanne ganz bei ihrer Tagesmutter und telefoniert täglich mit ihrer Mutter. Im Einzelgespräch in unserer Beratungsstelle wird deutlich, dass Susanne sehr offen und angemessen von ihren Eltern über die lebensbedrohliche Dimension der mütterlichen Erkrankung informiert ist und sich entsprechend bewusst und offen mit der Möglichkeit auseinandersetzt, die Mutter ganz zu verlieren. In diesem Zusammenhang fantasiert sie sich ganz in das mögliche Zuhause ihrer Tagesmutter und betont, sie würde „da sicher auch prima zurechtkommen". Da sie gleichzeitig die bei der Tagesmutter verbrachte Zeit als Lebensbereich erlebt, der von der Erkrankung der Mutter nicht überschattet wird, deutet sie dem Therapeuten gegenüber an, dass sie sich manchmal auch schon gewünscht habe, ganz bei der Tagesmutter zu leben.

mern würde („was wird dann aus mir?"). Wenn es den Eltern gelingt, u. a. durch die Bereitstellung von aus Sicht des Kindes hinreichend guten Ersatz-Bindungspersonen während längerer Krankenhausaufenthalte die konkrete Erfahrung zu vermitteln, dass sie, egal was passiert, immer gut für das Kind sorgen werden, können die Verlustängste des Kindes abgemildert werden. Der Versuch des Kindes, sich innerlich auf eine ihm bereits vertraute Ersatz-Bindungsperson einzulassen und die Vorstellung, wie es wäre, von dieser versorgt zu werden, in der Fantasie durchzuspielen, entspricht einem normalen und gesunden Bewältigungsverhalten in der antizipierenden Trauerarbeit von Kindern. Kinder erleben hierbei keineswegs, dass ihre Eltern als Eltern ersetzbar sind. Sie vergewissern sich lediglich, dass die Versorgungsfunktionen ersetzlich sein können. Erleben schwerkranke

Übergang zu Ersatzeltern besprechen

Eltern in ihrer Einfühlung für ihr Kind mit, dass dieses die innere Bindung zu ihnen bereits teilweise zu lösen beginnt und bereits Bindungsbedürfnisse auf eine Ersatz-Bindungsperson richtet, ist dies gleichsam zutiefst schmerzlich wie tröstlich. Der tröstliche Aspekt kann betroffenen Eltern dann zugänglich werden, wenn sie bei ihrem Kind die Minderung der existenziellen Angst nachempfinden können, die durch das Vorhandensein einer in ihrer Fürsorgefunktion nicht beeinträchtigten Ersatz-Bindungsfigur möglich ist und die den unabwendbaren Verlustschmerz lindern helfen kann.

Eine andere Konstellation, in der positive Aspekte eines realen Verlustes des kranken Elternteils in einem Kind fantasiert werden können, kann entstehen, wenn das durch die Krankheit hervorgerufene Leid zu einer allübergreifenden Überschattung des Familienlebens geführt hat. In einer solchen Situation kann die Vorstellung des Todes des erkrankten Elternteils **Erlösungs-** auch als erlösend fantasiert werden. Hierzu kann es insbesondere kommen, **fantasien** wenn die Unabwendbarkeit einer terminalen Prognose bereits im Raum steht („… wenn es sowieso passiert, möchte ich, dass es lieber bald vorbei ist"). Solche Erlösungsfantasien sind auch dem betroffenen Patienten selbst sowie erwachsenen Angehörigen nicht grundsätzlich fremd. Im Kind entstehen sie vor allem aus dem Wunsch nach Lebensbereichen, die von der elterlichen Erkrankung nicht beeinträchtigt werden sowie dem Bedürfnis, in ihrer antizipierenden Trauer die Frage, wie es in ihrem Leben nach dem zu erwartenden Tod eines Elternteils weitergehen werde, mit konkret begreifbaren Inhalten zu füllen. Diese Pendelbewegungen sind ein Kennzeichen der antizipierenden Trauerarbeit von Kindern und Erwachsenen (Bürgin, 1989), und stellen ein Zeichen für einen intakten inneren psychischen Freiraum dar, der vor allem dann entstehen kann, wenn das Kind zu seinen Elternfiguren eine sichere Bindung entwickelt hat. Die hierbei auftretenden Schuldgefühle werden u. a. von den soziokulturell vermittelten Vorstellungen von Pietät und Loyalität gegenüber einem schwerkranken Familienangehörigen geprägt.

Für den therapeutischen Umgang gilt es, zunächst zu respektieren, dass Gedanken und Fantasien dieser Art in der Tat zwischen Familienmitgliedern nicht gut besprechbar sind. Sie können aber sehr wohl im geschütztem Setting des therapeutischen Einzelgesprächs aussprechbar werden. Sowohl für Kinder als auch für die betroffenen Eltern kann es entlastend sein, im Gespräch die Erfahrung zu machen, dass auch diese Gedanken zu Ende gedacht und ausgesprochen werden dürfen. Therapeuten können **Reframing im** durch eine positive Umkonnotierung (Reframing) die adaptiven oder pro- **Einzelgespräch** sozialen Aspekte dieser Gedanken hervorheben. Hierbei kann die Erlebensperspektive des realen Beziehungspartners fiktiv eingebracht werden. Malt sich beispielsweise ein Kind konkret aus, wie und bei wem es nach einem möglichen Tod seiner Mutter leben würde und was daran gut wäre und was nicht, so kann der Therapeut hervorheben, wie nahe es

120

liegt, dass die in den Gedankenspielen des Kindes innewohnende Bewältigungskompetenz für den kranken Elternteil tröstlich sein kann (z. B. „Vielleicht hilft es deiner Mutter sogar, wenn sie sich vorstellen kann, dass du in Zukunft auch dann im Leben zurechtkommst, wenn sie vielleicht irgendwann nicht mehr für dich da sein kann.").

Fallbeispiel[7]

Die 10-jährige M. möchte, nachdem ihr die schlechte Prognose der Erkrankung ihrer Mutter erklärt wurde, diese nicht mehr im Krankenhaus besuchen. Im Einzelgespräch mit der Kinderpsychotherapeutin sagt sie: „Manchmal gibt es so Situationen, da ändert sich das eben" und „Mama denkt, es sei so, als wenn ich sie nicht mehr lieb hätte, aber das ist nicht so." Auf die Frage, warum sie die Mutter derzeit nicht sehen möchte, gibt sie zum Teil unter Tränen, aber unmissverständlich zu verstehen, dass es so bleiben soll, dass sie daran nichts ändern möchte, dass es ihr irgendwie eigentlich gut damit gehe. Später offenbart sie, dass sie sich im Grunde wünsche, die Mutter möge jetzt schon sterben. „Wenn sie jetzt tot wäre, wäre es leichter". Noch besser wäre es, wenn sie, die Tochter, schon erwachsen wäre: „Dann hätten wir jetzt kein Problem." Sie fühle sich sehr einsam und schlecht mit diesen Gedanken. Aber, wenn alle immer sagten „Hoffentlich wird die Mama wieder ganz gesund", dann könne sie halt nicht mitreden. Sie könne darauf nicht mehr hoffen. Gleichzeitig wird deutlich, dass sie nicht genau weiß, wie groß die Gefahr ist, dass die Mama bald sterben könne. Sie möchte gerne die Prozentzahl wissen, wie wahrscheinlich ein baldiger Tod sei. Sie wage aber niemanden danach zu fragen. Wenn die Mutter wirklich jetzt akut in die Sterbensphase käme, dann würde sie sie gerne noch einmal sehen wollen, aber nur dann. Auf die Frage der Therapeutin, was denn wäre, wenn die Mutter sterben würde, antwortet sie, dies wäre ein „ganz großes Drama", denn es gebe da „so ein Formular", in dem stehe, dass sie dann zu ihrer Patentante käme. „Das find' ich ganz blöd, dort will ich überhaupt nicht hin." Auch hier wird deutlich, dass bisher mit ihr gar nicht darüber gesprochen wurde, was im Falle eines Todes oder auch schwerer Behinderung der Mutter mit ihr passieren würde, und sie hat große Sorge, dass sie gegen ihren Willen in irgendeine Familie käme. Noch einmal betont sie ihre Todeswünsche gegenüber der Mutter: „Es kommt eh, dann lieber gleich." M. hatte bereits im Alter von 4 Jahren ihren Vater verloren, was ihr erst nach seinem Tod mitgeteilt wurde. Ihre jetzt offen mitge-

---

7 Diese Fallvignette wurde bereits a. a. O. publiziert (Haagen & Romer, 2006)

teilten Todeswünsche an die Mutter sind als Versuch zu verstehen, ihre Angst zu bewältigen und den seelischen Schmerz abzukürzen. Sie geht auf Distanz zur Mutter, bewahrt aber ein gutes inneres Bild der Mutter und die Überzeugung, dass sie weiterleben kann, wie sie es nach dem Tod des Vaters auch schon erlebt hatte. Der betreuende Onkel berichtete, dass das Mädchen nach den Gesprächen in der Beratungsstelle immer viel kindlicher sei und am Abend wie erleichtert zuhause herumtolle.

6.2 Inkompatible Coping-Strategien zwischen Eltern und Kindern

Zuweilen kommt es vor, dass in sich gefestigte Bewältigungsstrategien (das „Coping-Gebäude") der Eltern für sich gesehen lebensgeschichtlich stimmig und zur eigenen psychischen Stabilisierung geeignet scheinen, sich jedoch für eine angemessene Bewältigung der Situation von Seiten des Kindes dysfunktional auswirken. Beispielsweise können Eltern ihre Trauer und Angst gänzlich verleugnen oder von ihrem bewussten Ich-Erleben isolieren, wobei dies für sie durchaus mit einer gut kompensierten und damit stabilen psychischen Situation einherzugehen scheint.

Kinder erspüren auch die unbewusste Angst und Trauer der Eltern und können unter diesen für sie nicht greifbaren Gefühlen leiden. Typischerweise nehmen in einer solchen Situation Kinder lediglich eine diffuse innere Beunruhigung bei sich wahr und sind hierüber selbst weitgehend desorientiert.

Fallbeispiele

Der 45-jährige Vater des achtjährigen Martin hat bereits vor vier Jahren einmal eine Knochenmarktransplantation zur Behandlung seiner Leukämieerkrankung erfolgreich überstanden. Als es nun zu einem Rezidiv kommt, wird ihm eine zweite Transplantation in Aussicht gestellt, gleichwohl teilen ihm die Ärzte mit, dass das Risiko, diese nicht zu überleben, ungleich höher sei, als dies bei der ersten Behandlung der Fall war. Die nun nach einem nur wenige Jahre währenden „inneren Aufatmen" neu entstandene Damokles-Situation einer akuten und ernsten Lebensbedrohung für den Vater wird von beiden Eltern völlig verleugnet. Sie blenden die reale Gefahr weitgehend aus, um sich mit dem subjektiven Gefühl von Zuversicht möglichst ruhig und geordnet auf die zweite Transplantations-Behandlung vorbereiten zu können („Es ging das erste Mal gut, warum soll es das zweite Mal nicht ebenso gut gehen?"). Die Ängste beider Eltern scheinen gut unter Kontrolle zu sein. Martin jedoch reagiert mit massiven Einschlafstörungen.

Der aus einem afrikanischen Land stammende Vater des 9-jährigen Ivo ist vor zwei Jahren an einem Herzinfarkt verstorben. Die Mutter hat bis heute ihre eigene Trauer über den Verlust ihres Mannes nahezu völlig verleugnet und sich in einem Muster des versuchten Ungeschehen-Machens stabilisiert. Hierzu gehört, dass sie sehr rasch nach dem Tod ihres Mannes eine neue Partnerbeziehung eingegangen ist und in der Wohnung der Familie alle Gegenstände, die an den Vater erinnern, hat verschwinden lassen. Sie selbst äußert hierzu die Vorstellung, dass dies notwendig sei, weil man sonst nie von einem Toten loskommen könne. Ivo bleibt mit seiner Trauer um den Vater völlig alleine und fühlt sich durch die Konfrontation mit dem neuen Partner der Mutter überfordert. Er entwickelt depressive Symptome.

Das therapeutische Problem einer solchen Konstellation besteht in der Regel darin, dass das, was für eine kindgerechte Bewältigung hilfreich wäre, für die Eltern zumindest aktuell destabilisierend wirken könnte. Hier gilt es, zunächst genügend empathischen Raum im Elterngespräch zu lassen, um die Bewältigungsstrategien der Eltern in ihrem lebensgeschichtlichen Kontext zu verstehen und anzuerkennen. Die Vorgehensweise wird im Einzelfall sehr davon abhängen, wie flexibel oder rigide die elterliche Bewältigungsstrategie organisiert ist. Auch wenn das familientherapeutische Vorgehen sich kindzentriert definiert, gilt die Regel, dass alles, was die Eltern destabilisiert, sich auch ungünstig auf die Kinder auswirken würde. Insofern ist bei dem Versuch, das Verständnis der Eltern für die Erlebensperspektive des Kindes zu erweitern, vorrangig darauf zu achten, dass sich die Eltern nach jeder Sitzung entlastet fühlen können.

Erscheint eine für die kindliche Verarbeitung der Situation ungünstige Coping-Strategie der Eltern wenig flexibel organisiert zu sein, kann die Einbeziehung der fiktiven Kindheitsperspektive der Eltern hilfreich sein. So kann versucht werden, im Gespräch die Eltern dazu anzuregen, probehalber die Erlebnisperspektive ihrer Kinder einzunehmen und so in einer Weise herauszuarbeiten, die die Eltern in ihrem elterlichen Kompetenzerleben stärkt (z. B. „Was sagt Ihr Gefühl als Mutter, was Ihrem Kind am ehesten helfen könnte mit der Situation besser zurechtzukommen?"). Auch die Hinzunahme eigener Kindheitserfahrungen der Eltern kann mitunter hilfreich sein (z. B. „Haben Sie als Kind einmal erlebt, dass in Ihrer Familie etwas Schlimmes passiert ist? Wer hat mit Ihnen als Kind darüber gesprochen?").

Wenig flexible Coping-Strategie der Eltern

Nach unseren Erfahrungen hat es sich in Gesprächen mit Eltern bewährt, Empathie mit Beziehungswünschen nach Halt und Sicherheit bei geeigneter Gelegenheit im Dialog direkt auszudrücken, ohne dabei die vielleicht vorhandenen, aber abgewehrten Ängste, in einer Beziehung alleingelassen oder fallengelassen zu werden zu deuten (z. B. „In solch einer Situation, in der sie selbst an Ihre Grenzen kommen, ist es bestimmt sehr beruhigend, einen Menschen in ihrer Nähe zu wissen, auf den sie sich voll und ganz verlassen können."). Solche Spiegelungen empathisch wahrgenommener Beziehungswünsche hinter abgewehrten Ängsten, greifen diese indirekt in einer nicht intrusiven Art auf und bieten in der therapeutischen Beziehung ein Alternative zu pseudo-autonomen inneren Arbeitsmodellen für Krisenbewältigung an, die sich aus frustrierenden Bindungserfahrungen entwickelt haben können.

6.3 Körperliche Krankheit als Teil multipler Familienprobleme

Nicht selten kommt es vor, dass der durch den Inanspruchnahme-Kontext einer medizinischen Familienberatung oder -therapie definierte Fokus der elterlichen Erkrankung und ihrer Auswirkungen auf die Familie durch andere familiäre Katastrophen überrollt wird. Bisweilen nutzen hilfebedürftige Familien ein spezielles Beratungsangebot für körperlich Kranke und ihre Angehörigen als Legitimation, um erstmals professionelle Hilfe in Anspruch zu nehmen. Beispielsweise kann ein schwerer Trennungskonflikt der Eltern durch die körperliche Erkrankung eines Elternteils überschattet sein. Wir haben in unserer Beratungspraxis wiederholt erlebt, dass es bevorzugt solche Fälle sind, in denen behandelnde Ärzte die Unterstützung durch Familientherapeuten suchen, insbesondere dann, wenn diese durch ein entsprechendes Beratungsangebot innerhalb einer medizinischen Institution verfügbar sind.

Trennungs-
konflikte
der Eltern

Das Zusammentreffen von ernster körperlicher Erkrankung mit schwerwiegenden Familienkonflikten führt bei beteiligten Helfern rasch zum Gefühl der Überforderung. Für den hinzugezogenen Familientherapeuten bedeuten solche Fälle eine besondere Herausforderung, nicht zuletzt weil die geleistete kompetente Hilfestellung in besonders schweren Krisenfällen von Ärzten zu Recht als Bewährungsprobe für die Zusammenarbeit zwischen dem psychosozialen und dem medizinischen Hilfssystem betrachtet wird. Ein Weiterverweisen an eine andere therapeutische Institution, etwa weil das eigentliche Problem nicht in der Krankheit begründet liege, wäre in einer solchen Situation obsolet, nicht zuletzt, weil es die Kompetenz des Familientherapeuten in Frage stellen würde, zu dessen Fähigkeiten das entsprechende Know-how für eine Krisenintervention sowie die Arbeit mit Multi-Problemfamilien gehören sollten. In solchen Situationen empfiehlt es sich, den therapeutischen Auftrag mit der Familie in einer Weise zu klären, dass bereits im Erstgespräch sich ein Gefühl der Machbarkeit bezogen auf diesen umschriebenen Aftrag einstellen kann. Um beim Beispiel der akuten Trennungskrise von Eltern im Schatten einer ernsten körperlichen Erkrankung eines der beiden Partner zu bleiben, kann ein umschriebener Auftrag in einer solchen Situation darin bestehen, gemeinsam mit den Eltern die Erlebnisperspektive des Kindes in den Fokus zu nehmen und die kognitiv-emotionale Orientierung des Kindes als oberstes Ziel der Beratung zu definieren. Die Frage, die mit den Eltern gemeinsam zu bearbeiten wäre, könnte lauten: Wie kann eine anstehende Trennung vor dem zusätzlich belastenden Hintergrund der Krankheit jetzt konkret von beiden Eltern so gestaltet werden, dass die Kinder das Gefühl haben, von beiden Eltern durch die Situation hindurch geleitet und begleitet zu werden.

Erlebnis-perspektive des Kindes einbeziehen

Fallbeispiel

Ein Familientherapeut wird als Konsiliar auf eine hämatologische Station der Medizinischen Klinik gerufen. Dort wird Herr K., 56 Jahre alt, im terminalen Stadium eines Plasmozytoms stationär behandelt. Anlass der konsiliarischen Vorstellung ist, dass Herr K. gegenüber den behandelnden Ärzten geäußert hat, er mache sich große Sorgen um seinen 10-jährigen Sohn Michael, der bei seiner geschiedenen Frau lebe. Michael und seine Mutter würden am folgenden Tag eine zweiwöchige Urlaubsreise nach Florida planen. Der Vater sei sich nicht sicher, ob er diese Zeitspanne überleben werde und fürchte, dass ein angemessener Abschied von seinem Sohn aufgrund dieser Urlaubsreise nicht mehr zustande kommen könnte. Zur familiären Situation ist zu erfahren, dass Michaels Eltern seit 7 Jahren geschieden seien. Die Frage des Sorgerechts sei bei der Scheidung strittig gewesen und musste gerichtlich geklärt werden. Bis heute sei keine konstruktive Verständigung zwischen den beiden Eltern möglich. Michael lebe bei seiner Mutter und habe bis zur jetzigen Aufnahme im Krankenhaus jedes zweite Wochenende bei seinem Vater verbracht.

Die Intervention besteht darin, auf Bitte und nach entsprechender Vorankündigung des Vaters mit Michaels Mutter telefonisch Kontakt aufzunehmen und einen begleiteten Krankenhausbesuchs Michaels am Krankenbett des Vaters vorzubereiten. Um zu vermeiden, dass dies Michael im Hinblick auf seine Loyalität zur Mutter in Bedrängnis bringt, findet zunächst ein Einzelgespräch mit der Mutter alleine statt mit dem Ziel, diese von der Allparteilichkeit des Therapeuten im Nach-Scheidungs-Konflikt der Eltern zu überzeugen und sie für eine unterstützende Begleitung von Michael zu gewinnen. Die Mutter zeigt sich im Hinblick auf ihren geschiedenen Mann extrem verbittert und über dessen bevorstehenden Tod nach außen unberührt. Sie kann aber die Unterstützung des Therapeuten als Vermittler und Begleiter eines Stationsbesuches ihres Sohnes annehmen.

Im vorbereitenden Einzelgespräch mit Michael vertraut sich dieser dem Therapeuten rasch an. Er weint, als er von den ewigen Streitigkeiten seiner Eltern sowie von der Krankheit seines Vaters erzählt und wirkt durch die Möglichkeit, sich auszusprechen, sehr entlastet. Es stellt sich heraus, dass er seinen Vater, seit dieser jetzt im Krankenhaus ist, noch nicht besucht hat, weil die Mutter ihn darin bislang nicht unterstützt habe. Er freut sich über die Möglichkeit des vom Therapeuten begleiteten Besuches beim Vater. Das darauffolgende Wiedersehen von Vater und Sohn ist für beide sehr berührend. Sie nehmen sich in die Arme, weinen und erzählen sich Erinnerungen aus gemeinsamen vergangenen Urlauben. Anschließend nimmt Michael das vermittelte Angebot des Therapeuten wahr, ein Aufklärungsgespräch mit dem behandelnden Stationsarzt zu führen und diesem aus erster Hand einige Fragen zur Krankheit des Vaters zu stellen. Auf Anregung des Therapeuten werden in telefonischer Absprache mit der Mutter vor der Verabschiedung in den geplanten Urlaub, an dem die Mutter festhalten möchte, einige konkrete Vorkehrungen getroffen, die es Vater und Sohn ermöglichen, miteinander in Kontakt zu bleiben. So willigt die Mutter ein, dass Michael, mit Hilfe der jetzigen Ehefrau von Herrn K., sein Lieblingsfoto, auf dem er selber mit dem Vater abgebildet ist, aus deren Wohnung holen und mit auf seine Urlaubsreise nehmen darf. Zudem wird die Möglichkeit eines E-Mail-Kontaktes zwischen dem Urlaubshotel von Michaels Mutter und der Krankenstation vorbereitet, ebenso wie die Möglichkeit, vom Urlaubsort täglich mit dem Vater zu telefonieren. Vater und Sohn wirken durch die erfolgte Begegnung und Sicherstellung ihres Kontaktes sehr entlastet. Michael kehrt nach zwei Wochen von seiner Urlaubsreise zurück. Die Situation des Vaters hat sich über diese Zeit stabil gehalten, so dass beide nochmals Gelegenheit haben, sich zu sehen und voneinander Abschied zu nehmen, bevor der Vater einige Wochen darauf verstirbt.

6.4 Überlastung der empathischen Resonanzfähigkeit

Während Kinder- und Jugendlichenpsychotherapeuten meist gewohnt sind, in ihrer Vorstellung für ihre jüngeren Patienten eher ein Modell für reifere Selbstreflektivität oder sozial angemessenere Affektregulation zu verkörpern als umgekehrt, setzen sich Therapeuten in der medizinischen Familienberatung oder -therapie Situationen aus, in denen insbesondere die betroffenen Eltern bereits schwerste Lebenskrisen gemeistert haben, an denen die Therapeuten selbst vielleicht Angst hätten, seelisch zu zerbrechen. Die in manchen Schicksalen berichtete Kumulation von existenziellen Bedrohungen durch lebensbedrohliche Erkrankung und erlittene Objektverluste kann in uns als Gegenüber eigene Ängste aktivieren. Im Gespräch entsteht das Gefühl, „wie erschlagen" zu sein. Eine naheliegende Abwehr kann darin bestehen, sich in eine affektisolierte, intellektualisierende Position zu begeben und beispielsweise die Situation mit betontem Fachjargon zu beschrei-

Mobilisierung von Ängsten im Therapeuten

126

ben. Dies kann für unsere kognitive Orientierung hilfreich sein, für die therapeutische Beziehung ist dies eher wenig nützlich.

Ein erster Schritt kann darin bestehen, aus dem Wissen darüber, dass existenzielle Bedrohungen vitale Lebenskräfte mobilisieren können, ein authentisches, respektvolles Staunen werden zu lassen. In der Gesprächsführung haben wir gute Erfahrungen damit gemacht, einem entstehenden Gefühl der Überforderung der eigenen empathischen Resonanzfähigkeit durch bewusstes Innehalten Raum zu lassen und anzuerkennen, dass es dem betreffenden Elternteil offensichtlich gelungen ist, enorme Kräfte zu mobilisieren, um seine schwierige Lebenssituation zu meistern. Das gezielte Erfragen der jeweils erlebten Quellen von Kraft und Halt (z. B. „Was hat Ihnen geholfen, immer wieder neu die nötige Kraft aufzubringen …") kann in einem weiteren Schritt helfen, die lebensgeschichtlichen Wurzeln der inneren Arbeitsmodelle für erfolgreiche Krisenbewältigung zu verstehen und als Ressourcen für die weitere Beratung nutzbar zu machen. Oft spielen hierbei transgenerationale Aspekte eine wichtige Rolle, die ebenfalls erfragt werden können (z. B. „Was glauben Sie, von wem Sie diese Kraft haben, immer wieder aufzustehen?").

Bewältigungsfähigkeiten der Eltern anerkennen

Ein solches Vorgehen wirkt sich in mehrfacher Hinsicht aus: Im therapeutischen Kontakt bleibt Empathie statt Distanz möglich. Das Arbeiten ist ressourcenorientiert und damit auch geeignet, für die Zukunft Ressourcen zu mobilisieren. Das Verstehen der bisherigen Fähigkeiten zur Bewältigung ermöglicht in der therapeutischen Haltung ein Sich-Verbünden mit den vorhandenen Kräften. Ist das „Coping-Gebäude" der Eltern einmal im Dialog verstanden, kann dieses gemeinsam mit den Eltern näher untersucht werden, auch im Hinblick auf vielleicht vorprogrammierte „Soll-Bruchstellen". Sind in dieses „Coping-Gebäude" die Kinder im Übermaß als parentifizierte Objekte eingebunden, kann dies in einer für die Eltern nicht kritisierenden Weise thematisiert werden, indem die kindliche Erlebnisperspektive in das Gespräch über bisher erfolgreich geleistete Lebensbewältigung der Eltern eingeflochten wird.

6.5   Familien in real unauflösbarer Dauerüberlastung[8]

Es kann Situationen geben, in denen die dauerhafte Überlastung aller Familienmitglieder mit der Versorgung und Pflege eines schwerkranken Elternteils aus unserer Sicht unerträglich erscheint, jedoch Entlastungen oder Veränderungen der Situation entweder nicht möglich oder nicht umsetzbar scheinen, oder aber von der Familie explizit nicht gewünscht werden. So kann beispielsweise die Pflegebedürftigkeit eines an Multipler Sklerose er-

---

8   Ein Fallbeispiel befindet sich am Ende von Kapitel 2.3 (Multiple Sklerose).

krankten Elternteils bei dessen fortschreitender Erkrankung einen Pflege-
aufwand erfordern, der im familiären Rahmen nur noch um den Preis einer
Dauerüberforderung aller Beteiligten leistbar ist, die Beauftragung eines
professionellen Pflegedienstes aber an den Loyalitätsbindungen in der Familie scheitern. So kann ein weiteres gemeinsames Aushalten der dauerhaften Überforderung von Seiten aller Beteiligten für die Familie zur al-
ternativlosen Realität werden.

Beratung als Möglichkeit wieder-kehrender Entlastung
So wenig ratsam für alle Familienmitglieder ein Aufrechterhalten dieser
Situation aus therapeutischer Sicht sein kann, so ich-synton können die kohäsiven Kräfte in der Familie jedoch für die Familienmitglieder sein. In
solchen Fällen wurde die Beratung nicht aufgrund eines Veränderungs-
wunsches der Familie aufgesucht, sondern als Möglichkeit der wiederkeh-
renden Entlastung, um die Überlastungssituation besser weiter tragen zu
können. In einer solchen Situation ist es für Therapeuten ratsam, nicht an
eigenen Veränderungsplänen, die sie als für die Familie hilfreich phanta-
sieren könnten, festzuhalten, sondern das gewünschte Containment anzubieten und vorwiegend mit dem Wunsch nach wiederkehrender Entlastung
der Familienmitglieder zu arbeiten. Hierbei sind authentische Spiegelungen der Ressourcen für die familiäre Bewältigung ebenso wichtig wie das
unerschrockene Benennen von in der Familie wahrgenommenen negativen
Affekten, die in den berichteten Überlastungssituationen oft extrem über-
schießend sein können.

Zusammenfassung

In der familientherapeutischen Begleitung von Familien mit einem ernsthaft erkrankten Elternteil kann es zu vielfältigen therapeutischen Problemsituationen kommen. Diese sind oft darin begründet, dass ein für
die psychische Stabilisierung kranker Eltern von diesen gewähltes Bewältigungsmuster für eine altersangemessene Bewältigung von Seiten
der Kinder wenig hilfreich ist. Ein weiterer wichtiger Grund für therapeutische Problemsituationen besteht in der möglichen Überfrachtung
durch traumatische Lebensereignisse und Stressoren, die die Bewältigungs-
kapazität eines Familiensystems oder die empathische Resonanz der
Therapeuten überfordern können. Ein wichtiger Grundsatz im Umgang
mit solchen Situationen ist die bedingungslose respektvolle Akzeptanz
der Bewältigungsmöglichkeiten, die kranken Eltern zur Verfügung stehen.
Ein Verständnis der elterlichen Bewältigungsstrategien und -stile, das
sich meist bei näherer Betrachtung der elterlichen Biografien im Dialog
erschließt, hilft in aller Regel einen Weg aus der Situation gemeinsam
mit den Eltern zu entwickeln, der auch den Entwicklungsbedürfnissen
der Kinder gerecht wird.

7 Beratungsverläufe

7.1 Mutter mit Brustkrebs – „Ich kann mich nicht noch um alle anderen kümmern"

Anlass zur Vorstellung

Die vor 5 Jahren an Brustkrebs erkrankte Frau T. bat ihre Psychoonkologin um eine Adresse von jemandem, der sich mit Kindern auskenne. Sie meldete die Familie mit dem Bedürfnis, „ein Stück abzugeben und sich nicht um alle anderen zu kümmern" in der Beratungsstelle an. Die Kernfamilie bestehe aus insgesamt vier Personen: der Mutter, Lehrerin und Sängerin, z. Zt. nicht berufstätig, 45 Jahre alt; dem Vater, freischaffender Künstler, 49 Jahre alt, und den Töchtern, Louisa, 12 Jahre alt und Cornelia, 8 Jahre alt.

Zur Erkrankung

Frau T. war vor 5 Jahren an Brustkrebs erkrankt, die Brust musste abgenommen werden. Anschließend erfolgten Chemotherapie und Bestrahlung. Frau T. habe anschließend drei Jahre „Ruhe gehabt, aber seit einem Jahr schaukelt sich langsam etwas hoch". Sie habe Rippenfellmetastasen mit rezidivierenden Pleuaergüssen und stand zum Zeitpunkt des Erstgesprächs unmittelbar vor einer neuerlichen Chemotherapie. Im vergangenen Jahr habe sie sich gegen eine von den Ärzten empfohlene große Lungen- und Rippenfelloperation entschieden. Nun sprächen die Ärzte aber davon, ihre Krankheit sei „chronisch" und „unheilbar", was sie sehr belaste. Beim Sprechen darüber kamen ihr die Tränen und sie berichtete, dass die Kinder jetzt auch mal nach dem Sterben fragten und sie „halt nicht immer Optimismus verbreiten könne". Während ihrer dichten Erzählung sitzt ihr Mann wortlos dabei. Zwischen dem Paar ist eine Distanz wahrnehmbar.

Übergang in chronisches Krankheits-stadium

Kommunikation über die Erkrankung

Über die Erkrankung sei in der Familie offen gesprochen worden, die Brustprothese werde in der Familie „Schummelbusen" genannt. Die ältere zwölfjährige Tochter Louisa sei im Umgang mit der mütterlichen Krankheit eher verschlossen. Die jüngere achtjährige Tochter Cornelia, gehe eher offensiv mit allem, was sie bewege, um. So habe sie z. B. unmittelbar vor dem Sommerfest in der Schule erzählt: „Mama hat Krebs." Dies habe dazu geführt, dass Frau T. von mehreren Personen auf ihre Erkrankung angesprochen worden sei. Anfangs seien die Eltern etwas entsetzt über diese Offenheit ihrer jüngeren Tochter gewesen. Letztlich seien sie jedoch sehr froh darüber gewesen. Cornelia habe damit so etwas wie einen „Gordischen Knoten" durchschlagen. Beide Eltern weinen an dieser Stelle im Gespräch. Der Vater äußert hierbei seine große Angst, dass „die Mutter der Kinder" sterbe. Letztes Jahr im Sommer sei ihm dies besonders deutlich geworden, und er habe sich emotional überfordert gefühlt bei der Vorstellung, die alleinige Verantwortung für die Töchter zu tragen. Er habe seither versucht, mehr Zeit mit ihnen zu verbringen und mit ihnen mehr ins Gespräch zu kommen. In einem Gespräch mit der älteren Tochter Louisa habe er ihr von der erneut lebensbedrohlichen Situation durch die mittlerweile neu aufgetretenen Metastasen erzählt. Gleichzeitig habe er aber versucht, ihr berechtigte Hoffnungen zu machen, dass die Mutter in nächster Zeit nicht daran sterben werde.

Familiäre Situation

Zur Vorgeschichte der Familie ist zu erfahren, dass Frau T. ursprünglich Lehrerin sei und sich zur Sängerin weitergebildet habe. Das Paar habe sich auf einem Kreativseminar kennen gelernt. Der Vater habe damals noch als kaufmännischer Angestellter gearbeitet und habe dann angefangen, nebenher zu malen. Beide Partner seien sich sehr rasch einig gewesen, zusammenzubleiben und gemeinsam Kinder haben zu wollen. Sie hätten bald geheiratet, jedoch nie in einer sog. „konventionellen Ehe" leben wollen. Nach neun Jahren der Partnerbeziehung sei die ältere Tochter Louisa als Wunschkind geboren worden. Drei Jahre später sei die zweite Tochter Cornelia geboren worden. Seit der Geburt Cornelias sei die Mutter überwiegend zu Hause geblieben und habe sich ganz um beide Töchter und den Haushalt gekümmert. Der Mann sei beruflich immer viel unterwegs gewesen. Zu einer gemeinsamen künstlerischen Arbeit, wie sie sich das Paar ursprünglich einmal vorgestellt habe, sei es über die letzten zehn Jahre nicht mehr gekommen, worüber Frau T. insgesamt recht resigniert sei. Seit beide Kinder im Kindergarten seien, habe Frau T. wieder ihre Berufstätigkeit aufnehmen wollen. Sie habe jedoch über viele Monate hintereinander verschiedene Krankheiten gehabt, bis der Knoten in der Brust diagnostiziert worden sei. Sie äußerte die Vorstellung, sie sei krank geworden, weil sie ein „falsches Leben" gelebt und ihre künstlerischen Interessen nicht hinreichend konsequent verfolgt habe. In diesem subjektiven rein psychogenetischen Ätiologiekonzept bewertete sie somit das traditionell organisierte Familienleben als krankheitsverursachend.

Am Ende des Eltern-Erstinterviews werden die Wünsche und Erwartungen an die Beratung festgehalten: Die Eltern äußern den vorrangigen Wunsch einer Klärung in Bezug auf den familiären Umgang mit der mütterlichen Krebserkrankung sowie insbesondere in Bezug auf ihren Umgang als El-

130

tern mit ihren Kindern. Ferner äußern beide Eltern den Wunsch, die Mädchen in der Beratungsstelle von fachlicher Seite im Hinblick auf ihre allgemeine seelische Entwicklung einschätzen zu lassen.

Eindruck von Louisa, 12 Jahre

Die 12-Jährige nimmt im Einzelgespräch sehr ernsthaft und direkt Kontakt auf. Sie kann ihre Situation gut beschreiben und benutzt z. T. die gleichen Worte wie ihre Mutter. Sie möchte der Mutter „Unterstützung geben und brav sein", wolle schneller auf die Mutter hören, was ihre jüngere Schwester schlechter schaffe. Deshalb versuche sie auch, ihre Schwester anzuleiten. Dafür bekomme sie aber Kritik von ihrer Mutter, die meine, sie solle sich um sich selbst und nicht um die kleine Schwester kümmern. Louisa formuliert deutlich, in welche Zwickmühle sie dabei gerate. Die Mutter sehe es nicht gern, wenn sie mit Freundinnen über die Krankheit der Mutter spreche. Wenn sie manchmal traurig sei, würde sie das den anderen Familienmitgliedern nicht zeigen. Insgesamt wirkt Louisa durch die krankheitsbedingte Belastungssituation der Familie sowie durch die innerfamiliären Kommunikationsschwierigkeiten sehr bedrückt.

Eindruck von Cornelia, 8 Jahre

Die achtjähriges Cornelia zeigt sich gut informiert über die Beratungsstelle und nimmt lebendig und fröhlich Kontakt auf. Sie sagt, dass sie kein Problem und keinen Stress habe. Sie habe sich daran gewöhnt, dass ihre Mutter nicht mehr soviel im Alltag leisten könne. Im projektiven Test „Familie in Tieren" zeichnet sie ihre Mutter als (tragfähiges) Pferd auf einem Hügel stehend, die Schwester als (weiches) Kaninchen und sich selbst als (wehrhaften) Igel. Den Vater zeichnet sie als (wachsamen) Hund.

Beide Kinder betonen, sie fänden es gut, wenn die ganze Familie zu einem gemeinsamen Gespräch in die Beratungsstelle käme.

Therapeutische Hypothesen

In den Schilderungen der Eltern und der Töchter wurden bereits einige wichtige Aspekte von Familien mit Krebserkrankungen deutlich. Die Angst und die Trauer, die bei beiden Eltern durch die Verschlechterung der Erkrankung im Jahr zuvor verstärkt ausgelöst wurden, führte zu einer depressiven Reaktion der Mutter, die meinte, ihr Leben falsch zu leben und von ihrem Mann zu wenig Unterstützung für andere als häusliche Tätigkeiten zu erhalten. Dies führte zu zunehmenden häuslichen Streitereien und der Forderung der Mutter, ihr Mann müsse sich mehr um die Kinder kümmern. Mit der Anmeldung in der Beratungsstelle wünschte sich das Paar Unterstützung für diesen Prozess des Aushandelns ihrer verschiedenen Verantwortlichkeiten. Die ältere Tochter übernahm eine fürsorglich bemutternde Funktion für die Mutter und stellte damit ihre eigenen pubertären Autonomiewünsche zurück, was die Mutter wiederum alarmierte. Die jüngere Tochter sprach im Schutze der kindlichen Naivität die bedrohliche Wahrheit aus. Dies entsprach möglicherweise einer Delegation des Vaters, dem die Initiative für Gespräche über die Bedrohung offensichtlich schwer fiel. Das Paar war durch den rezidivierenden Verlauf der Brustkrebserkrankung der Frau in eine Krise mit dem Versagen bisheriger Bewältigungsmuster gestürzt. Die Gefahr des Todes, der in unerwartete Nähe gerückt schien, verschärfte bisherige Konflikte innerhalb der Paarbeziehung.

Parentifizierung der Tochter *(Randnotiz)*

Planung der Intervention

Wir schlugen den Eltern zunächst gemeinsame Familiengespräche mit den Kindern vor, die im Sinne einer sequenziellen Therapie (Cierpka, 1996) in eine Paarbehandlung übergehen könnten. Im Vordergrund der Intervention sollten als Ziele die Stärkung des elterlichen Kompetenzerlebens sowie der emotionalen Verfügbarkeit des Vaters als gesundem Elternteil stehen. Da die Mutter als Krankheitskonzept die Vorstellung vertrat, der Krebs sei durch falsche Lebensweise entstanden, mussten sich im Grunde die Kinder und der Vater am Entstehen der mütterlichen Erkrankung „mitschuldig" fühlen. Der Vater schien in seinen vielfältigen Außenaktivitäten wie „auf der Flucht" aus seiner Familie zu sein. Ziel der Intervention sollte es daher unter anderem sein, den Vater mehr in die Familie zu integrieren. Außerdem sollte die zwölfjährige Louisa mehr inneren Raum für eigene altersgerechte Autonomieschritte bekommen. Es fanden nach der beschriebenen diagnostischen Phase, die aus dem Eltern-Erstinterview sowie den Einzelgesprächen mit beiden Töchtern bestand, zunächst zwei Familiengespräche und daraufhin fünf Paargespräche mit den Eltern statt. Im darauffolgenden Jahr folgten nach einem erneuten gemeinsamen Familiengespräch weitere sechs Paargespräche. Die Mutter befand sich in diesem Zeitraum immer wieder in verschiedenen chemotherapeutischen Behandlungen. Ihr Krankheitszustand veränderte sich während dieser Zeit kaum.

Erstes Familiengespräch

Die Familie erscheint pünktlich und vollständig. Louisa sitzt zwischen den Eltern, Cornelia außen neben dem Vater. Am Anfang wirken beide Eltern im Vergleich zu den Vorgesprächen sehr abwartend und formulieren zunächst kein eigenes Anliegen. Cornelia zieht sich ebenfalls schnell zurück und beginnt zu malen. Louisa hingegen wird aktiv und formuliert, dass sie Regeln für den Familienalltag vereinbaren möchte. Es gäbe zwar bereits solche Regeln, beispielsweise die, dass man während der Essenzeit nicht

132

ans Telefon gehe. Diese Regel sei eingeführt worden, damit die Familie mehr Ruhe beim Essen habe und auch miteinander sprechen könne. Jedoch sei es für die Kinder schwierig, Telefonate beispielsweise von Freundinnen nicht beantworten zu dürfen. Letztlich habe die genannte Regel nicht zu mehr familiärer Gemeinsamkeit geführt. Es wird eine Weile über Louisas Wunsch nach Regeln gesprochen, wobei auffällt, dass die anderen Familienmitglieder wenig darauf eingehen. Es entsteht der Eindruck, dass Louisa das Gespräch mit ihrem Anliegen für die Familie führt, vielleicht, damit die eigentlichen Anliegen in der Familie, die konfliktbeladener sind, nicht zur Sprache kommen können.

Konflikte vermeiden durch Regeln

Zum *zweiten Familiengespräch* erscheint die Familie überraschenderweise ohne Cornelia, die mit einer erwachsenen Freundin der Familie im Café des Krankenhauses sitze. Sie habe nicht zu dem Familiengespräch mitkommen wollen und habe dies mit den Worten kommentiert: „Ich werde ja doch nicht gefragt." Damit scheint sie für die Familie die Aufgabe übernommen zu haben, deutlich zu machen, dass bei der letzten Sitzung die wesentlichen Probleme der Familie nicht zur Sprache gekommen sind. Wir sprechen über Wünsche der Anwesenden für dieses Gespräch und Louisa betont, sie wünsche selbst von sich, dass sie „braver" werde. Es folgt erneut ein ausführlicherer Austausch über die Regelung des familiären Alltagslebens. Durch klärende Nachfragen der Therapeuten lässt sich schrittweise herausarbeiten, dass die Probleme der Familie weniger in den noch nicht gefundenen Alltagsregeln liegen, sondern in unbesprochenen Konflikten des Elternpaares. Dem Vater sei es möglich, sich aus allem herauszuhalten, während der Mutter der Rückzug innerhalb der Familie nicht gelinge. Die Therapeuten halten das Ergebnis dieser Klärung mit den Worten fest: „Dem Paar geht es nicht gut in der Familie." und schlagen zum nächsten Termin ein Paargespräch vor, was von Louisa durch ein vehementes Kopfnicken sehr begrüßt wird. Sie merkt allerdings an, dass sie eventuell später auch einmal allein mit ihrer Schwester zu einem Geschwistergespräch kommen könnte.

Fokus: Paarbeziehung

Therapeutische Überlegungen

Die Paargespräche sollten mit dem Ziel geführt werden, Gespräche über die Erkrankung, die Lebensgefahr und die ungewisse Zukunft zwischen den Eltern anzuregen und die Kreativität des Paares trotz der Bedrohung durch die Erkrankung der Mutter zu beleben. Die Verfügbarkeit der eigenen Ressourcen für die erforderlichen Veränderungen durch den Krankheitsverlauf war bei dem Paar schon seit einiger Zeit nicht mehr gegeben. Alle Probleme wurden damit begründet, dass es allein dem Mann gelungen war, eine freie künstlerische Tätigkeit umzusetzen. Beide Partner verleugneten hierbei ihre Trauer über das Nichtgelingen ihres ursprünglichen Lebensentwurfes, nämlich gemeinsam künstlerisch tätig zu sein. Die Kinder hatten hingegen das „Zerschlagen des Gordischen Knotens" schon erlebt: Sprechen kann befreien. Sie nutzten dieses als Ressource im Kontakt mit Gleichaltrigen, wenngleich dies bislang von den Eltern nur wenig legitimiert zu sein schien. Den Eltern wurde erst durch die Rückmeldung aus den Einzelkontakten mit ihren Kindern und dem Verlauf der beiden Familiengespräche deutlich, dass die ins Stocken geratene Entwicklung ihrer Paarbeziehung erheblich zu den Alltagsproblemen mit den Kindern beitrug. Die Paargespräche waren demnach als Familientherapie in Abwesenheit der Kinder zu verstehen. Die Kinder sollten hierdurch von ihren Loyalitätskonflikten entlastet werden, und Louisas Parentifizierung in fürsorglicher Bemutterung ihrer kranken Mutter sollte abgemildert werden. Der Vater, der in seinen Bewältigungsmöglichkeiten blockiert schien, glaubte, durch Verdrängung belastender Gefühle und das intellektualisierende Erstellen eines Regelwerks eine „Harmonisierung" herzustellen, in der das Gespräch über das mögliche Sterben der Mutter in der Familie jedoch weitgehend vermieden werden sollte.

*Familien-
therapie
in Abwesenheit
der Kinder*

Paargespräche

Frau T. eröffnet im ersten Paargespräch, dass sie nicht mehr könne, immer sei es „das gleiche", es müsse sich etwas ändern, und sie habe schon „soviel Psychotherapie gemacht", es könne nicht sein, dass immer nur sie sich ändern müsse. Ihr Mann antwortet, er sei offen für alles. Er spricht sehr viel, ohne sich dabei emotional einzulassen, und betont immer wieder, dass er das gemeinsame Leben anders organisieren möchte. Auf die Frage, wie viel Zeit dem Paar denn angesichts der Erkrankung noch bleibe, beginnt Herr T. zu weinen. Er sei in einem großen Dilemma. Er möchte anderen Freude bringen. Deswegen müsse er die Krankheit „wegschieben". Der Schreck komme immer nur von außen, wenn neue Untersuchungsergebnisse kämen. Es wird spürbar, wie einsam Herr T. sich in seiner Angst fühlt und wie wenig das Paar Gefühle von Angst miteinander teilen kann. Herr T. äußert, angesichts der Erkrankung seiner Frau werde seine eigene Lebendigkeit sehr gebremst. Frau T. reagiert berührt und fragt, warum er innerlich immer so weit von ihr weg ginge. Sie könne ihn dann gar nicht erreichen. So formuliert sie indirekt den Wunsch, ihm nah zu sein.

*große innere
Distanz*

Zum nächsten Gespräch erscheint Frau T. sehr fröhlich und frisch geschminkt. Sie beschreibt, dass ihr eine Reise, die sie allein unternommen hätte, sehr gut getan habe. Herr T. wundert sich, dass er innerlich immer wieder von sehr weit weg komme, obwohl er am Tag vorher ein langes Gespräch mit seiner Frau geführt habe. Beide Partner wünschen eine „Nachbesprechung" ihres Gespräches vom Vortage. Dabei kann Frau T. am Ende

134

formulieren, „dass die Missverständnisse in der Verständigung nicht das Wesentliche sind, sondern dass sie nicht mehr so leben wolle, ohne Zärtlichkeit und ohne Nähe". Beide Partner sind sehr berührt und nachdenklich. Frau T. zeigt sich deutlich erleichtert. Herr T. betont, dass er bereit ist, alles mitzumachen. Beide Partner wünschen weitere Paargespräche. Frau T. äußert hierbei den Wunsch, besser zu verstehen, warum ihre Beziehung „so geworden ist wie sie ist".

In einem Versuch, diesen Wunsch aufzugreifen, wird in der folgenden Paarsitzung die transgenerationale Entwicklungsperspektive beider Eltern in einer gemeinsamen *Genogrammarbeit* vertieft:

Herr T. ist das jüngste von drei Kindern. Das erste Lebensjahr habe er bei Verwandten verbracht, weil die Mutter überfordert gewesen sei. Seine vier Jahre ältere Schwester habe zu dem Zeitpunkt lange in einem Kinderheim oder Krankenhaus leben müssen. Herr T. beginnt zu weinen, als er von dieser Schwester und ihrem Heimaufenthalt erzählt. Sie habe einmal, als die Mutter sie besucht habe, diese darauf aufmerksam gemacht, dass die Besuchszeit zu Ende sei und sie jetzt gehen müsse. Dazu, dass er selbst als Säugling und Kleinkind „in der Fremde" gewesen sei, entwickelt Herr T. wenig Gefühle. Sein Elternhaus sei emotional karg gewesen. Der Vater sei streng religiös und autoritär gewesen. Es habe häufig Prügel gegeben. Seiner Mutter fühle er sich verbunden. So hätten sie seinen 50. und ihren 80. Geburtstag gemeinsam als „130. Geburtstag" gefeiert. Auch seine Frau stehe seiner Mutter näher als ihrer eigenen Mutter. Bei diesen Worten kommen Herrn T. die Tränen. **Ursprungsfamilie des Vaters**

Frau T. sei das zweite von drei Kindern. Der Vater sei Alkoholiker gewesen. Er sei viel „fremdgegangen", und schließlich hätten die Eltern sich getrennt. Ihre eigene Mutter beschreibt Frau T. als wenig einfühlsam und „immer leidend". Ursprünglich habe sie ein Zwillingsgeschwisterchen gehabt, das intrauterin verstorben sei. Genauso sei es in ihrer ersten Schwangerschaft mit Louisa gewesen, die auch einen Zwilling gehabt habe, der intrauterin verstorben sei. Sie selber sehe ihre Krebserkrankung in diesem Zusammenhang auch als einen „Sog zum Tod", wohingegen ihre beiden Töchter „für das Leben" stünden. **Ursprungsfamilie der Mutter**

Dies ist eine emotional sehr dichte Sitzung. Beide Partner sitzen über das im Gespräch entstehende Genogramm gebeugt. Intensive Gefühle können geäußert werden. Es wird deutlich, dass die Themen Abschied, Verlust und Einsamkeit in beiden Herkunftsfamilien eine große Rolle spielten und dass beide Partner in ihrer Kindheit und Jugend bei Verlusterlebnissen nie hinreichende emotionale Unterstützung erfahren hatten, sondern ihre Trauer ganz auf sich allein gestellt bewältigen mussten. Beide Partner bedanken sich sehr bewegt für diese Stunde und wir besprechen, wie sie den Kindern davon berichten könnten. **Verlusterlebnisse in der Kindheit**

Therapeutische Überlegungen

In dieser Sitzung ging es hauptsächlich darum, dass beide Partner einander in ihren jeweiligen Schilderungen frührer Verletzungen in ihren Biografien zuhörten. Aus der aktuellen Perspektive einer erneut von drohendem Verlust belasteten Lebenssituation konnte so ein gemeinsames Narrativ entstehen, und Gefühle konnten geteilt werden. Insbesondere der Mutter war es hierbei wichtig, wie sie immer wieder betonte, nicht „falsch geschont" zu werden. Dabei wurden auch projektive Verzerrungen innerhalb der Paarbeziehung deutlich, die in den primären Objektbeziehungen zu wurzeln schienen: Herr T. nahm an seiner Frau überwiegend die nicht erreichbare Mutter wahr, die zu schwach ist, für die Kinder zu sorgen, und die er handelnd

Projektive Verzerrung innerhalb der Paarbeziehung

unterstützen muss. Frau T. erlebte die nach außen gerichtete Aktivität und den emotionalen Rückzug ihres Mannes ebenfalls im Sinne einer nicht verfügbaren Bindungsfigur in der Not. Er erlebte sich abhängig und ohnmächtig und wehrte dies durch passives Ausweich- und Vermeidungsverhalten ab, das ihm wiederum ausgeprägte Schuldgefühle bereitete. Beiden Partnern wurde offenbar erstmalig bewusst, welche Trostlosigkeit sie in ihrer Kindheit umgeben hatte und wie sehr sie sich voneinander wünschten, wahrgenommen, gehalten und getröstet zu werden. Beide konnten diese Einsicht als Chance der Gegenwart aufgreifen, die Trostlosigkeit und das Alleingelassenwerden in einer von Angst belasteten Lebenssituation zu überwinden, indem sie sich emotional einander mehr zuwandten.

Drittes Familiengespräch

Die Familie sitzt ausgesprochen fröhlich im Wartezimmer. Die Familienmitglieder scheinen dort ganz in Spiel und Gespräch vertieft, sodass sie etwas zögerlicher ins Therapiezimmer folgen. In der eröffnenden Runde beginnt Louisa sogleich, ausführlich von der Renovierung der Wohnung zu berichten. Alles sei zu Hause „neu gestrichen". Frau T. berichtet, sie fühle sich insgesamt gut und sei stolz auf sich, dass sie jetzt künstlerisch etwas in An-

Veränderungen

griff genommen habe. Louisa beschreibt, dass man als Kind einer kranken Mutter mehr an die Zukunft denke als andere Kinder und eigene Wünsche zurückstellen müsse. Sie sagt, „da bin ich wie Mama und anders als die beiden", dabei zeigt sie auf den Vater und ihre ältere Schwester Louisa. Am Ende wünschen die Eltern wieder weitere Paargespräche. Die Kinder äußern, zunächst erst mal nicht zu weiteren Gesprächen wiederkommen zu wollen.

Therapeutische Überlegungen

Die Szene in diesem Familiengespräch wird als wichtige Momentaufnahme verstanden. Die Familie scheint den Therapeuten zu signalisieren, dass die emotionale Situation sich entspannt habe und dass insbesondere die Mutter in ihrer Lebensgestaltung für sich einiges Positives auf den Weg gebracht habe. Der Auftrag an die Therapeuten, die Gespräche mit den Eltern als Paar für die ganze Familie fortzusetzen, wird erneuert.

Weiterer Verlauf

Es folgen noch sieben weitere Gespräche mit dem Paar allein. Beide Partner besuchen nun onkologische Spezialisten gemeinsam und beraten sich miteinander, welchen Therapievorschlägen sie folgen wollen. Wenn sie über Alltagssituationen sprechen, gelingt es ihnen leichter und schneller, die unterschiedlichen Rollen der Eltern in der Familie zu erkennen. Herr T. beschreibt sich als jemanden, der immer die Fahne hochhalten müsse, er zeige weder Angst noch Hilflosigkeit, das habe er gelernt. Auch habe er gelernt, sich schnell abzulenken. Wir sprechen darüber, wie er differenzieren könnte, wem er in der Familie wie viel seiner inneren Verzweiflung zumuten könne. Als Herr T. formuliert: „Ich möchte nicht soviel falsch machen, möchte mehr richtig machen, ich fühle mich hilflos!", fühlt sich **Krankheits-bewältigung als Paar** Frau T. angesichts der Hilflosigkeit ihres Mannes zu einer „bemutternden" Haltung aufgerufen und ärgert sich darüber. Heftig bewegt beschreibt sie, dass sie nicht wisse, ob sie „mit allem, was passiert ist, noch zulassen kann, geliebt zu werden". Am Ende der Sitzung äußert sie, dass es ihr sehr gut getan habe, ihre sehr intensiven Gefühle im Gespräch mitzuteilen.

In einem weiteren Gespräch reflektieren beide wieder ihre unterschiedlichen beruflichen Wege, die anfänglich gemeinsam geplant gewesen seien. Unter heftigem Weinen erzählt Frau T., wie ihr Mann seinen Berufsweg ganz ohne sie gemacht habe. Beiden wird nochmals rückblickend auf ihre Biografie ihr unterschiedlicher Verarbeitungsstil deutlich: Frau T. gehe immer weiter „nach innen" und vertiefe den Schmerz, während Herr T. sich bei Stress in seine Außenaktivitäten flüchte. Dies ähnele der Haltung seiner älteren Schwester, als diese als Kind ihr eigenes Heimweh unterdrückt und **Mottos der bisherigen Lebenswege** die Mutter weggeschickt habe. Beide Partner bringen ihr Erleben jeweils auf eine kurze Formel. Sie: „Es kann nur einer überleben!", er: „Rette sich, wer kann!".

In den letzten drei Gesprächen, die in großen Abständen stattfinden, spricht das Paar miteinander und nicht mehr wie in den ersten Sitzungen überwiegend über einander. Beide Partner wirken entspannter. „Warum ist es so schwierig auszudrücken, wie lieb ich dich hab?" fragte er und erkennt gleichzeitig, wie wenig Einfühlung er für die Begrenztheit ihrer verbleibenden gemeinsamen Zeit habe aufbringen können. Beide äußern den Wunsch nach mehr intimer Nähe. Herr T. beschreibt, wie es ihm die vorwurfsvolle Haltung seiner Frau schwer gemacht habe, auf sie zuzugehen und ein Gefühl von Leichtigkeit im Kontakt zu ihr zu erhalten.

Im letzten Paargespräch berichten die Partner stolz Neuigkeiten: Sie hätten ein neues Haus gemietet, alles werde dadurch einfacher, die Familie sei optimistisch. Wir ziehen ein Resümee der vergangenen Gespräche: Es sei deutlich, wie hilfreich es ist, wenn Eltern etwas für sich tun. „Dann brauchen es die Kinder nicht für sie zu tun". Weder die Eltern noch die Kinder wünschten ab diesem Zeitpunkt noch weitere Familiengespräche.

Fazit

Die verschiedenen Lebensentwürfe der beiden Partner, die beide sich wenig bewusst gemacht hatten, hatten zu einer nicht mehr reflektierten Rollenaufteilung geführt: Der Mann übernahm die Rolle des gesunden und aktiven Partners, der „immer außer Haus" ist. Die Frau übernahm die Rolle der überforderten Kranken. Die beiden Töchter wurden zur psychischen Stabilisierung beider Eltern benötigt. Die Eltern hatten hierbei beide zunächst wenig Einfühlung in die innere Welt ihrer Kinder. Die Gespräche in den unterschiedlichen Settings, in denen wir sehr auf die Wünsche der Beteiligten eingingen, ermöglichten es dem Paar, ihre Interaktionsstörungen wahrzunehmen und wieder in eine gemeinsame Entwicklung einzutreten. So konnten sie auch allmählich die Rollen, die sie einander und den Kindern zuschrieben, erkennen. So fassten die Eltern wieder Mut, auch traurige und wütende Gefühle einander zu zeigen und die Bewältigung der Krankheit und ihrer Folgen aktiv anzugehen. Beide haben auch mal den Standpunkt des anderen einnehmen und aus dessen Perspektive auf das Familienleben schauen können. Einige Bilder und Metaphern, die in den Gesprächen gefunden wurden, konnten immer wieder benutzt werden, um sich verständlich zu machen. Die Verbalisierungen ihres Erlebens ermöglichten nach einigen Sitzungen, dass das Paar direkt miteinander in einen emotionalen Austausch treten konnte. Dies führte auch zu einer Entlastung der Kinder, die wieder vermehrt ihren altersgemäßen Aktivitäten nachgehen konnten. Insbesondere durch die gemeinsam entwickelte und geteilte Anerkennung einer weitgehend trostlosen Kindheit gelang es den Eltern, aufeinander zuzugehen und einfühlsamer und respektvoller mit den oft nur indirekt signalisierten Anlehnungswünschen des jeweiligen Partners umzugehen. Bemerkenswert ist bei diesem Beratungsverlauf im Nachhinein betrachtet der initiale Auftrag der Eltern, ihren Umgang mit den Kindern klären zu wollen, aus dem sich ein intensiver Klärungsprozess innerhalb der elterlichen Paarbeziehung entwickelte. Dieser entlastete wiederum die Kinder emotional sehr.

7.2 Vater mit Hirntumor – „Wie soll ich meinem Sohn, der gerade das Schleifebinden lernt, erklären, dass Papa es gerade verlernt?"

Kontext der Vorstellung

Wir lernen Familie F. kennen, nachdem beim Vater ein schnell wachsendes Glioblastom[9] diagnostiziert worden war und für die Familie bereits erste Veränderungen im Verhalten des Vaters wahrnehmbar wurden. Seine Frau bat um einen raschen Vorstellungstermin, da sie nicht wisse, wie sie den beiden gemeinsamen Kindern, Meta, acht Jahre, und Tim, sechs Jahre, die auffälligen Verhaltensweisen ihres Mannes sowie seinen bevorstehenden Tod erklären könne.

Aufklärung über schlechte Prognose

Zur Krankengeschichte

Frau F. berichtet, wie ihr Mann im Sommer aus völliger Gesundheit vor den Augen der Kinder das Bewusstsein verloren habe und es mehrere Wochen gedauert habe, bis die Diagnose eines Glioblastoms gestellt worden sei, welches in der beschriebenen Situation offensichtlich zu einem epileptischen Anfall geführt hatte. Als sich Frau F. an die Beratungsstelle wandte, hatte sie ihren Kindern bereits mitgeteilt, dass der Vater an der Krankheit sterben könne. Sie habe beobachtet, dass der jüngere Sohn Tim zunehmend Trennungsängste entwickelt habe und seither verschlossener wirke. Er habe mehrfach den Vater im Rahmen epileptischer Anfälle vor seinen Augen das Bewusstsein verlieren sehen und im Anschluss immer gefragt, ob sein Papa jetzt schon gestorben sei. Der Vater sei jedoch immer wieder zu sich gekommen und habe nach solchen Ereignissen Späße gemacht, so als ob nichts gewesen sei. Ihr Mann sei ein überwiegend fröhlicher Mensch gewesen, von dem sie sich in der Vergangenheit sehr unterstützt gefühlt habe. Jetzt sei er sehr verzweifelt und würde immer wieder vom Sterben sprechen. Hierbei habe er auch sein Bedürfnis deutlich gemacht, für seinen Tod gemeinsam mit seiner Frau Vorkehrungen zu treffen. Nach anfänglicher Erschütterung habe sie sich schließlich darauf einlassen können. So hätten sie die Beerdigung von Herrn F. gemeinsam geplant, so wie sie es auch für ihre Hochzeit oder die Taufen der Kinder getan hätten. Frau F. sei sehr bewusst, dass ihnen nur noch wenig Zeit bliebe, die sie so gut wie möglich nutzen wolle. Ihr Mann habe ihr für das Gespräch in der Beratungsstelle aufgetragen zu fragen, ob man es den Kindern überhaupt zumuten könne, dass der Vater zu Hause sterbe. Dies sei eigentlich sein Wunsch. Während die achtjährige

Antizipierende Trauerarbeit

---

9 Glioblastom: Bösartiger Hirntumor, bei dem in aller Regel bei der Diagnosestellung bereits eine infauste Prognose gestellt werden muss und bei dem es im Krankheitsverlauf häufig zu schwerwiegenden Persönlichkeitsveränderungen kommt.

Meta sofort geweint habe, als ihre Mutter von der schlechten Prognose gesprochen habe, habe Tim sehr schnell das Gespräch verlassen und keine weiteren Fragen gestellt.

Verlauf der Beratung

In der ersten Sitzung mit beiden Eltern sprechen wir ausführlich über die verschiedenen Todeskonzepte der Kinder und die möglichen Implikationen des beim sechsjährigen Tim erwartungsgemäß noch vorhandenen magischen Denkens. Frau F. nimmt die Anregung, mit Tim über die für ihn sehr konkreten und fassbaren Aspekte der väterlichen Erkrankung zu sprechen, sofort an. Sie berichtet, dass er einen Playmobil-Krankenwagen geschenkt bekommen habe, worüber sie zunächst sehr erschrocken gewesen sei. Er habe damit wiederholt die von ihm erlebten Situationen nachgespielt. Sie habe dabei festgestellt, dass es offensichtlich „genau das Richtige" in dieser Situation gewesen sei.

Verarbeitung durch Nachspielen

Es bleibt bei diesem ersten gemeinsamen Gespräch mit beiden Eltern, weil der Zustand von Herrn F. sich in den nächsten Tagen und Wochen so verschlechtert, dass er nicht mehr in der Lage ist, zu Beratungsgesprächen zu kommen. In diesem Gespräch, dem der Vater nur begrenzt folgen kann, weil er immer wieder einnickt, geht es hauptsächlich darum, den beiden Eltern zu ermöglichen, ihre jeweiligen Wahrnehmungs- und Erlebnisperspektiven einander mitzuteilen. Am Ende des Gespräches ist der Vater damit einverstanden und darüber beruhigt, dass seine Frau und die Kinder allein zu weiteren Gesprächen kommen. Aus Sicht der Therapeutin erweist es sich für die weitere Beratung als sehr hilfreich, den schwerkranken Vater persönlich erlebt zu haben. Die Kinder kommen zu je zwei Einzelgesprächen und danach zu einem Familiengespräch gemeinsam mit der Mutter.

In den Einzelgesprächen mit der achtjährigen Meta nutzt diese die Gelegenheit, über die häusliche Situation zu sprechen. Sie mache sich große Sorgen um ihren kleinen Bruder. Sie fürchtet, dass er sich verändern könnte. Auch gefalle es ihr gar nicht, wenn sie zu Hause allein mit dem Vater bleiben müsse, um „auf ihn aufzupassen". Sie habe Angst, dass etwas passieren könnte. Meta will auch verstehen, warum ihr Vater so anders denke. So wundere sie sich, dass er sich nicht mehr die Schuhe zubinden und das Telefon nicht mehr bedienen könne oder sie schon nachmittags ins Bett schicken wolle. Er sei in solchen Situationen manchmal richtig wütend geworden, so dass sie ihm zuliebe verschiedene merkwürdige Dinge getan habe. Das könne ihr kleinerer Bruder nicht. Er streite mit dem Vater, wenn Unsinniges von ihm gefordert werde. Es mache sie sehr traurig, dass es zu Hause so viel Streit gebe, da der Vater doch so krank sei. Sie leide darunter, dass sie ihren Freundinnen die Situation nicht erklären könne, und äußert den Wunsch, mit anderen Kindern zusammen zu kommen, die in einer ähnlichen Situation seien. Auch möchte sie wissen, wie und worüber ihre

Kindliches Verständnis und Umgang mit den Persönlichkeitsveränderungen

140

Mutter traurig sei, aber sie fürchte, sie durch solche Fragen noch trauriger zu machen, und stelle sie deshalb lieber nicht.

Der sechsjährige Tim malt in den Sitzungen, will aber nicht über den Vater und die häusliche Situation sprechen. Er hat sichtliche Mühe, seine Traurigkeit zu kontrollieren.

In dem Familiengespräch mit der Mutter und ihren Kindern wird über die Wut gesprochen, die jeder immer wieder empfindet und die sie aneinander auslassen, um nicht auf den Vater offen böse sein zu müssen.

Wut

Therapeutische Überlegungen

In den getrennten diagnostischen Sitzungen mit Eltern und Kindern wurde deutlich, wie konkret sich beide Kinder mit dem bevorstehenden Tod des Vaters auseinandersetzen. Zudem wurde deutlich, wie beide Kinder sich hierbei an ihrer Mutter orientieren und sich dafür interessieren, wie sie als überlebende Bindungsfigur diese Situation gestaltet und bewältigt. Gleichzeitig wurde die Verunsicherung der Mutter im Umgang mit den Bedürfnissen ihrer Kinder deutlich. Die Kinder schienen ihrerseits in ihren altersgerechten Bewältigungskompetenzen weitgehend unbeeinträchtigt. Aus therapeutischer Sicht schien es daher bei der weiterführenden Interventionsplanung vordringlich, die Mutter in ihrer elterlichen Kompetenz und emotionalen Verfügbarkeit für die Kinder zu stärken. Aus dieser Überlegung wurden die folgenden Gespräche vorwiegend allein mit der Mutter fortgeführt. Sie sollte darin unterstützt werden, ihre Kinder als überlebende real verfügbare Bindungsperson durch das bevorstehende traurige Lebensereignis zu begleiten.

Es finden nun weitere Einzelgespräche mit der Mutter in größeren Abständen statt. Der Vater verstirbt genau ein Jahr nach der Diagnosestellung. Das letzte Einzelgespräch mit der Mutter findet sechs Monate nach seinem Tod statt. In diesen Einzelgesprächen, mit der Mutter, die etwa in monatlichen Abständen über ein Jahr lang genutzt werden, beschreibt sie, dass es ihr zunehmend besser gelinge, ihre Kinder zu Hause im Gespräch zu erreichen. Sie nutzt die Einzelgespräche, um sich emotional zu entlasten und um im Dialog Ideen zu entwickeln, wie sie mit ihrer schwierigen Lebenssituation besser umgehen könne. Ein wesentliches Element ist dabei die Vorbereitung auf konkret bevorstehende Ereignisse. So werden ausführlich verschiedene Möglichkeiten besprochen, wie ihr Mann zu Hause, im Krankenhaus oder im Hospiz sterben könnte und wie die Kinder in dieser Zeit begleitet werden könnten. Frau F. zeigt sich sehr entlastet darüber, in all diesen Fragen, was den Umgang mit ihren Kindern betrifft, sich zunehmend sicher zu fühlen. Weil sie sich für viele zunächst heikle Fragen und Situationen besser gewappnet fühlt, gelingt es ihr hinreichend gut, den Familienalltag für die Kinder aufrecht zu erhalten. Als nach dem Tod des Vaters

Stärkung der Mutter durch Einzelgespräche

141

ihr Sohn zunächst die Teilnahme an der Trauerfeier verweigerte und sich wütend vor der Kapelle auf den Boden warf, gelang es ihr, in dieser Situation die Ruhe zu bewahren, den Pfarrer zu beruhigen, selbst geduldig und einfühlsam auf Tim einzugehen, bis dieser wieder bereit war, an ihrer Hand mit ihr in die Kapelle hinein zu gehen. Als er dann fragte, „Wie herum liegt Papa im Sarg, mit den Füßen oder mit dem Kopf zu mir?", war sie froh, auf solche konkreten Fragen vorbereitet zu sein und ihrem Sohn geduldig Rede und Antwort stehen zu können.

Fazit

Wesentlicher Bestandteil der Begleitung dieser Familie war, es Eltern und Kindern zu ermöglichen, miteinander ins Gespräch zu kommen und hierbei auch angesichts der raschen Verschlechterung des Gesundheitszustandes des Vaters nicht zu verstummen. Der Vater lag schließlich in der terminalen Phase seiner Krankheit den ganzen Tag im offenen Wohn-Esszimmer des Hauses und nahm auf seine eingeschränkte Art und Weise am Familienleben teil. Er konnte sehr aggressiv werden, wenn er nicht verstanden wurde, war aber auch über Stunden teilnahmslos und schlafend. Zwischenzeitlich gelang es ihm immer wieder, die Familie durch Scherze aufzuheitern. Auf dem Weg zur Wiederherstellung des innerfamiliären Dialoges insbesondere zwischen der Mutter und ihren Kindern konnten die einzelnen Familienmitglieder im Beratungsgespräch die Sicherheit zurückerlangen, dass alles, was sie erleben, benannt und ausgesprochen werden kann, ohne Angst zu haben, dass ihr jeweiliger Ansprechpartner dabei dekompensiert. Hierzu bedurfte es der in der Begleitung von Trauerprozessen sicheren und unerschrockenen inneren Haltung der Familientherapeutin. Durch diese in verschiedenen Gesprächssettings erworbene Sicherheit wurde ein offener Austausch zwischen Mutter und Kindern möglich, der für alle entlastend war und die Bewältigungskompetenz der Familie entscheidend stärkte.

7.3 Vater mit Leukämie – „Papa soll nicht wieder nach Hause kommen"

Kontext der Konsultation

Bei Herrn H., einem 41 Jahre alten Computerfachmann, wurde vor zehn Monaten eine Chronisch Myeloische Leukämie (CML) diagnostiziert. Seine Frau, 34 Jahre alt, ist von Beruf Pharmareferentin und macht sich aufgrund ihres beruflichen Wissenshintergrundes bei der Diagnosestellung keine

Illusionen über die ernste Prognose dieser Erkrankung.[10] Beide Eltern beschließen, in der ersten Phase ihrer eigenen Auseinandersetzung mit der Erkrankung ihren beiden Kindern, Lisa, elf Jahre und Felix, neun Jahre, solange nichts von der Krankheit des Vaters zu erzählen, bis die Perspektive einer Knochenmarktransplantation als einziger Heilungschance für Herrn H. geklärt ist. Dies zieht sich einige Monate hin. Während dieser Zeit ist Frau H. für sich alleine mit Gedanken über den möglichen vorzeitigen Tod ihres Ehemannes beschäftigt. In ihren Vorstellungen, wie ihr Leben möglicherweise ohne ihn weitergehen könnte, wird sie sich ihrer latenten Wünsche, sich von ihrem Mann zu trennen, gewahr, was zu heftigen Schuldgefühlen und darauffolgendem emotionalen Rückzug im Alltag führt. Herr H., der sich von ihr zurückgewiesen fühlt, ahnt ihre Wünsche und reagiert gekränkt und wütend. Das Paar gerät in eine ernste Ehekrise. Die Vorbereitung zur Knochenmarktransplantation wird durch diese Ehekrise überschattet, in deren Verlauf es wiederholt zu offenen Streitsituationen auch vor den beiden Kindern kommt. Nach einer dieser Streitsituationen nimmt Herr H. seine elfjährige Tochter Lisa beiseite und sagt ihr, ihre Mutter habe ihn „nicht mehr richtig lieb".

Latente Trennungswünsche führen zu Schuldgefühlen

Nach der stationären Aufnahme zur Knochenmarktransplantation wird Herr H. von einem Psychoonkologen während der gesamten Dauer der Behandlung betreut. Diesem gegenüber drückt er seine Enttäuschung über seine Frau sowie seine Ängste vor einer Trennung aus. Frau H., die als Partnerin sporadisch an den Therapiegesprächen teilnimmt, betont zu diesem Zeitpunkt ihre uneingeschränkte Solidarität mit ihrem Mann. Der Psychoonkologe ist aufgrund dieser Schilderungen im Hinblick auf die Situation der Kinder besorgt, diese könnten in den Konflikt der Eltern eingebunden sein, was ihre ohnehin bestehende Angst um den Vater zusätzlich überschatten könnte. Er zieht im Rahmen eines bestehenden Liaison-Dienstes unserer COSIP-Beratungsstelle einen Kinder- und Jugendpsychiater und Familientherapeuten hinzu.

Eltern-Interview mit der Mutter

Frau H., die sich von Anfang an sehr positiv und entlastet über das Angebot einer zusätzlichen professionellen Hilfe für ihre Kinder äußert, erscheint alleine zum Elterngespräch, weil ihr Mann an diesem Tag in schlechter körperlicher Verfassung ist. Sie nutzt dieses Setting und vertraut sich dem Therapeuten der COSIP-Beratungsstelle mit ihrer Ambivalenz gegenüber ihrem Mann an. Sie spricht offen über ihre insgeheimen Wünsche, sich aus ihrer

---

10 Die CML ist chemotherapeutisch nicht heilbar und führt meist im Laufe mehrerer Jahre zum Tod. Als einzige Heilungsmethode steht die Knochenmarktransplantation zur Verfügung, die ihrerseits als Hochrisikobehandlung eine relativ hohe Behandlungsmortalität hat.

Ehe zu lösen und drückt gleichzeitig ihre hohe Wertschätzung für die Beziehung ihres Mannes zu ihren beiden Kindern aus, für die er ein „wunderbarer und liebevoller Vater" sei. Sie zeigt sich durch ihre innere Zerrissenheit sehr belastet.

Einzelsitzungen mit den Kindern

Beide Kinder werden im Einvernehmen mit der Mutter jeweils zu Einzelsitzungen eingeladen. Es zeigt sich in der bewussten Wahrnehmung und Verarbeitung der Situation zwischen beiden Geschwistern ein sehr unterschiedliches Bild: Die elfjährige ältere Tochter Lisa spricht offen darüber, wie der Streit der Eltern sie belaste, und drückt ebenso offen ihre Angst aus, der Vater könne an seiner Krankheit sterben. Sie macht ferner deutlich, dass sie sich teilweise dafür verantwortlich fühlt, etwas für die Harmonie zwischen ihrer Mutter und ihrem Vater zu tun. Beispielsweise erzählt sie, dass sie überlegt habe, dem Vater im Krankenhaus erfundene Situationen zuhause zu erzählen, in denen die Mutter sich besonders liebevoll über ihn äußere. Sie habe diese Idee jedoch verworfen, weil sie erkannt habe, dass ihr Schwindel auffliegen werde und damit die Sache nur noch schlimmer zwischen den Eltern werden könnte. An diesem Beispiel wird deutlich, wie eingebunden Lisa sich in den Konflikt der Eltern fühlt. Im Gegensatz hierzu scheint der neunjährige Felix die Konflikte der Eltern völlig zu verleugnen. Er schildert ein geradezu überharmonisches Bild seiner Familie. Die Betonung der Harmonie wirkt hierbei jedoch angestrengt.

Eindruck von den Kindern

Beide Kinder scheinen durch die eheliche Disharmonie ihrer Eltern belastet. Insbesondere die ältere Tochter Lisa scheint im Übermaß in den elterlichen Paarkonflikt verstrickt und fühlt sich subjektiv verantwortlich dafür, für „gute Stimmung" zwischen den Eltern zu sorgen. Diese Einbindung in den Konflikt der Eltern scheint einer kindgerechten Auseinandersetzung mit der Krankheit des Vaters im Wege zu stehen. Von der Unterstützung der kindlichen Bewältigung her gedacht, wäre es daher in einem ersten Schritt wünschenswert, zunächst versuchen, die Kinder von dieser Einbindung in den Ehekonflikt der Eltern zu entlasten. Hierfür wären zunächst weitere Gespräche im Paar-Setting mit beiden Eltern vonnöten, mit dem Ziel, diesen dabei zu helfen, in einer für die Kinder spürbaren Form die Verantwortung für ihren Konflikt und dessen weitere Klärung zu übernehmen.

Interventionsplanung

Zu diesem Zeitpunkt treten in der Behandlung von Herrn H. ernsthafte medizinische Komplikationen auf. Es kommt zu einer Spender-gegen-Wirt-Reaktion mit heftigen Haut- und Schleimhautreaktionen sowie starken

Schmerzen. Der Psychoonkologe und der Therapeut der COSIP-Beratungs-stelle sind sich einig darin, dass Herr H. in diesem Zustand auf keinen Fall mit Gesprächen über seine Ehekonflikte belastet werden kann. Beide Therapeuten kommen darin überein, dass sie ihre definierten Rollen vorerst klar getrennt, aber aufeinander abgestimmt weiter wahrnehmen werden. Der Psychoonkologe bleibt demnach in einer uneingeschränkt supportiven Haltung Herrn H.'s Begleiter. In seinen Gesprächen mit Herrn H. spart er bewusst die konflikthaften Themen aus. Der Therapeut der COSIP-Beratungsstelle versucht, die Mutter darin zu unterstützen, den Bedürfnissen ihrer Kinder zu Hause gerecht zu werden, und bietet ihr einen vertrauensgeschützten Raum an, in dem sie ihre ambivalenten Gefühle gegenüber ihrem Mann besprechen kann.

Klärung der Rollen zwischen Therapeuten

Erstes Familiengespräch

Nachdem die medizinischen Komplikationen vorerst wieder unter Kontrolle sind und sich der Zustand von Herrn H. gebessert hat, wird er für eine Woche nach Hause beurlaubt. Zur Vorbereitung dieser ersten Heimkehr seit Beginn der Behandlung findet ein Familiengespräch statt, an dem alle Familienmitglieder teilnehmen. Herr H. wird vom Therapeuten der COSIP-Beratungsstelle vor allem in seiner Rolle als Vater seiner Kinder angesprochen und ermutigt, ausführlicher zu schildern, was ihn als Vater in den letzten Wochen besonders bewegt habe. Er beschreibt daraufhin, wie sehr er seine Kinder in der letzten Zeit vermisst und wie sehr es ihm gefehlt habe, für sie da sein zu können. In diesem Familiengespräch zeigen sich beide Eltern vor ihren Kindern als solidarisches Elternpaar.

Nötige Krisenintervention

Bereits drei Tage nach Beginn der Beurlaubung nach Hause entgleist erneut die Spender-gegen-Wirt-Reaktion und führt dazu, dass Herr H. notfallmäßig auf die Intensivstation eingeliefert werden muss. Frau H., die kurz darauf um ein Gespräch bittet, berichtet, dass diese plötzliche Verschlechterung des Gesundheitszustandes ihres Mannes für die gesamte Familie traumatisch gewesen sei. Sie erzählt, dass ihre elfjährige Tochter Lisa den Wunsch geäußert habe, „Papa soll nicht wieder nach Hause kommen". Der Therapeut versteht dies als eine Projektion der verborgenen Wünsche von Frau H. nach einer Trennung von ihrem Mann, mit denen sich die Tochter zu identifizieren scheint. Diese Sicht scheint durch den weiteren Bericht von Frau H. bestätigt zu werden, wonach Lisa ihre Mutter offen gefragt habe, „Wann kümmerst du dich um deine eigene Zukunft, Mama?" Diese Äußerung scheint eher nicht zum altersangemessenen Erleben eines elfjährigen Mädchens zu passen. Der Therapeut ist deshalb besorgt, dass für den Fall, dass Herr H. tatsächlich vesterben würde, diese Übernahme der projizierten Trennungswünsche ihrer Mutter durch Lisa in eine traumatische Verarbeitung der Situation münden könnte, aus der tiefgreifende Schuldgefühle resultieren könnten.

Im selben Gespräch teilt Frau H. mit, sie habe für die anstehenden Ferien einen zweiwöchigen Besuch beider Kinder bei deren Großeltern geplant, die im Ruhrgebiet wohnten. Sie erwäge, an dieser Planung festzuhalten, weil sie dringend Zeit für sich alleine brauche. Im Gespräch ist sie jedoch leicht davon zu überzeugen, dass für den Fall, dass sich der Zustand ihres Mannes weiter verschlechtern würde, es für die Kinder enorm wichtig wäre, in der Nähe zu sein. Sie willigt ein, ihre Pläne zu ändern und organisiert stattdessen den Besuch der Großeltern bei sich zu Hause, um sicherzustellen, dass im Falle einer weiteren Verschlechterung des Zustandes von Herrn H. die ganze Familie zusammen sein könnte. Sie äußert sich erleichtert und entlastet über diese Entscheidung und scheint insbesondere froh zu sein, die Großeltern als ergänzende Vertrauenspersonen der Kinder in der Nähe zu wissen, die den Kindern Halt und Trost anbieten könnten, auch für den Fall, dass sie alleine sich damit überfordert fühlen würde.

In einer akut anberaumten Familiensitzung mit der Mutter und beiden Kindern, die von beiden Therapeuten geleitet wird, wird die kritische Situation des Vaters besprochen. Es wird offen benannt, dass es im Bereich des Möglichen liege, dass Herr H. bald sterben könnte, dass jedoch niemand sicher wisse, was geschehen werde. Beide Kinder schildern in dieser Sitzung, wie sehr der Anblick des Vaters, als dieser zuletzt in einer sehr schlechten Verfassung war, sie belastet habe. Um einer traumatischen Verarbeitung dieser Situation entgegenzuwirken, werden sie im Gespräch ermutigt, von ihren wichtigsten und schönsten Erinnerungen zu erzählen, die sie mit dem Vater verbinden. Dies wird symbolisch dadurch unterstrichen, dass sie ihre

Lieblingsfotos als Unterstützung positiver Erinnerungen

Lieblingsfotos des Vaters, die sie mitgebracht haben, zeigen und die Episoden, in denen diese Bilder entstanden sind, erzählen. Danach erklären Lisa und Felix, sie würden gerne noch einmal ihren Vater auf der Intensivstation besuchen. Es mache ihnen dabei keine Angst mehr, dass er vielleicht schlimm aussehe. Die Therapeuten bestärken die Kinder in diesem Wunsch und bereiten in Absprache mit Ärzten und Pflegepersonal der Intensivstation einen Besuch der Kinder dort vor, zu dem auch ein kindgerechtes Abschiedsritual gehört. Die Mutter äußert sich sehr entlastet darüber, dass sie mit der Verantwortung, die Kinder durch diese traurige Situation zu begleiten, nicht ganz alleine sei.

Weiterer Verlauf

Wenige Tage nach dem Abschiedsbesuch der Kinder auf der Intensivstation verstirbt Herr H. an multiplem Organversagen. Die erweiterte Familie mit den Großeltern war in den letzten Tagen vor seinem Tod durchgehend in der Nähe. Die drei verfügbaren Erwachsenen waren durchweg für die Kinder verfügbar. Angebotene weitere Gesprächstermine werden von der

146

Familie nach diesem Ereignis nicht mehr wahrgenommen. Die Mutter begründet dies mit dem Wunsch, das Krankenhausgelände nicht mehr betreten zu wollen. Es findet eine abschließende telefonische Beratung der Mutter am Telefon statt, in deren Verlauf die Mutter schildert, dass beide Kinder den Umständen entsprechend sehr gefasst seien und dass alle Familienmitglieder über die traurige Situation gut miteinander im Austausch seien.

Fazit

Der nicht beeinflussbare tragische Krankheitsverlauf des Vaters führte am Ende dazu, dass den Kindern ein überaus schmerzliches Verlusterlebnis nicht erspart werden konnte. Jedoch konnte eine potenziell traumatische Konstellation abgewendet werden, die möglicherweise entstanden wäre, wenn die Kinder, die sich teilweise bereits mit den Trennungswünschen ihrer Mutter projektiv identifiziert hatten, in der Sterbephase des Vaters weit weg von ihm gewesen wären. In diesem Falle hätten sie nicht die Möglichkeit gehabt, sich angemessen von ihm zu verabschieden und hätten möglicherweise starke Schuldgefühle entwickelt.

Dieser Fall veranschaulicht, dass die Überlagerung von medizinischen Komplikationen und familiären Konflikten im Verlauf einer elterlichen Erkrankung dazu führen können, dass Therapeuten aktiv handeln müssen, um eine traumatische Verarbeitung der Situation bei Kindern abzuwenden. Ein solches Handeln der Therapeuten, welches im Einzelfall sorgfältig zu reflektieren ist, ist im Gegensatz zu anderen psychotherapeutischen Kontexten nicht etwa als Agieren oder Verletzung der Abstinenz zu werten. Im Gegenteil kann bei voraussehbaren real traumatisierenden Situationen ein Nicht-Handeln als Mit-Agieren der Angst und der Lähmung verstanden werden. Das therapeutische Handeln bestand im beschriebenen Fall darin, direktiv in die bestehenden Planungen der Familie einzugreifen, um zu verhindern, dass eine für die Kinder potenziell traumatische Situation entsteht. Eine weiterer wichtiger Grundsatz, der sich mit diesem Fallbeispiel exemplarisch veranschaulichen lässt, ist die Notwendigkeit, das psychotherapeutische Vorgehen den durch den Krankheitsverlauf bedingten realen Geschehnissen anzupassen. Dies betraf die Situation, in der der Gesundheitszustand des Vaters jede Auseinandersetzung mit konflikthaften Themen verbot, obwohl diese im Interesse der Entlastung der Kinder aus familientherapeutischer Sicht vielleicht angezeigt gewesen wäre.

8 Zukunftsperspektiven für die Familien-medizin und medizinische Familientherapie/ -beratung

Als zentrale Aufgabe einer zukunftsweisenden Familienmedizin kann for-muliert werden, die medizinische Fachwelt weiter dafür zu sensibilisieren, die Auswirkungen von schwerer oder chronischer Erkrankung nicht nur aus **minderjährige** Sicht des Patienten sondern stets auch konsequent aus der Erlebnisperspek-**Kinder sind** tive mitbetroffener Familienangehöriger mitzudenken. Zu diesen Familien-**Angehörige** angehörigen gehören oftmals auch minderjährige Kinder verschiedener Al-tersstufen.

Die erste Aussage lässt sich mit dem plakativen Satz „Krankheit ist eine Familienangelegenheit!" auf den Punkt bringen. Die zweite Aussage ließe sich analog auf den schlichten Satz „Kinder sind Angehörige!" reduzieren. So selbstverständlich dies klingen mag, so sind beide Kernaussagen bislang in unserem Gesundheitswesen wenig umgesetzt. Nach wie vor wird bei der Aufnahme erwachsener Patienten in Krankenhäusern nicht routinemäßig danach gefragt, ob diese Familie haben, und ob sie Eltern minderjähriger Kinder sind. Auch ist Kindern unter 14 Jahren in ihrer Rolle als Angehö-rige von Krankenhauspatienten nach wie vor der ungehinderte Zutritt als Besucher auf Krankenstationen verwehrt. Die hierfür angeführten hygie-nischen Argumente bedürfen gleichermaßen der kritischen Revision wie die ähnlich lautenden Argumente, mit denen bis Mitte der 60er Jahre des letzten Jahrhunderts in Kinderkrankenhäusern den Eltern kranker Säug-linge der Zutritt zu Säuglingsstationen verwehrt wurde, bis mittlerweile überall selbstverständliche Rooming-in-Regelungen geschaffen wurden.

Für die Familienmedizin bedarf es für die Umsetzung der o. g. Aussagen in lebendige Praxis einer Perspektivenerweiterung: *Von der Patientenper-spektive zur Elternperspektive.* Nur wenn in einer bio-psycho-sozial kon-zipierten Medizin Patienten im jungen oder mittleren Erwachsenenalter **Von der** grundsätzlich auch als potenzielle Eltern minderjähriger Kinder gesehen **Patienten-** und angesprochen werden, kommen die Auswirkungen von Krankheit auf **zur Eltern-** die Wahrnehmung der Elternrolle und damit auch die Belange der kind-**perspektive** lichen Verarbeitung der Situation ins Blickfeld der professionellen Helfer. Und nur so kann in deren Wahrnehmung Krankheit zu einer Familienan-gelegenheit werden.

Um auch die o. g. zweite Aussage in der Praxis mit Leben zu füllen, bedarf **Von der** es auch einer Perspektivenerweiterung innerhalb der medizinischen Fami-**System-** lienberatung und -therapie: *Von der systemischen Perspektive zur kindzen-***zur kind-** *trierten Perspektive.* In der familientherapeutischen Praxis ist die Einbe-**zentrierten** ziehung insbesondere jüngerer Kinder in das familientherapeutische Setting **Perspektive**

148

nach wie vor keineswegs überall üblich und selbstverständlich. Viele Familientherapeuten arbeiten ausschließlich im Paar-Setting oder beziehen nur erwachsene oder allenfalls jugendliche Familienmitglieder in Familiengespräche ein. Insbesondere in den theoretischen Konzepten der medizinischen Familientherapie (McDaniel et al., 1992) wird bislang der individuellen Erlebnisperspektive minderjähriger Kinder kranker Eltern keine besondere Beachtung geschenkt. Eine ausschließlich systemische Denkweise wird den Besonderheiten einer kindlichen Erlebnisperspektive auf das Familiengeschehen jedoch nicht gerecht. Will man Kinder als Angehörige ernstnehmen und ansprechen, ist es unabdingbar, sich auf ihre individuelle Wahrnehmungs- und Verstehensweise einzulassen. Hierzu bedarf es eines entwicklungspsychologisch fundierten kind- und jugendgerechten Vorgehens, welches in den therapeutischen Umgang mit dem System Familie zu integrieren ist.

Literatur

Ainsworth, M., Blehar, M., Waters, E. & Wall, S. (1978). *Patterns of Attachment: A Psychological Study of the Strange Situation.* Hillsdale N. J.: Erlbaum.

Altmeyer, S., Kröger, F. & McDaniel, S. (2002). Systemische Familienmedizin. In M. Wirsching & P. Streib (Hrsg.), *Paar und Familientherapie* (S. 411–424). Berlin Heidelberg: Springer.

Anthony, E. J. (1970). The impact of mental and physical illness on family life. *Am Journal of Psychiatry, 127*(2), 138–146.

Armistead, L., Klein, K., Forehand, R. & Wierson, M. (1997). Disclosure of parental HIV infection to children in the families of men with hemophilia: Description, outcomes, and the role of family processes. *Journal of Family Psychology, 11*(1), 49–61.

Baider, L., Cooper, C. L. & A., Kaplan De-Naur, A. (Hrsg.) (1996). *Cancer and the family* Chichester: Wiley.

Baider, L. A. & De-Naur, A. K. (1988). Breast Cancer – A Family Affair. In C. L. Cooper (Ed.), *Stress and Breast Cancer* (pp. 155–170): John Wiley & Sons Ltd.

Beard, M. P. (1975). Changing Family Relationship. *Dialyses and Transplantation, 4,* 34–41.

Beardslee, W. R. & MacMillan, H. L. (1993). Psychosocial preventive intervention for families with parental mood disorder: Strategies for the clinician. *Journal of Developmental Behavior Pediatrics, 14,* 271–276.

Bedway, A. J. & Smith, L. H. (1996). ‚For Kids Only‘: Development of a program for children from families with a cancer patient. *Journal of Psychosocial Oncology, 14*(4), 19–28.

Black, D., Gleser, L. & Kooyers, K. (1990). A meta-analytic evaluation of couples weight-loss programs. *Health Psychology, 9*(3), 330–347.

Bloom, J. R. (1996). Social Support of the Cancer Patient and the Role of the Family. In L. Baider, Cooper, C. L. & Kaplan De-Nour, A. (Ed.), *Cancer and the Family* (pp. 54–70): John Wiley & Sons Ltd.

Bogyi, G. (1999). Begleitung von Kindern und Jugendlichen in Krisensituationen. In A. e. a. Bucher (Hrsg.), *Aufgang, Untergang, Übergang: Leben in der Zeitenwende.* Salzburg/ Wien: Otto Müller Verlag.

Bor, R. (1990). The family and HIV/Aids. *Aids Care, 2*(4), 409–412.

Boszormenyi-Nagy, I. & Sparke, G. (1981). *Unsichtbare Bindungen. Die Dynamik familiärer Systeme.* Stuttgart: Klett-Cotta.

Bowlby, J. (1988). *A Secure Base: Clinical Applications of Attachment Theory.* London: Tavistock/Routledge.

Bowlby, J. (2001). *Das Glück und die Trauer. Herstellung und Lösung affektiver Bindungen.* Stuttgart: Klett-Cotta.

Breunlin, D., Schwartz, R. & MacKune-Karrer, B. (1992). *Metaframeworks: Transcending the models of family therapy.* San Francisco: Jossey-Bass.

Bruhn, J. G. (1977). Effects of chronic illness on the family. *Journal of Family Practice, 4*(6), 1057–1060.

Buck, F. M. & Hohmann, G. W. (1981). Personality, behaviour, values and family relations of children of fathers with spinal cord injury. *Archives of Physical Medicine and Rehabilitation, 62*(9), 432–438.

Bürgin, D. (1989). Trauer bei Kindern und Erwachsenen. *Zeitschrift für psychoanalytische Theorie und Praxis 4*(1), 55–78.

Bürgin, D. (1978). *Das Kind, die lebensbedrohliche Krankheit und der Tod.* Bern: Huber.

Bürgin, D., Steck, B. & Schwals, A. (2001). Verstehen und Deuten im Trauerprozess eines 5³/4-jährigen traumatisierten Knaben. *Kinderanalyse 9*(4), 395–421.

Butera-Prinzi, F. & Perlesz, A. (2004). Through children's eyes: children's experience of living with a parent with an acquired brain injury *Brain Injury, 1,* 83–101.

Byng-Hall, J. (1991). Family scripts and loss. In F. Walsh & M. McColdrick (Eds.), *Living beyond loss: death in the family.* New York: Norton.

Campbell, T. (2000). Familien und Gesundheit – Zum Stand der Forschung. In F. Kröger, A. Hendrischke & S. McDaniel (Hrsg.), *Die Familie und die Organisation der Gesundheit* (S. 225–241). Heidelberg: Carl Auer.

Campbell, T. & Patterson, J. (1995). The effectiveness of family interventions in the treatment of physical illness. *Journal of Marital and Family therapy, 4,* 545–583.

Carten, A. J. & Fennoy, I. (1997). African American families and HIV/AIDS: caring for surviving children. *Child Welfare, 76*(1), 107–125.

Christ, G. (2000). *Healing Children's Grief: Surviving a Parent's Death from Cancer.* Oxford: Oxford Universities Press.

Christ, G. H., Siegel, K., Mesagno, F. P. & Langosch, D. (1991). A Preventive Intervention Program for Bereaved Children: Problems of Implementation. *American Journal of Orthopsychiatry, 61*(2), 168–178.

Cierpka, M. (Ed.). (1996). *Handbuch der Familiendiagnostik* (2. erw. Auflage 2002). Berlin: Springer.

Cierpka, M., Krebeck, S. & Retzlaff, R. (2001). *Arzt, Patient, Familie.* Stuttgart: Klett-Cotta.

Cohen, M. M. & Wellisch, D. K. (1978). Living in limbo: psychosocial intervention in families with a cancer patient. *American Journal of Psychotherapy, 32*(4), 561–571.

Dale, B. & Altschuler, J. (1999). „In sickness and in health": The development of alternative discourses in work with families with parental illness. *Journal of Family Therapy, 21,* 267–283.

Davis-Kirsch, S. E., Brandt, P. A. & Lewis, F. M. (2003). Making the most of the moment: when a child's mother has breast cancer. *Cancer Nursing, 26*(1), 47–54.

Day, E. (1966). The Patient with Cancer and the Family. *The New England Journal of Medicine, 274*(16), 883–886.

De La Mata, R. C., Gingras, G. & Wittkower, E. D. (1960). Impact of sudden severe Disablement of the father upon the family. *Canadian Medical Association Journal, 82,* 1015–1020.

Dhooper, S. S. (1983). Family coping with the crisis of heart attack. *Social Work and Health Care, 9*(1), 15–31.

Dhooper, S. S. (1984). Coronary heart disease and family functioning. *Journal of Social Service Research, 7(2),* 19–38.

Diareme, S., Tsiantis, J., Romer, G., Tsalamanios, E., Anasontzi, S., Paliokosta, H. et al. (2006, in Druck). Mental health support for children of somatically ill parents: A review of theory and intervention concepts. In G. Romer (Ed.), *Family Systems & Health.*

Di Gallo, A. & Bürgin, D. (2006). Der Umgang mit schwerkranken und sterbenden Kindern. In U. Koch, K. Lang, A. Mehnert & C. Schmeling-Kludas (Hrsg.), *Die Begleitung schwer kranker und sterbender Menschen.* Stuttgart: Schattauer.

Doherty, W. & Baird, M. (1987). *Family-Centered Medical Care: A Clinical Case Book.* New York: Guildford.

Dura, J. R. & Beck, S. J. (1988). A comparison of family functioning when mothers have chronic pain. *Pain, 35*(1), 79–89.

Egle, U., Hardt, J., Franz, M. & Hoffmann, S. (2002). Psychosoziale Belastungen in der Kindheit und Gesundheit im Erwachsenenalter: Möglichkeit der Prävention in der Psychosomatischen Medizin. *Psychotherapeut, 47,* 124–127.

151

Ell, K. (1996). Social networks, social support and coping with serious illness: The family connection. *Social Science and Medicine, 42(2) 173–186.*

Engel, G. L., (1977). The need for a new medical model: A challenge for biomedicine. *Science, 196,* 129–136.

Epstein, N. B., Baldwin, L. M. & Bishop, D. S. (1983). The McMaster Family Assessment Device. *Journal of Marital and Family Therapy, 9(2)* 171–180.

Fife, B. L. (1985). A model for predicting the adaptation of families to medical crisis: An analysis of role integration. *Image Journal of Nursing Scholarship, 17*(4), 108–112.

Fischer, G. & Riedesser, P. (1999). *Lehrbuch der Psychotraumatologie.* München: Ernst Reinhardt Verlag.

Fonagy, P. & Target, M. (1997). Attachment and reflective function: their role in self-organization. *Developmental Psychopathology, 9*(4), 679–700.

Forehand, R., Armistead, L., Wierson, M., Brody, G. H., Neighbors, B. & Hannan, J. (1997). Hemophilia and AIDS in married men: Functioning of family members. Hemophilia PAC Project. *American Journal of Orthopsychiatry, 67*(3), 470–484.

Freud, A. (1958). Adolescents. *Psychoanalytic Study of the Child, 13,* 255–278.

Freud, S. (1912a). Totem und Tabu. *Fragen der Gesellschaft/Ursprünge der Religion.* In G. W. Bd. IX, S. 287–444, Frankfurt: Fischer.

Freud, S. (1912b). Ratschläge für den Arzt bei der psychoanalytischen Behandlung. In G. W. Bd. VIII, S. 375–387, Frankfurt: Fischer.

Friedman, E. A., Goodwin, N. J. & Chandhry, L. (1970). Psychosocial adjustment of family maintenance hemodialysis. *New York State Journal of Medicine, 70*(6), 757–774.

Friedman, L. C., Baer, P. E., Nelson, D. V., Lane, M., Smith, F. E. & Dworkin, R. J. (1988). Women with Breast Cancer: Perception of Family Functioning and Adjustment to Illness. *Psychosomatic Medicine, 50*(5), 529–540.

Fritzsche, K. (2005). Psychotherapie bei lebensbedrohlich Erkrankten. *Psychotherapeut, 50,* 404–414.

Fritzsche, K., Geigges, W., Richter, D. & Wirsching, M. (2003). *Psychosomatische Grundversorgung.* Berlin Heidelberg: Springer.

Furman, E. (1974). *A Child's Parent Dies. Studys in Childhood Bereavement.* London: Yale University Press [Deutsche Ausgabe: Ein Kind verwaist. Untersuchungen über Elternverlust in der Kindheit, Stuttgart: Klett-Cotta, 1977].

Garwick, A., Detzner, D. & Boss, P. (1994). Family perceptions of living with Alzheimer's disease. *Family process, 33*(3), 327–340.

Geigges, W. (1996). Familienprozesse bei Krebspatienten. In R. H. Adler, J. M. Herrmann, K. Köhle, O. W. Schonecke, T. v. Uexküll & W. Wesiack (Eds.), *Uexküll – Psychosomatische Medizin* (S. 970–978). München: Urban & Schwarzenberg.

Geller, G., Tambor, E. S., Bernhardt, B. A., Wissow, L. S. & Fraser, G. (2000). Mothers and daughters from breast cancer families: a qualitative study of their perceptions of risks and benefits associated with minor's participation in genetic susceptibility research. *Journal of the American Medical Womens Association, 55*(5), 280–284.

Gerson, M. J., Grega, C. H. & Nathan Virga, S. (1993). Three kinds of coping: Families and inflammatory bowel disease. *Family System Medicine*

Green, C. P. (1986). Changes in Reponsibility in Women's Families After the Diagnosis of Cancer. *Health Care for Women International, 7*(3), 221–239.

Greening, K. (1992). The „Bear Essentials" program: Helping young children and their families cope when a parent has cancer. *Journal of Psychosocial Oncology, 10*(1), 47–61.

Griffith, J. L. & Griffith, M. E. (1987). Structural family therapy in chronic illness. Intervention can help produce a more adaptive family structure. *Psychosomatics, 28*(4), 202–205.

Gunther, M., Crandles, S., Williams, G. & Swain, M. (1998). A place called HOPE: Group psychotherapy for adolescents of parents with HIV/AIDS. *Child Welfare, 77*(2), 251–271.

Gustafson, D. H., Taylor, J. O., Thompson, S. & Chesney, P. (1993). Assessing the needs of breast cancer patients and their families. *Quality Management in Health Care, 2*(1), 6–17.

Haagen, M. & Romer, G. (2006). „Kann Papa jetzt aufhören tot zu sein?" – Begleitung von Kindern sterbender Eltern. In: U. Koch, K. Lang, A. Mehnert & C. Schmeling-Kludas, (Hrsg.), *Die Begleitung schwer kranker und sterbender Menschen: Grundlagen und Anwendungshilfen für Berufsgruppen in der Palliativversorgung* (S. 202–212), Stuttgart: Schattauer.

Heiney, S. P. & Lesesne, C. A. (1996). Quest. An intervention program for children whose parent or grandparent has cancer. *Cancer Practice, 4*(6), 324–329.

Herriger, N. (1993). Die „unverwundbare" Familie: Belastende Lebensumstände und psychosoziale Immunität. *Soziale Arbeit, 42*(5), 146–152.

Hoke, L. A. (1997). A short-term psychoeducational intervention for families with parental cancer. *Harvard Review of Psychiatry, 5*(2), 99–103.

Horowitz, M. (1980). Pathological grief and the activation of latent self-images. *American Journal of Psychiatry, 137,* 1157–1162.

Horowitz, S., Passik, S., Brish, M. & Breitbart, W. (1994). A group intervention for staff on a neuro-oncology service. *Psycho-Oncology, 3,* 320–332.

Huyse, F., Herzog, T., Malt, U., Lobo, A., Stein, B. & Group, E. (1996). Daten des Konsiliardiensts. Schriftliche Mitteilung der Autoren. In M. Cierpka (Hrsg.), *Arzt, Patient, Familie.* Stuttgart: Klett Cotta.

Jarka, M., Woidera, R. & Brosig, B. (1991). Familien mit Erbkrankheiten: Familientherapeutische Überlegungen und Erfahrungen. In P. Möhring & T. Neraal (Hrsg.), *Psychoanalytisch orientierte Familien- und Sozialtherapie. Das Giessener Konzept in der Praxis.* (S. 286–306). Opladen: Westdeutscher Verlag.

Kabacoff, R. I., Miller, I. W., Bishop, D. S., Epstein, N. B. & Keitner, G. I. (1990). A psychometric study of the McMaster Family Assessment Device in psychiatric, medical and nonclinical samples. *Journal of Family Psychology, 3,* 431–439.

Kahana, E., Kahana, B. & Harel, Z. (1988). Coping with extreme trauma. In J. J. P. Willison, Z. Harel & E. Kahana (Eds.), *Human adaption to extreme stress from Holocaust to Vietnam* (S. 55–77). New York: Plenum Press.

Kersting, A., Fisch, S., Suslow, T., Ohrmann, P. & Arolt, V. (2003). Messinstrumente zur Erfassung von Trauer – ein kritischer Überblick. *Psychotherapie, Psychosomatik und Medizinische Psychologie, 53,* 475–484.

Koos, E. L. (1946). *Families in Trouble.* New York: King's Crown Press.

Kopp, M., Richter, R., Rainer, J., Kopp-Wilfing, P., Rumpold, G. & Walter, M.-H. (1995). Differences in family functioning between patients with chronic headache and patients with chronic low back pain. *Pain, 63,* 219–224.

Kotchick, B. A., Forehand, R., Armistead, L. & Klein, K. (1996). Coping with illness: Interrelationships across family members and predictors of psychological adjustment. *Journal of Family Psychology, 10*(3), 358–370.

Krautschick, A. (1994). Aus der Balintarbeit: Der Arzt – die Arztfamilie – die Patientenfamilie. In M. Geyer & R. Hirsch (Hrsg.), *Psychotherapie in der Psychosomatischen Grundversorgung* (S. 21–36). Leipzig Heidelberg: Barth.

Kröger. F. & Altmeyer, S. (2000). Von der Familiensomatik zur systemischen Familienmedizin. *Familiendynamik, 25,* 268–292.

Küchenhoff, J. (1996). Trauer, Melancholie und das Schicksal der Objektbeziehungen. Eine Relektüre von S. Freuds ‚Trauer und Melancholie‘. *Jahrbuch der Psychoanalyse, 36,* 90–117.

Leavitt, M. B. (1990). Family recovery after vascular surgery. *Heart & Lung, 15,* 486–490.

Levine, C. & Zuckermann, C. (1999). The trouble with families: towards an ethic of accomodation. *Annuals of Internal Medicine, 130,* 148–152.

Lewandowski, L. A. (1992). Needs of children during the critical illness of a parent or sibling. *Critical Care Nursing Clinics of North America 4*(4), 573–585.

Lewis, F. M. (1986). The impact of cancer on the family: A critical analyses of the research literature. *Patient Education and Counseling, 8,* 269–289.

Lewis, F. M. (1990). Strengthening family supports. Cancer and the family. *Cancer, 65*(3), 752–759.

Lewis, F. M. (1996). The impact of breast cancer on the family: Lessons learned from children and adolescents. In L. Baider, C. L. Cooper & A. K. De-Nour (Eds.), *Cancer and the Family* (S. 271–287). Chichester: Wiley.

Lewis, F. M., Hammond, M. A. & Woods, N. F. (1993). The family's functioning with newly diagnosed breast cancer in the mother: the development of an explanatory model. *Journal of Behaviora Medicine, 16*(4), 351–370.

Lewis, F. M., Woods, N. F., Hough, E. E. & Bensley, L. S. (1989). The family's functioning with chronic illness in the mother: The spouse's perspective. *Social Science and Medicine, 29*(11), 1261–1269.

Lezak, M. D. (1986). Psychological implications of traumatic brain damage for the patient's family. *Rehabilitation Psychology, 31*(4), 241–250.

Lindemann, E. (1944). Symptomatology and management of acute grief. *American Journal of Psychiatry, 101,* 141–149.

Litman, T. J. (1974). The Family as a Basic Unit in Health and Medical Care: A Social Behavioral Overview. *Social Sciences and Medicine 8*(9–10), 495–519.

Livingston, M. G. & Brooks, D. N. (1988). The burden on families of the brain injured: A review. *Journal of Head Tauma and Rehabilitation, 3*(4), 6–15.

Main, M., Kaplan, N. & Cassidy, J. (1985). Security in infancy, childhood and adulthood: A move to the level of representation. In *Monographs of the Society for Research in Child Development 50: Growing Points in Attachment Theory and Research* (Vol. 50, S. 66–104).

Maj, M. (1991). Psychological problems of families and health workers dealing with people infected with human immunodeficiency virus. *Acta Psychiatrica Scandinavica, 83*(3), 161–168.

Martin, C. & Nisa, M. (1996). Meeting the needs of children and families in chronic illness and disease. A greater role for the GP? *Australian Family Physician, 25*(8), 1273–1275.

Mass, M. & Kaplan De-Nour, A. K. (1975). Reactions of families to chronic hemodialysis. *Psychotherapy and Psychosomatics, 26*(1), 20–26.

Massing, A. (2003). *Tod und Abschied in der Familientherapie.* Unveröffentlichtes Manuskript.

Maurin, J. & Schenkel, J. (1976). A study of the family response to hemodialysis. *Journal of Psychosomatic Research, 20(3),* 163–168.

McDaniel, S. H., Hepworth, J. & Doherty, W. J. (1992). *Medical Family Therapy*. New York: Basic Books [Dt. Ausgabe: Familientherapie in der Medizin: Ein biopsychosoziales Behandlungskonzept für Familien mit körperlich Kranken, Heidelberg, Carl Auer, 1997].

Minuchin, S., Rosman, B. L. & Baker, L. (1978). *Psychosomatic Families: Anorexia Nervosa in Context*. Boston, MA: Harvard University Press.

Moulton, P. J. (1984). Chronic illness, grief and the family. *Journal of Community Health and Nursing, 1*(2), 75–88.

Northouse, P. G. & Northouse, L. L. (1988). Communication and Cancer: Issues Confronting Patients, Health Professionals, and Family Members. *Journal of Psychosocial Oncology, 5(3)*, 17–46.

Walsh, F. & McGoldrick, M. (Eds.). (2004). *Living Beyond Loss: Death in the Family*, New York: Norton.

Olsen, E. (1970). The impact of serious illness on the family system. *Postgraduate Medicine, 47*(2), 169–174.

Padrone, F. J. (1994). Psychotherapeutic issues with family members of persons with physical disabilities. *American Journal of Psychiatry, 48*(2), 195–207.

Paschen, P., Saha, R., Baldus, C., Haagen, M., Pott, M., Probst, P. & Romer, G. (2007, in Druck). Evaluation eines präventiven Beratungskonzeptes für Kinder körperlich kranker Eltern. *Psychotherapeut*.

Payne, B. & Norfleet, M. A. (1986). Chronic pain and the family: a review. *Pain, 26*(1), 1–22.

Pederson, L. M. & Valanis, B. G. (1988). The Effects of Breast Cancer on the Family: A Review of the Literature. *Journal of Psychosocial Oncology, 6*(1/2), 95–118.

Pessar, L., Coad, M., Linn, R. & Willer, B. (1991). The effects of parental traumatic brain injury on the behaviour of parents and children *Brain Injury, 7,* 231–240.

Peters, L. C. & Esses, L. M. (1985). Family environment as perceived by children with a chronically ill parent. *Journal of Chronic Diseases, 38*(4), 301–308.

Piaget, J. (1983). *Meine Theorie der geistigen Entwicklung*. Frankfurt a. M.: Fischer.

Pilowsky, D., Zybert, P., Hsieh, P., Vlahov, D. & Susser, E. (2003). Children of HIV-positive drug using parents. *Journal of the American Academy of Child and Adolescent Psychiatry, 42*(8), 950–956.

Powell, T. (2001). *Head Injury: A Practical Guide*. Nottingham: Speechmark.

Power, P. W. (1977). The adolescent's reaction to chronic illness of a parent: some implications for family counseling. *International Journal of Family Counseling, 5,* 70–78.

Power, P. W. (1985). Family coping behaviours in chronic illness: a rehabilitation perspective. *Rehabilitation Literature, 46*(3–4), 78–83.

Rait, D. L. M. (1989). The family of the cancer patient. In J. Holland & J. H. Rowland (Ed.), *Handbook of Psychooncology*. Oxford: University Press.

Rankin, S. H. & Weekes, D. P. (1989). Life-span development: a review of theory and practice for families with chronically ill members. *Scholarly Inquiry for Nursing Practice, 3*(1), 3–22.

Rehberger, R. (2004). *Angst zu Trauern Trauerabwehr in Bindungstheorie und psychotherapeutischer Praxis*. Stuttgart: Klett-Cotta.

Reich, G. (2002). Mehrgenerationen Familientherapie. In M. Wirsching & P. Scheib (Hrsg.), *Paar- und Familientherapie* (S. 247–262). Berlin: Springer.

Richter, H.-E. (1996). Familie als Selbsthilfegruppe In P. Möhring & T. Neraal (Hrsg.), *Psychoanalytisch orientierte Familien- und Sozialtherapie* (S. 31–37). Gießen: Psychsozia Verlag

Rolland, J. (1990). Anticipatory Loss: a Family Systems Developmental Framework. *Family Process 29*(3), 229–244.

Rolland, J. S. (1987). Family systems and chronic illness: A typological model. *Journal of Psychotherapy and the Family, 3*(3), 143–168.

Rolland, J. S. (1999). Parental illness and disability: a family system framework. *Journal of Family Therapy, 21,* 242–266.

Romer, G. (2003). Anwendungen der Bindungstheorie bei präventiven psychotherapeutischen Interventionen im Kindes- und Jugendalter. In U. Finger-Trescher & H. Krebs (Hrsg.), *Bindungsstörungen und Entwicklungschancen* (S. 211–228). Giessen: Psychosozial-Verlag.

Romer, G., Barkmann, C., Schulte Markwort, M., Thomalla, G. & Riedesser, P. (2002). Children of somatically III parents: A methodological review. *Clinical Child Psychology and Psychiatry, 7*(1), 17–38.

Romer, G. & Haagen, M. (2004). Kinder körperlich kranker Eltern: Bedarf für seelische Gesundheitsvorsorge. *Frühe Kindheit, 7*(02), 8–15.

Romer, G., Haagen, M., Barkmann, C., Thomalla, G., Schulte-Markwort, M. & Riedesser, P. (2004). Präventiver Handlungsbedarf bei einer kinder- und jugendpsychiatrischen Risikogruppe: Kinder körperlich kranker Eltern. *Hamburger Ärzteblatt, 3/04,* 124–127.

Romer, G. & Riedesser, P. (1999). Prävention psychischer Störungen bei Kindern und Jugendlichen: Perspektiven für die Beziehungsberatung. In G. J. Suess & W.-K. P. Pfeifer (Hrsg.), *Frühe Hilfen – die Anwendung von Bindungs- und Kleinkindforschung in Erziehung, Beratung und Therapie* (S. 65–85). Gießen: Psychosozial-Verlag.

Romer, G., Saha, R., Haagen, M., Pott, M., Baldus, C. & Bergelt, C. (2006, in Druck). Lessons learned in the implementation of an innovative consultation and liaison service for children of cancer patients in various hospital settings. *Psycho-Oncology,* Vorab-Publikation online unter www.interscience.wiley.com.

Romer, G., Schulte Markwort, M. & Riedesser, P. (2002). Kinder körperlich kranker Eltern am Beispiel Kinder krebskranker Mütter. *Geburtshilfe und Frauenheilkunde, 62*(6), 537– 542.

Rotheram-Borus, M., Draimin, B., Reid, H. & Murphy, D. (1997). The impact of illness disclosure and custody plans on adolescents whose parents live with AIDS *AIDS, 11,* 1159–1164.

Rotheram-Borus, M. & Stein, J. (1999). Problem behavior of adolescents living with AIDS *American Journal of Orthopsychiatry, 69*(2), 228–239.

Rotheram-Borus, M. J., Murphy, D. A., Miller, S. & Draimin, B. H. (1997). An intervention for adolescents whose parents are living with AIDS. *Clinical Child Psychology and Psychiatry, 7*(1), 17–38.

Rudolf, G. (2005). *Psychotherapeutische Medizin und Psychosomatik* (Vol. 5). Stuttgart: Schattauer.

Russ, D. S. (1998). Psychodynamically based psychotherapies. In T. H. Ollendick & M. Hersen (Eds.), *Handbook of Child Psychopathology* (S. 537–556). New York: 1998.

Salter-Goldie, R. L., Dematteo, D. J. & King, S. M. (1997). Children Born to Mothers with HIV/AIDS: Family Psycho-Social Issues. In L. S. B. H. J. Catalaan (Ed.), *The impact of AIDS: Psychological and social aspects of HIV infection* (pp. 149–158). New Jersey: Harwood Academic Publishers.

Sholevar, G. P. & Perkel, R. (1990). Family systems intervention and physical illness. *General Hospital Psychiatry, 12*(6), 363–372.

Siegel, K., Karus, D. & Raveis, V. (1996). Adjustment of Children Facing the Death of a Parent due to Cancer. *Journal of the American Academy of Child and Adolescent Psychiatry, 35*(4), 442–456.

Silverman, P., Nickman, S. & Worden, J. (1992). Detachment revisited: The child's reconstruction of a dead parent. *American Journal of Orthopsychiatry, 62,* 494–503.

Sirles, A. T. & Selleck, C. S. (1989). Cardiac disease and the family. *Journal of Cardiovascular Nursing, 3*(2), 23–32.

Snelling, J. (1990). The role of the family in relation to chronic pain: Review of the literature. *Journal of Advanced Nursing, 15*(7), 771–76.

Spiegel, D., Bloom, J. R. & Gottheil, E. (1983). Family environment as a predictor of adjustment to metastatic breast carcionoma. *Journal of Psychosocial Oncology, 1*(1), 33–44.

Steck, B., Amsler, A., Kappos, L. & Bürgin, D. (2001). Gender-specific differences in the process of coping in families with a parent affected by a chronic somatic disease (e. g. multiple sclerosis). *Psychopathology, 34,* 236–244.

Steele, R. G., Forehand, R. & Armistead, L. (1997). The role of family processes and coping strategies in the relationship between parental chronic illness and childhood internalizing problems. *Journal of Abnormal Child Psychology, 25*(2), 83–94.

Steele, R. G., Tripp, G., Kotchick, B. A., Summers, P. & Forehand, R. (1997). Family members' uncertainty about parental chronic illness: The relationship of hemophilia and HIV infection to child functioning. *Journal of Pediatric Psychology, 22*(4), 577–591.

Stein, J., Riedel, M. & Rotheram-Borus, M. (1999). Parentification and its impact on adolescent children of parents with AIDS. *Family Process, 38*(2), 193–208.

Steinglass, P. (1998). Multiple family discussion groups for patients with chronic medical illness. *Families, Systems and Health, 16*(1/2), 55–70.

Steinglass, P. & Horan, M.-E. (1987). Families and chronic medical illness. *Journal of Psychotherapy and the Family, 3*(3), 127–142.

Stewart, S. & Johansen, R. (1976/77). A family systems approach to home dialysis. *Psychotherapy and Psychosomatics, 27*(2), 86–92.

Stilwell, J., Hawley, C. & Stilwell, P. (1997). *National Traumatic Brain Injury Study Coventry*: Centre for Health Services Studies, University of Warwick.

Strang, S. P. & Ternestedt B. M. (2001). Existential support in brain tumour patients and their spouses. *Supportive Care in Cancer, 9,* 625–633.

Strohl, R. (1991). CNS Tumors: Supportive management of the patient and family. *Oncology, 11,* 109–113.

Stuifbergen, A. K. (1987). The impact of chronic illness on families. Special Issue: Changing family structure and roles. *Family and Community Health, 9*(4), 43–51.

Stuifbergen, A. K. (1990). Patterns of functioning in families with a chronically ill parent: An exploratory study. *Research in Nursing and Health, 13*(1), 35–44.

Taylor Brown, J., Acheson, A. & Farber, J. M. (1993). Kids can cope: A group intervention for children whose parents have cancer. *Journal of Psychosocial Oncology, 11*(1), 41–53.

Thiels, C. & Steinhausen, H.-C. (1994). Psychopathology and family functioning in mothers with epilepsy. *Acta Psychiatrica. Scandinavica, 89*(1), 29–34.

Tienari, P. (1993). Somatic illness and family interaction. *Nordic Journal of Psychiatry, 47*(4), 273–279.

Tschuschke, V. (2002). *Psychoonkologie.* Stuttgart: Schattauer.

Turk, D. C., Flor, H. & Rudy, T. E. (1987). Pain and families. I. Etiology, maintenance, and psychosocial impact. *Pain, 30*(1), 3–27.

Uexküll, T. v. & Wesiack, W. (1996). Wissenschaftstheorie: Ein bio-psycho-soziales Modell. In R. H. Adler, J. M. Herrmann, K. Köhle, O. W. Schonecke, T. v. Uexküll & W. Wesiack (Hrsg.): *Uexküll – Psychosomatische Medizin* (5. Auflage, S. 13–54). München: Urban & Schwarzenberg.

Urbach, J. R. & Culbert, J. P. (1991). Head-injured parents and their children: Psychosocial consequences of a traumatic syndrome. *Psychosomatics, 32*(1), 24–33.

Van Eijk, J. T. (1987). Life events and family dynamics. *International Journal of Family Psychiatry, 8*(3), 243–257.

Vess, J. D., Moreland, J. R. & Schwebel, A. I. (1985). An empirical assessment of the effects of cancer on family role functioning. *Journal of Psychosocial Oncology, 3*(1), 1–16.

Vess, J. D., Moreland, J. R. & Schwebel, A. I. (1985). A Follow-up Study of Role Functioning and the Psychological Environment of Families of Cancer Patients. *Journal of Psychosocial Oncology, 3*(2), 1–14.

Von Schlippe, A., Senf, W. & Broda, M. (2002). Psychotherapie und chronische Krankheit – die Psychotherapie muss „Beine" bekommen. *Psychotherapie im Dialog, 1*(3), 98–99.

Welch, D. (1981). Planning nursing intervention for family members of adult cancer patients. *Cancer Nursing, 4*(5), 365–370.

Welch-McCaffrey, D. (1988). Family issues in cancer Care: current dilemmas and future directions. *Journal of Psychosocial Oncology, 6*(1/2), 199–211.

Wellisch, D. K. (1981). Family relationships of the mastectomy patients: Interactions with spouse and children. *Israeli Journal of Medical Science, 17*(9–10), 993–996.

Wellisch, D. K., Mosher, M. B. & Van Scoy, C. (1978). Management of family emotion stress: Family group therapy in a private oncology practice. *International Journal of Group Psychotherapy, 28*(2), 225–231.

Werner, E. (1990). Protective factors and individual resilience. In S. Meisels & J. Schonkoff (Eds.), *Handbook of early childhood intervention* (pp. 97–116). Cambridge: Cambridge University Press.

White, D. M. (1998). Treating the family with multiple sclerosis. *Physical Medicine and Rehabilitation Clinics of North America, 9*(3), 675–687.

Wirsching, M. (1981). Familientherapie bei Krebsleiden. *Familiendynamik, 6*(1), 2–23.

Wirsching, M. (1988). *Krebs im Kontext. Patient, Familie und Behandlungssystem.* Stuttgart: Klett-Cotta.

Wirsching, M. & Streib, P. (2002). *Paar- und Familientherapie* Berlin Heidelberg: Springer.

Wolfelt, A. (1993). The misdiagnosis of ADHD in bereaved children. *The Forum Newsletter, 19*, 9–10.

Wolfenstein, M. (1966). How is mourning possible? *Psychoanalytic Study of the Child, 21*, 93–123.

Worden, J. W. (1991). *Grief Counseling and Grief Therapy,* Bern: Hans Huber.

Worden, J. W. (1996). *Children and Grief: When a Parent Dies.* New York: Guilford Press.

Young, R.-F. (1994). Elders, families, and illness. *Journal of Aging Studies, 8*(1), 1–15.

Zuckerman, C. & Gordon, L. (1988). Meeting the psychosocial and legal needs of women with AIDS and their families. *Journal of Medicine, 88*(12), 619–620.

Anhang

Auswahl von Büchern und Broschüren zum Thema

Für Kinder bis 12 Jahre

Sohn der blauen Pferde von Bill Martin & John Archambault. Der alte Indianer erzählt seinem Enkel das Geschehen des Lebens.

Hat Opa einen Anzug an? von Amelie Fried, Herder Verlag. Nach Opas Tod sind die Erwachsenen auf einmal so merkwürdig. Sie weinen, tragen dunkle Anzüge und jeder sagt etwas anderes.

Der Drache mit den roten Augen von Astrid Lindgren, Verlag Oettinger. Der Drache ist so ganz anders als die anderen Tiere auf dem Hof …

Im Land der Dämmerung von Astrid Lindgren, Verlag Oettinger. Dorthin entschwinden die Kinder in ihrer Fantasie, wenn der Alltag zu mühevoll wird.

Da war es auf einmal so still von Linde von Keyserlingk, Herder Verlag. Viele Geschichten vom Tod und Abschiednehmen.

Tina und der Teddybär von Birgitta Hogger, Libri Books on Demand. Mutter erkrankt an Hirntumor.

Indianerjunge kleiner Mond von Winfried Wolf, Nord-Süd Verlag. Der kleine Indianer macht sich auf die Suche nach seinen Eltern.

Du wirst immer bei mir sein von Inger Hermann und Carme Sole-Vendrell. Bilderbuch über den Tod eines Vaters in einer Familie.

Jemand, den du kennst, hat MS, Info-Broschüre für Kinder der Deutschen Multiple Sklerose Gesellschaft über MS.

Mein wunderschöner Schutzengel – Als Nellys Mama Krebs bekam. Eine Erzählung für Mütter und Kinder von Kerstin Hermelink, Verlag Diametric. Ein aus der Erlebensperspektive des Kindes erzähltes Buch zum Lesen und Vorlesen.

Als der Mond vor die Sonne trat, von Gerhard Trabert, Verlag Editions Mathieu. Ein Vorlese-Bilderbuch insbesondere für jüngere Kinder über die Krebserkrankung eines Elternteils.

Für Kinder und Jugendliche ab 12 Jahre

Jakob hinter der blauen Tür von Peter Härtling, Beltz & Gelberg Verlag. Nach dem Tod des Vaters kommt Jakob mit sich und seiner Umwelt nicht mehr zurecht.

Jenseits der Lügen von Paula Vox, Verlag Sauerländer. Ein Buch über die Aidserkrankung eines Vaters, die dieser am liebsten verschweigen möchte. Vater und Sohn finden ihre gemeinsame Sprache wieder.

Die Brüder Löwenherz von Astrid Lindgren, Verlag Oettinger. Von Tod und Krankheit der Geschwister Löwenherz.

Für Isabel war es Liebe von Mirjam Pressler, Beltz & Gelberg Verlag. Isabel liebt Daniela, und sie schwärmt für den Maler Modigliani. Sie erlebt Freude und Schönheit. Aber auch Schmerz, denn ihre Mutter ist schwer krank.

Die Fragen des Lebens von Fernando Savater, Campus-Verlag. Der Autor lädt uns ein in die Welt der Philosophie.

Und wenn ich falle von Marie-Thérès Schins, dtv. Vom Mut, traurig zu sein.

Wenn Kevin bleibt von Harry Mazer, dtv. Kann das Leben weitergehen, wenn beide Eltern bei einem Flugzeugabsturz ums Leben kommen?

Starker Sohn und Schwester von Kirkpatrick Hill, dtv. Tod der Mutter – die Geschwister beginnen ein neues Leben.

Lockruf von Brigitte Blobel, Unionsverlag Sansibar. Ein Buch über den Tod des Vaters und Konflikte mit der Mutter.

Solange die Zikaden schlafen von Jutta Treiber, Verlag Ueberreuther. Nach dem Tod der Mutter sucht sich der Vater eine neue Frau. Die zu mögen ist ganz schön schwer.

Das Zeichen in meiner Hand von Kevin Henkes, dtv. Die Großmutter stirbt und hinterlässt ein riesiges Loch.

Maries Geheimnis von Torill Eide, dtv. Tod der Mutter durch Krankheit.

Für Erwachsene

Deutschsprachige Bücher:

Sylvia Broeckmann: *Plötzlich ist alles ganz anders – wenn Eltern an Krebs erkranken.* Klett-Cotta Verlag. Ratgeber für die Familie zu Reaktionen und Bedürfnissen von Kindern verschiedener Altersstufen, verschiedenen Erkrankungsstadien und Hilfen aus dem Umfeld der Familie.

Stephanie Matthews Simonton: *Heilung in der Familie.* Rowohlt-Verlag. Themen sind u. a. das Simonton-Verfahren, die Familie als Team, das Mitteilen von Gefühlen, das Familienklima, der Umgang mit der Angst, Rückfall und Tod.

Stein Husebo: *Liebe und Trauer – Was wir von Kindern lernen können.* Verlag Lambertus. Leicht zu lesende und sehr persönliche Darstellung palliativer Pflege und Versorgung.

Annette Rexrodt von Fircks: *Ich brauche euch zum Leben – Krebs – wie Familie und Freunde helfen können.* Ein sehr persönlicher Bericht.

D. Tausch-Flammer/L. Bickel: *Wenn Kinder nach dem Sterben fragen.* Herder Spektrum. Ein Begleitbuch für Kinder, Eltern und Erzieher.

Marielene Leist: *Kinder begegnen dem Tod.* Gütersloher Verlagshaus. Die Autorin gibt praktische Hilfen, den kindlichen Schmerz zu erkennen und zeigt Wege auf, wie er zu lindern und zu bewältigen ist.

Erna Furman: *Ein Kind verwaist.* Klett-Cotta Verlag.

Pia-Maria Lürssen, Christiane Ruscheweih: *Zwischen allen Stühlen – Leben mit Multipler Sklerose.*

Englischsprachige Bücher:

J. William Worden: *Children and Grief.* When a parent dies. The Guilford Press.

Phyllis Rolfe Silverman: *Never too young to know. Death in children's lives.* Oxford University Press.

Grace Hyslop Christ: *Healing Childeren's Grief. Surviving a parent's death from cancer.* Oxford University Press.

Broschüren/Filme:

Mit Kindern über Krebs sprechen. Von Bianca Senf und Monika Rak. Herausgegeben vom Verein Hilfe für Kinder krebskranker Eltern, e. V., Frankfurt a. M.

„Mama was hast du?" – Wegweiser für Eltern, die an Krebs erkrankt sind. Von Annette Rexrodt von Fircks, herausgegeben von der Techniker Krankenkasse.

„Mama/Papa hat Krebs" – Ein Wegweiser für Gespräche und den Umgang mit Kindern, deren Eltern an Krebs erkrankt sind. Herausgegeben von der Wiener Krebshilfe-Krebsgesellschaft.

American Cancer Society: *Children with cancer in the family: Dealing with treatment.* Wieviel und welche Informationen sollten Eltern ihren Kindern über ihre Behandlung einer Krebserkrankung geben?

Verwaiste Eltern Hamburg e. V.: *Kommentierte Literaturliste für Kinder und Jugendliche über Sterben – Tod – Trauer.*

Mama ist tot. Wie Kinder trauern. Kinder und Erwachsene erzählen über ihre Gefühle und Schwierigkeiten. Dokumentarfilm von Isabel Löchte, Katholisches Filmwerk.

Kontaktadressen für spezielle Hilfsangebote

Deutschland

Anschriften von Krebsberatungsstellen erhalten Sie über:

Bundesarbeitsgemeinschaft
Rehabilitation
www.bar-frankfurt.de/arbeit/
krebsadressen.htm

Krebsinformationsdienst
Tel. (0 62 21) 41 01 21
www.krebsinformation.de

Deutsche Krebsgesellschaft
www.krebsgesellschaft.de

Deutsche Krebshilfe e. V.
Buschstr. 32
53113 Bonn
Tel. (02 28) 72 99 00
www.krebshilfe.de

Deutsche Leukämie- und
Lymphomhilfe e. V.
Thomas-Mann-Straße 44 a
53111 Bonn
Tel. (02 28) 72 99 00
www.leukaemie-hilfe.de

Adressen von Psychoonkologinnen und Psychoonkologen erhalten Sie über:

dapo – Deutsche Arbeitsgemeinschaft
für Psychosoziale Onkologie e. V.
Geschäftsstelle
Johannisstraße 37/38,
49074 Osnabrück
Tel. (05 41) 1 81 80 86
www.dapo-ev.de

Adressen von ambulanten Hospizgruppen und stationäre Hospizen erhalten Sie über:

Bundesarbeitsgemeinschaft
Hospiz
Renkerstraße 45
52344 Düren
Tel. (0 24 21) 59 94 72

Adressen von Selbshilfegruppen erhalten Sie über:

NAKOS – Nationale Kontaktstelle
zur Anregung und Unterstützung
von Selbsthilfegruppen e. V.
Albrecht-Achilles-Straße 65
10709 Berlin
Tel. (0 30) 8 91 40 19

Lokale Beratungsangebote:

Björn-Schulz-Stiftung – Hilfe für
Blut- und Krebskranke
Wilhelm-Wolff-Straße 38
13156 Berlin
Tel. (0 30) 39 89 98 21
www.bjoern-schulz-stiftung.de

Beratungsstelle der Stiftung
PHÖNIKKS
Mittelweg 121
20148 Hamburg
Tel. (0 40) 44 58 56

Beratungsstelle „Kinder körper-
lich kranker Eltern" (COSIP)
Klinik für Kinder- und Jugend-
psychiatrie und Psychotherapie
Universitätsklinikum Hamburg-
Eppendorf
Martinistr. 52
20246 Hamburg
Tel. (0 40) 42803 22 30

Zentrum für trauernde Kinder e. V.
Brahmsstraße 22
28209 Bremen
Tel. (04 21) 34 36 68

Onkologisches Forum Celle e. V.
Wehlestr. 29
29221 Celle
Tel. (0 51 41) 21 77 66

Rexrodt von Fircks Stiftung
Bendenkamp 98
40880 Ratingen
Telefon: (0 21 02) 52 85 49
www.rvfs.de

Osnabrücker Krebsstiftung –
Beratungsstelle
Heger Str. 7–9
49074 Osnabrück
Tel. (05 41) 60 04 45 0

DOMINO – Zentrum für
trauernde Kinder e. V.
Auf dem Broich 24
51519 Odenthal
Tel. (0 21 74) 43 99
www.zentrakin.de

„Hilfe für Kinder krebskranker
Eltern" e. V.
Güntherstr. 4a
60528 Frankfurt
Tel/Fax: (0 69) 67 72 45 04
www.hilfe-fuer-kinder-krebskran-
ker.de

Lebensmut e. V.
Klinikum der Universität
München-Großhadern
Marchioninistr. 15
81377 München
Tel. (0 89) 70 95 49 03

Online-Beratung:

www.nico-und-nicola.de
Internetseite der Nicolaidis-Stiftung für Kinder und Jugendliche,
deren Vater oder Mutter an Krebs gestorben ist

Österreich

Krebshilfe Österreich
Wolfengasse 4
1110 Wien
Tel. (01) 7 96 64 50
www.krebshilfe.net

Burgenland
Esterhazystraße 18
7000 Eisenstadt
Tel. (0 26 82) 7 53 32

Kärnten
Bahnhofstraße 24
9020 Klagenfurt
Tel. (04 63) 50 70 78
www.krebshilfe.org

Niederösterreich
Corvinusring 3
2700 Wiener Neustadt
Tel. (0 26 22) 3 21 26 00
www.krebshilfe-noe.or.at

Oberösterreich
Harrachstrasse 13
4020 Linz
Tel. (07 32) 77 77 56
www.krebshilfe-ooe.at

Salzburg
Mertensstraße 13
5020 Salzburg
Tel. (06 62) 87 35 35
www.salzburg.at/krebshilfe

Steiermark
Rudolf-Hans-Bartsch-Str. 15–17
8042 Graz
Tel. (03 16) 47 44 33
www.krebshilfe.at

Tirol
Innrain 66
6020 Innsbruck
Tel. (05 12) 57 77 68
http://gin.uibk.ac.at/home/krebs-hilfetirol.htm

Vorarlberg
Angelika-Kauffmann-Str. 8/7/27
6845 Hohenems
Tel. (0 55 76) 7 35 72 12

Wien
Theresiengasse 46
1180 Wien
Tel. (01) 4 02 19 22
www.krebshilfe.com

Adressen von Psychoonkologinnen und Psychoonkologen erhalten Sie über:

ÖGPO – Österreichische Gesellschaft für Psychoonkologie
Haizingergasse 6/5
1180 Wien
Tel. (01) 3 10 40 22
www.oegpo.at

Schweiz

Schweizerische Krebsliga
Hirschmattstraße 29
6003 Luzern
Tel. (0 41) 2 10 25 50
www.zkl.ch

Schweizer Krebshilfe
Effingerstraße 40
3001 Bern
Tel. (0 31) 3 89 91 14

Stichwortverzeichnis

Systemische Therapie/Familientherapie

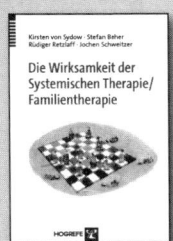

Kirsten von Sydow · Stefan Beher
Rüdiger Retzlaff · Jochen Schweitzer

Die Wirksamkeit der Systemischen Therapie/ Familientherapie

2007, 182 Seiten,
€ 26,95 / sFr. 43,50
ISBN 978-3-8017-2037-7

Der Band gibt einen aktuellen und umfassenden Überblick zur systemischen/familientherapeutischen Psychotherapieforschung.

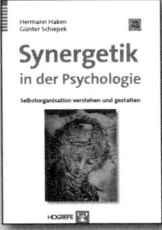

Hermann Haken
Günter Schiepek

Synergetik in der Psychologie

Selbstorganisation verstehen und gestalten

2006, 780 Seiten, geb.,
inkl. DVD, € 69,95 / sFr. 118,–
ISBN 978-3-8017-1686-8

Das Buch liefert eine Darstellung der Synergetik in der Psychologie. Eine didaktische Besonderheit ist die beiliegende DVD, die Anschauungsmaterial wie Filmausschnitte, Computersimulationen und Farbgrafiken enthält.

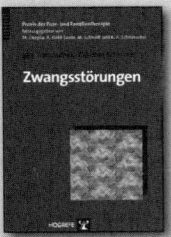

Igor Tominschek · Günter Schiepek

Zwangsstörungen

Ein systemisch-integratives Behandlungskonzept

(Reihe: »Praxis der Paar- und Familientherapie«, Band 4),
2007, VIII/164 Seiten,
€ 24,95 / sFr. 39,90
ISBN 978-3-8017-1888-6

Das Buch bietet einen Überblick über familientherapeutische Ansätze bei Zwangsstörungen und stellt hierzu auch das multimodale »Windacher Modell« vor.

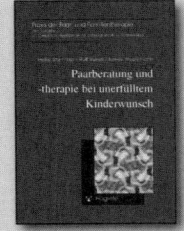

Heike Stammer
Rolf Verres · Tewes Wischmann

Paarberatung und -therapie bei unerfülltem Kinderwunsch

(Reihe: »Praxis der Paar- und Familientherapie«, Band 3),
2004, VIII/141 Seiten,
€ 26,95 / sFr. 46,90
ISBN 978-3-8017-1458-1

Dieser Band bietet einen aktuellen Überblick zum Stand der Forschung zur ungewollten Kinderlosigkeit und stellt ein praxisorientiertes und bewährtes Konzept zur Beratung ungewollt kinderloser Paare vor.

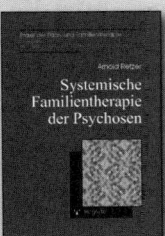

Arnold Retzer

Systemische Familientherapie der Psychosen

(Reihe: »Praxis der Paar- und Familientherapie«, Band 2),
2004, VIII/199 Seiten,
€ 24,95 / sFr. 42,80
ISBN 978-3-8017-1603-5

Das Buch beschreibt die Theorien, Konzepte und Methoden der systemischen Familientherapie der Psychosen. Das Vorgehen bei der Behandlung wird ausführlich beschrieben und an Fallbeispielen veranschaulicht.

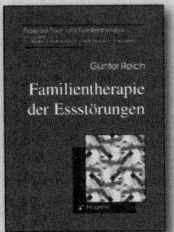

Günter Reich

Familientherapie der Essstörungen

(Reihe: »Praxis der Paar- und Familientherapie«, Band 1),
2003, VIII/167 Seiten,
€ 24,95 / sFr. 42,80
ISBN 978-3-8017-1390-4

Der Band beschreibt familiäre Zusammenhänge und Hintergründe von Essstörungen, insbesondere die Familiendynamik von Magersucht und Bulimie.

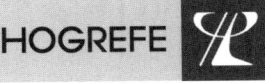

HOGREFE

Hogrefe Verlag GmbH & Co. KG
Rohnsweg 25 · 37085 Göttingen · Tel: (0551) 49609-0 · Fax: -88
E-Mail: verlag@hogrefe.de · Internet: www.hogrefe.de

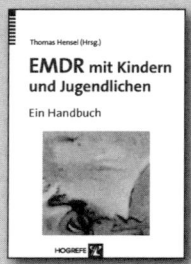
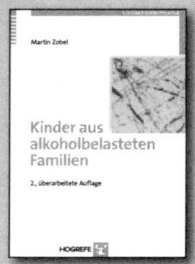
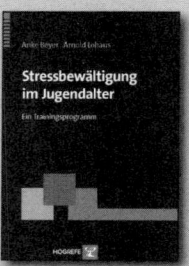
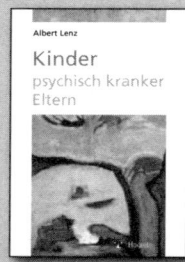
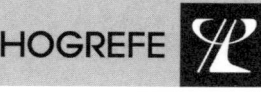